健康ライブラリー イラスト版

自閉症のすべてがわかる本

児童精神科医 佐々木正美［監修］

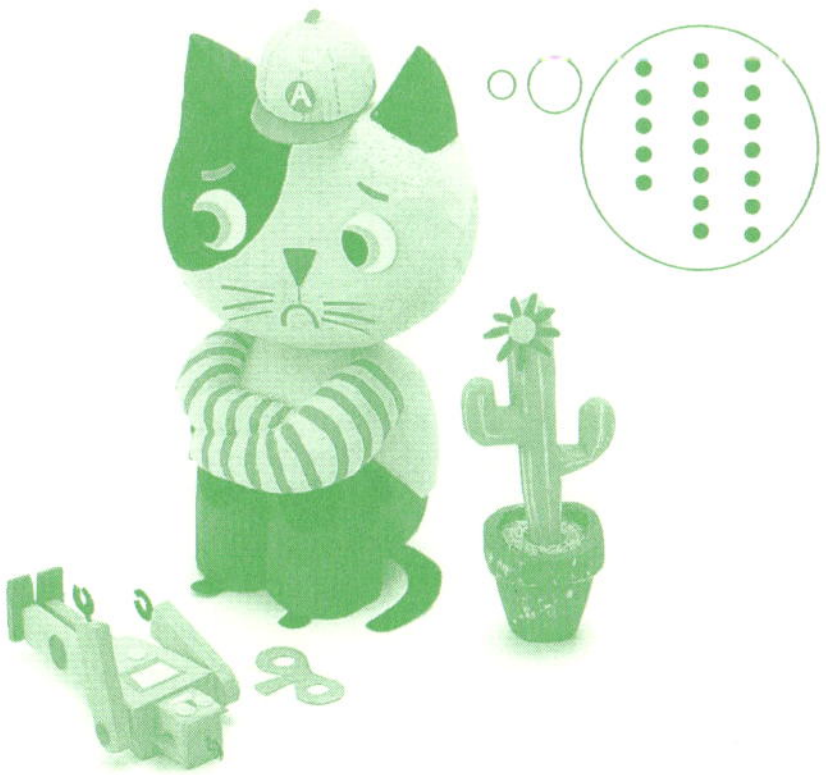

講談社

まえがき

自閉症の子どもは、話し言葉や感情表現を身につけることが苦手です。そのために、自分の殻に閉じこもる「心の病気」と誤解されることがあり、その原因が本人の性格や両親の育て方に問題があると疑われたことさえありました。このような誤解が、子どもと家族を苦しめてきました。しかし、原因は脳機能の問題であって、だれかに責任があるわけではないのです。

自閉症の疑いをもったとき大切なのは、なにが原因か、だれが悪かったのかと悩むことではなく、子どものためになにができるか、過去よりも未来をみすえることです。子どもになにを期待するかよりも、この子をどれだけ幸せにしてやれるかと積極的に肯定的に考えることです。

わが国を含めた世界の国々で長い間実践され、成果が確認されてきた「ＴＥＡＣＣＨ《ティーチ》プログラム」によって、子どもに豊かな発達と希望をもたらすことと、家庭、学校、地域社会で生活や学習をするための環境づくりができます。

本書には、ＴＥＡＣＣＨプログラムの原理や実際の内容を、イラストを工夫して具体的に紹介しています。自閉症についてはじめて学ぶ人にも理解しやすいように、入門書としての役割を強調したためです。自閉症について、正しい知識を広く紹介することも心がけました。正しい知識があって、はじめて育て方の大切さがわかります。最初からこちらのいうことを理解させようとしても、子どもを苦しめるだけです。よりそうようにして、理解しやすい適切な環境やコミュニケーションを工夫しなければ、けっしてよい結果はえられません。

本書は、高機能やアスペルガー症候群に特別な視点をあてませんでしたが、そういう子を含めて「自閉症」をまとめました。できるだけおだやかな気持ちで、子どもと共生していくことを、具体的に解説したものです。自閉症という特性や問題で苦しむ子どもや家族にとって、その困難の軽減に役立つことを願っています。

児童精神科医
佐々木正美

自閉症のすべてがわかる本

もくじ

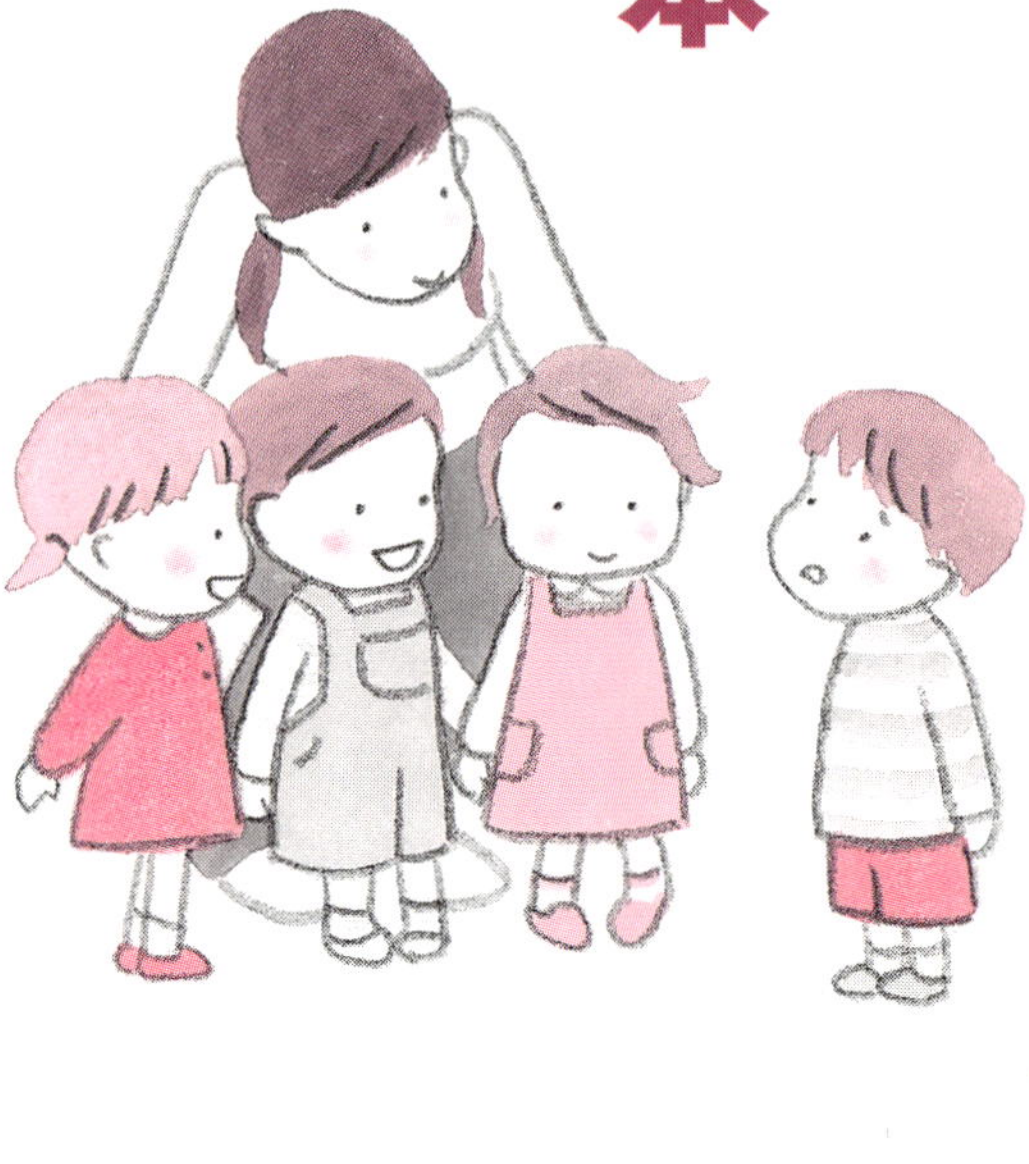

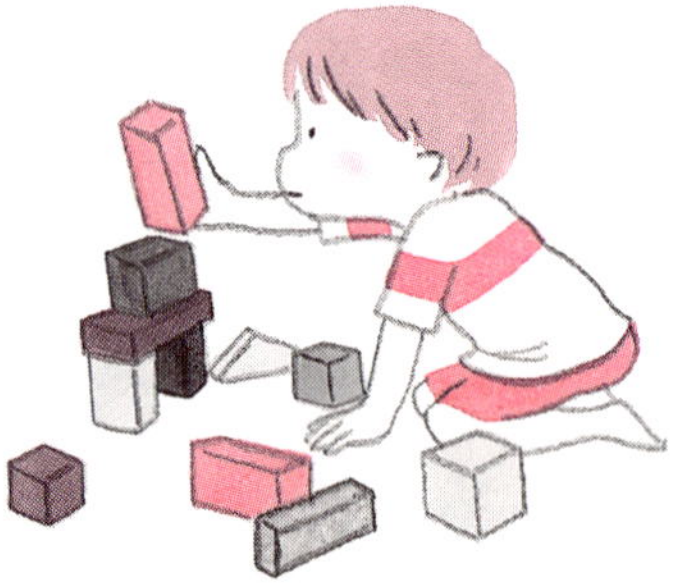

理解度テスト

自閉症のことをどれくらいご存じですか？

自閉症にはどんな特性があり、どうすれば適切な支援ができるのか、理解度を確かめてみましょう。質問に○か×で答えてください。

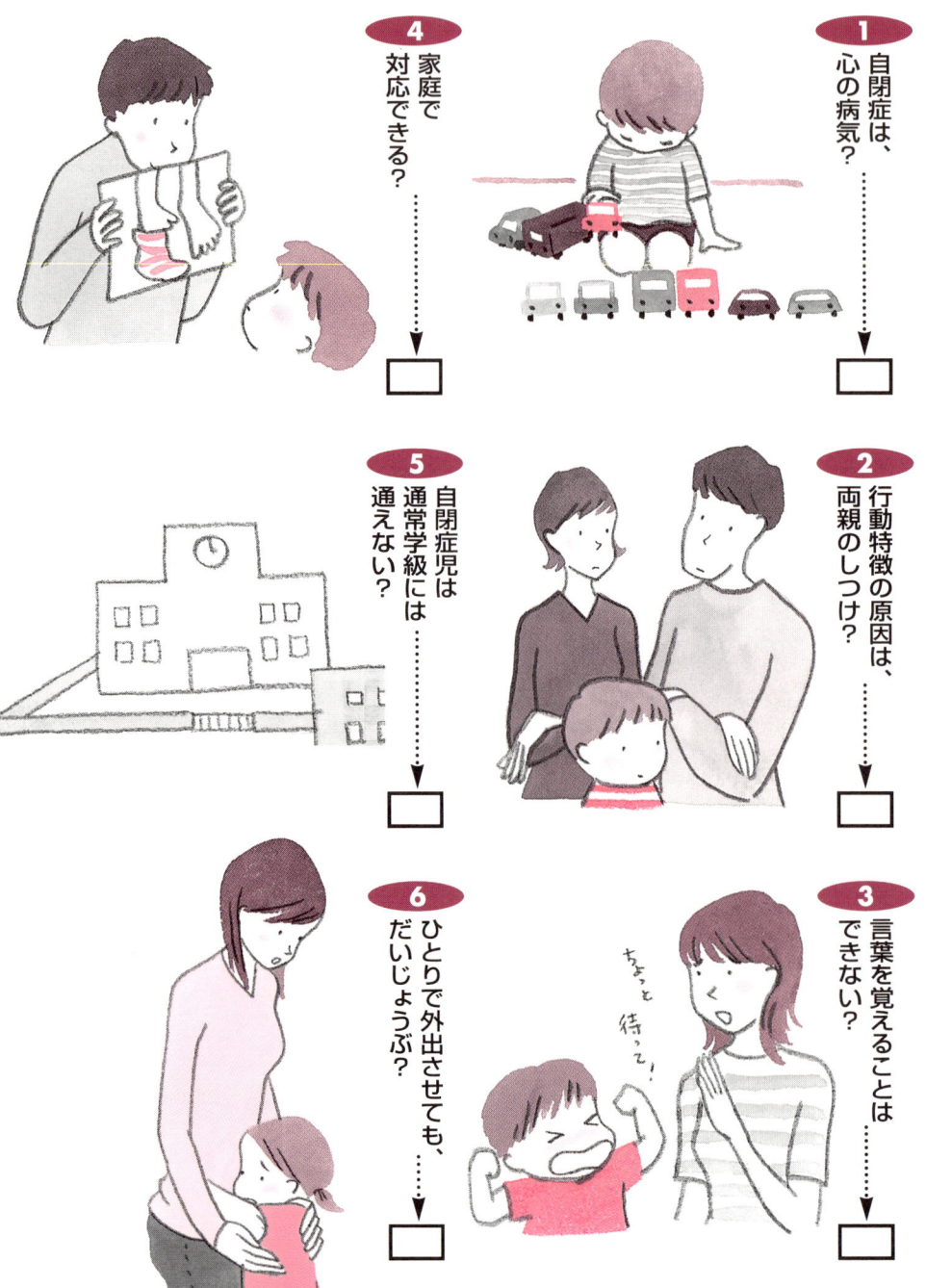

1 自閉症は、心の病気？……□

2 行動特徴の原因は、両親のしつけ？……□

3 言葉を覚えることはできない？……□

4 家庭で対応できる？……□

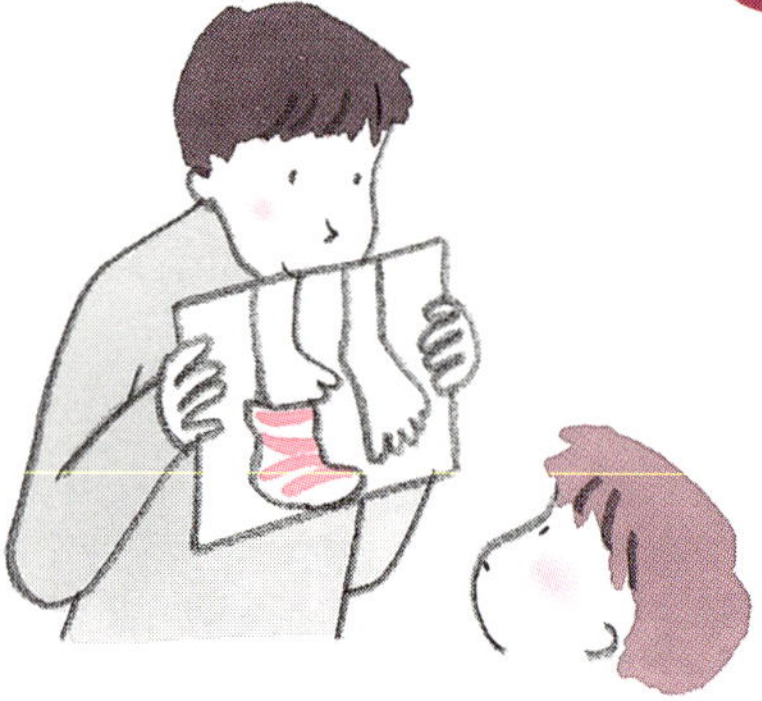

5 自閉症児は通常学級には通えない？……□

6 ひとりで外出させても、だいじょうぶ？……□

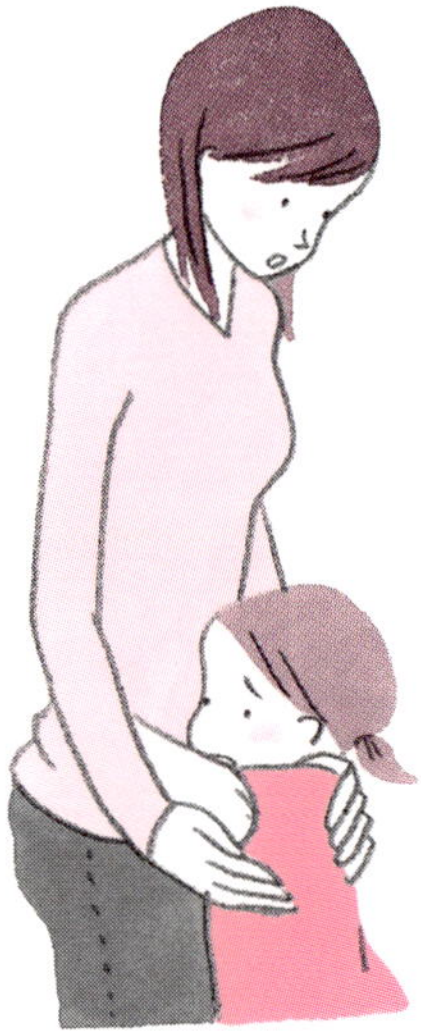

7

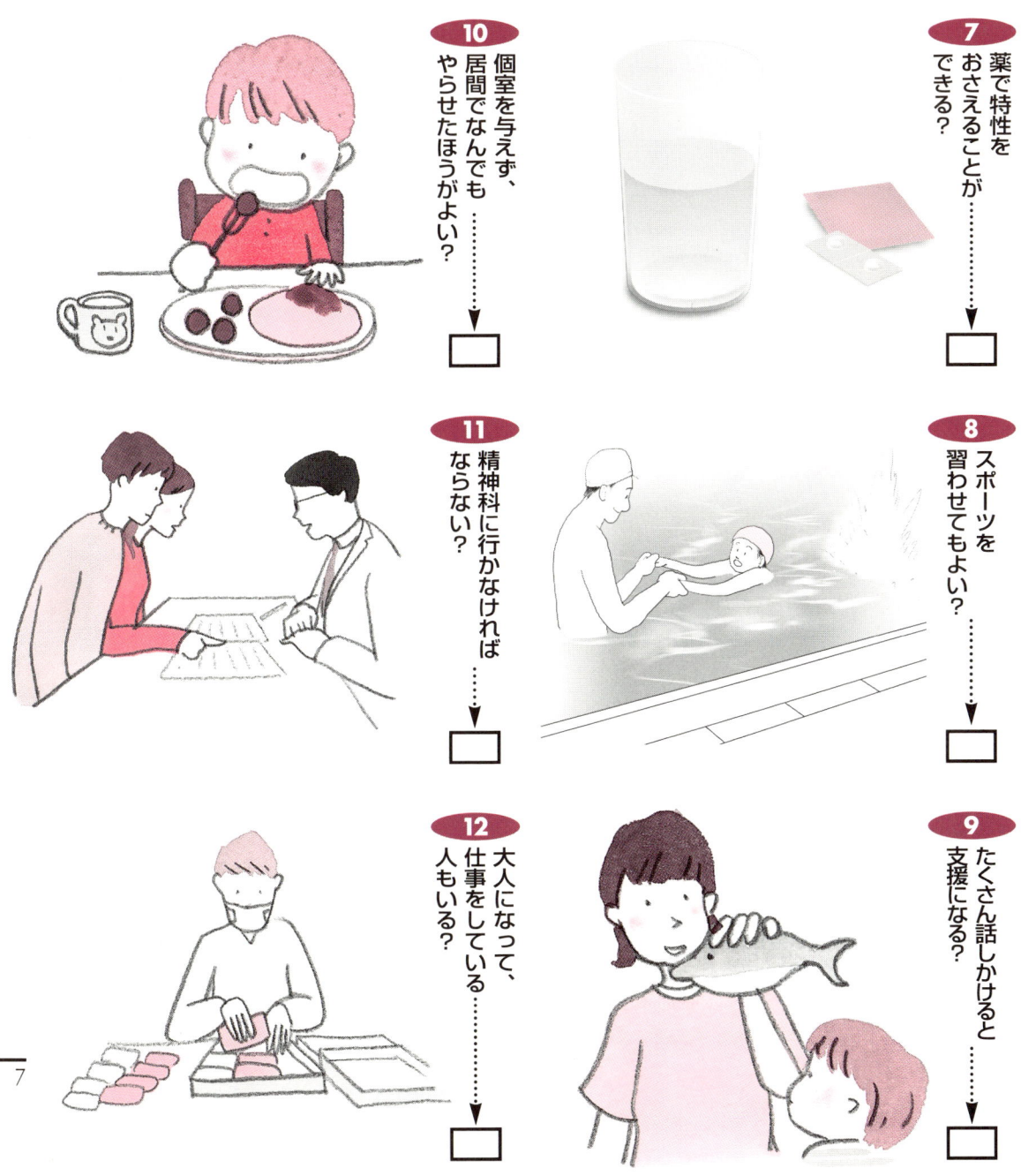

薬で特性をおさえることができる？……□

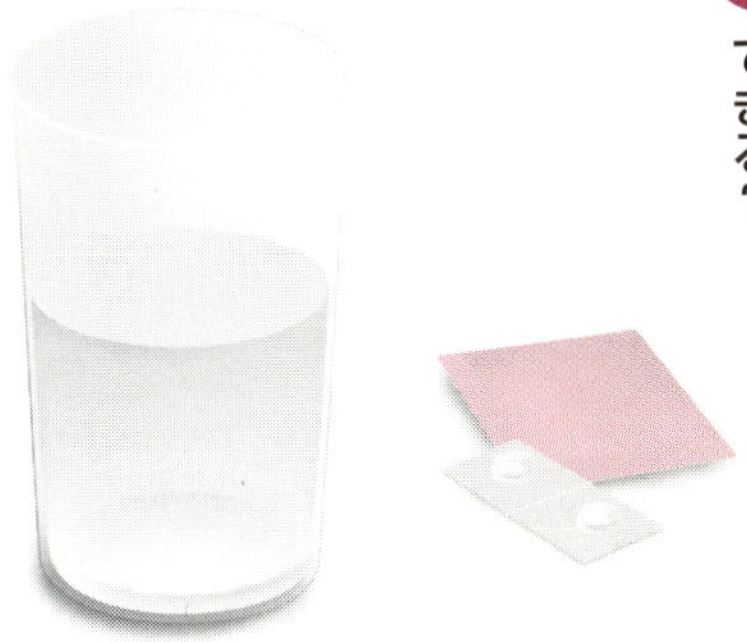

8

スポーツを習わせてもよい？……□

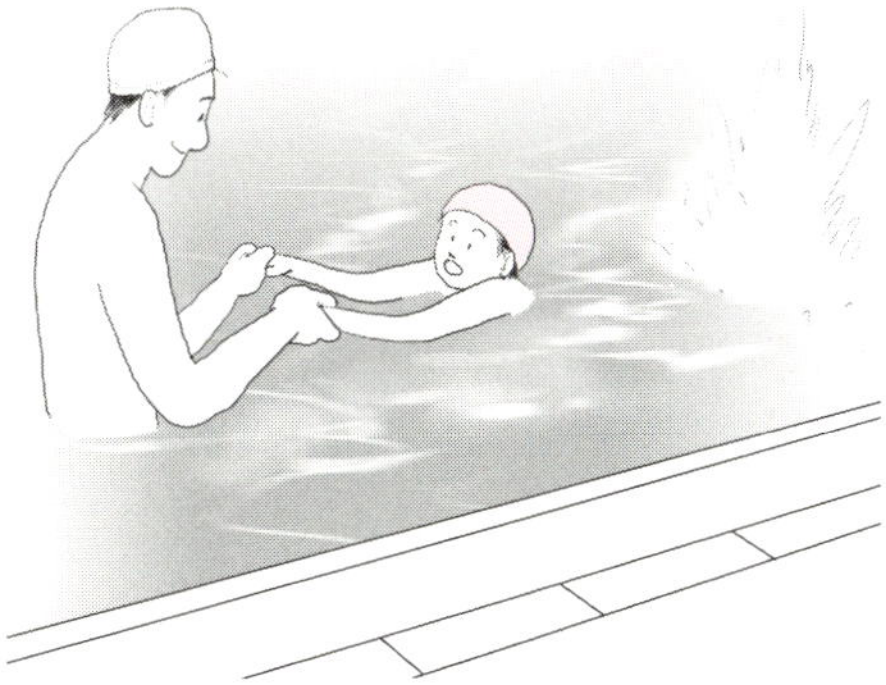

9

たくさん話しかけると支援になる？……□

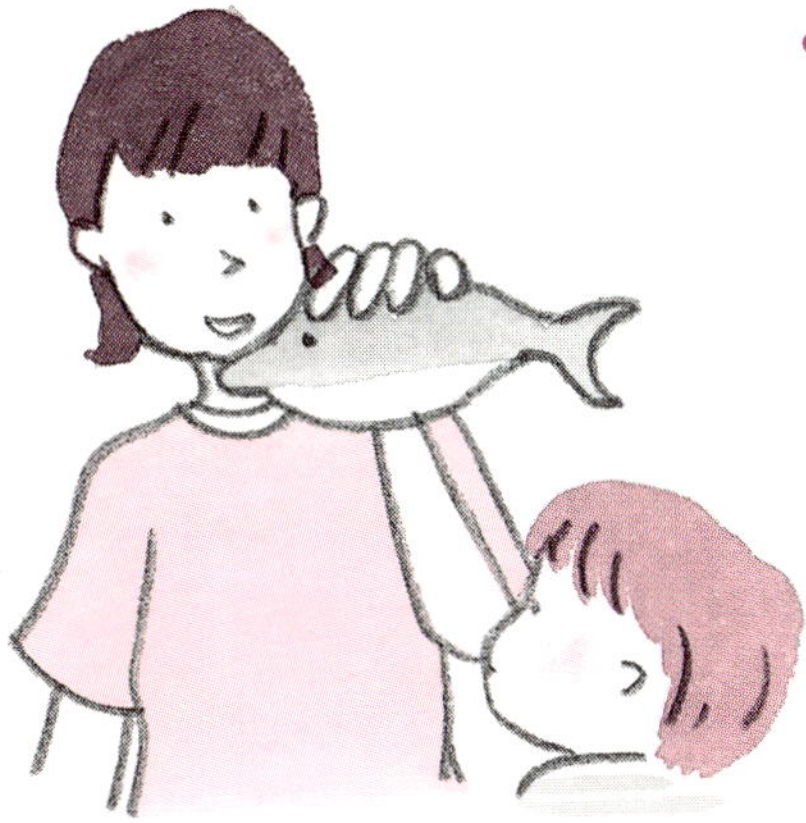

10

個室を与えず、居間でなんでもやらせたほうがよい？……□

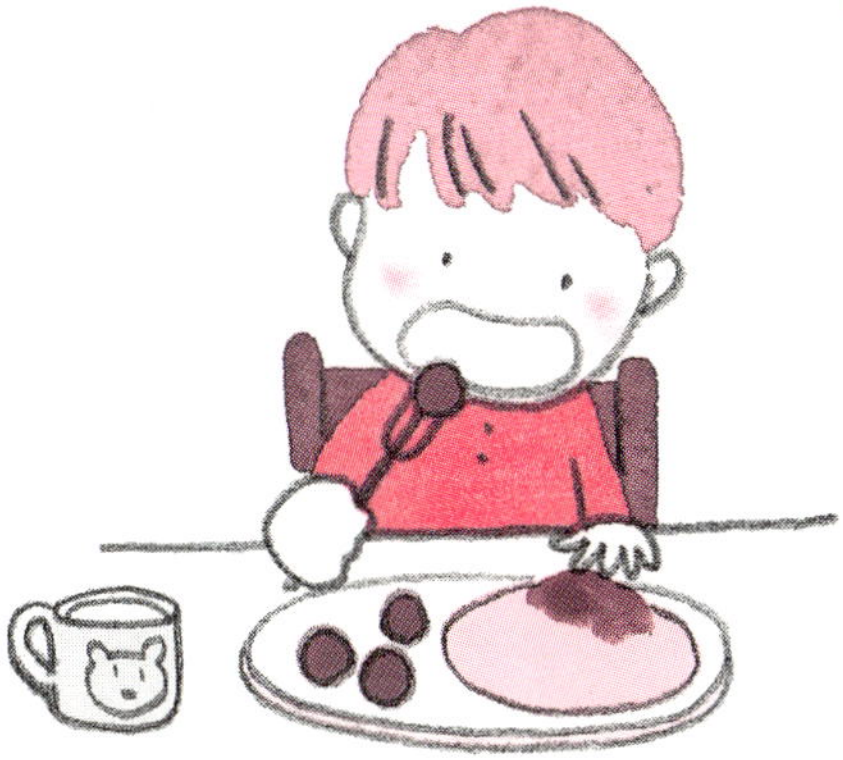

11

精神科に行かなければならない？……□

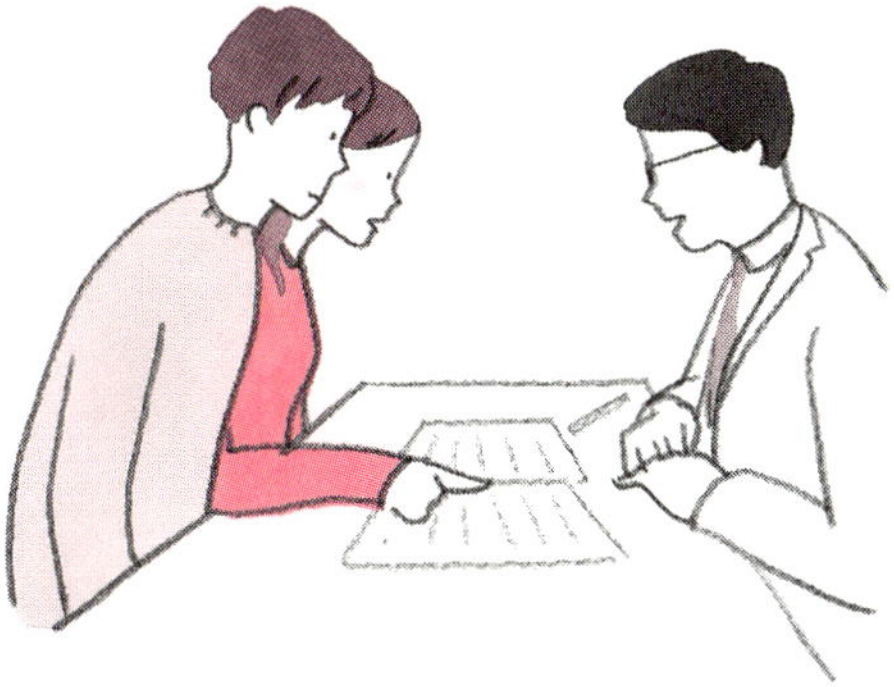

12

大人になって、仕事をしている人もいる？……□

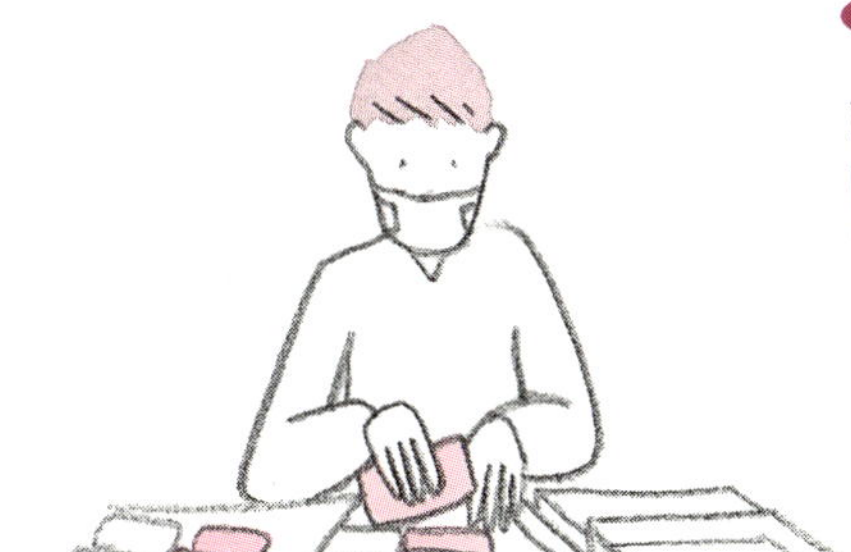

←正解と解説は次ページ

正解と解説

1 ×

自閉症は、悩みやストレスによって起きる病気ではありません。生まれながらに脳に障害があり、そのために言葉の遅れや認知のギャップが起きます。→P12

2 ×

原因は、くわしいことまではわかっていませんが、脳の先天的な障害といわれています。両親のしつけによって、後天的に発症する障害ではありません。→P26

3 ×

言葉を習得する早さには個人差がありますが、覚えられないということはありません。ふつうに話せるようになる人もいます。→P20

4 ○

自閉症の対応は、家庭や学校で子どもの生活をサポートする「治療的教育（療育）」が中心になります。家庭での暮らし方は、重要な要素のひとつです。→P48

5 ×

通学先は、障害の程度によって変わってきます。自閉症と診断される子のなかには、知的発達の遅れがあまりみられず、通常学級に通う子もいます。→P94

6 ○

外出先での行動をきちんと教えれば、ひとりで出かけることができます。治療教育によって、社会性をはぐくむことが大切です。→P82

7 ×

自閉症にはふつう、薬を使った対応はおこなわれません。薬を使うのは、不安障害や多動など、二次的な行動や症状で本人や家族が苦しむときです。→P52

8 ○

基本的には、運動やスポーツをすることに問題はありません。習い事をして、社会経験をつませるのはよいことです。→P86

9 ×

話しかけるのはよいことですが、重要なのは回数ではなく、内容です。理解できるように話しかけないと、かえって混乱を招くので、注意が必要です。→P72

10 ×

勉強と遊びを同じ場所でやらせると、子どもが混乱する場合があります。勉強は勉強部屋、遊びは居間など、決まりをつくりましょう。→P62

11 ×

相談先はたくさんあります。最初から精神科に行くことに抵抗があるなら、かかりつけの小児科や児童相談所、仲のよい先生などに相談してみましょう。→P44

12 ○

適切な療育を受けて職業的な作業や行動を身につけ、社会でひとりだちしている人は、けっして少なくありません。希望をもって教えることが大事です。→P96

1

おとなしいのは、病気だから？

子どもは1歳半から2歳くらいになると、
単語をしゃべるようになります。
そのくらいの年齢になっても言葉を発しない場合や、
3歳、4歳になっても会話をしない場合は、
自閉症の特性が現れている可能性があります。

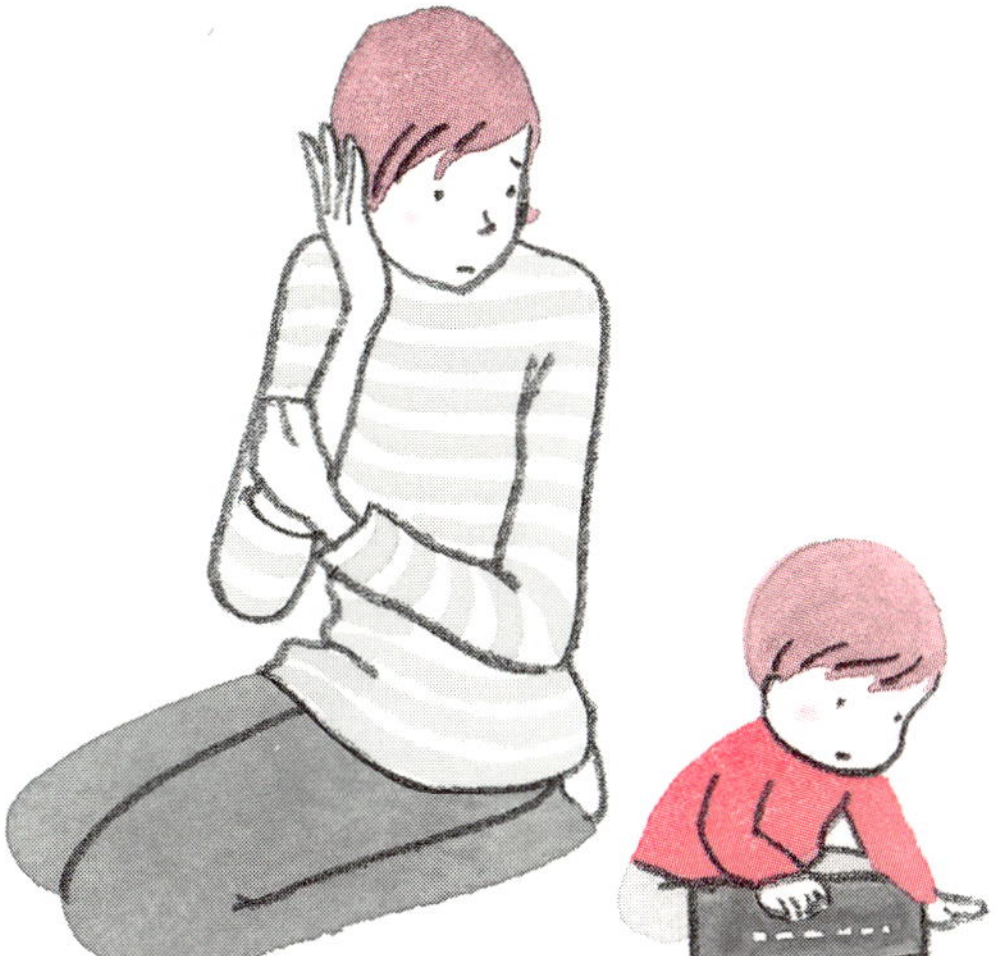

ストーリー

子どもが呼びかけに答えない

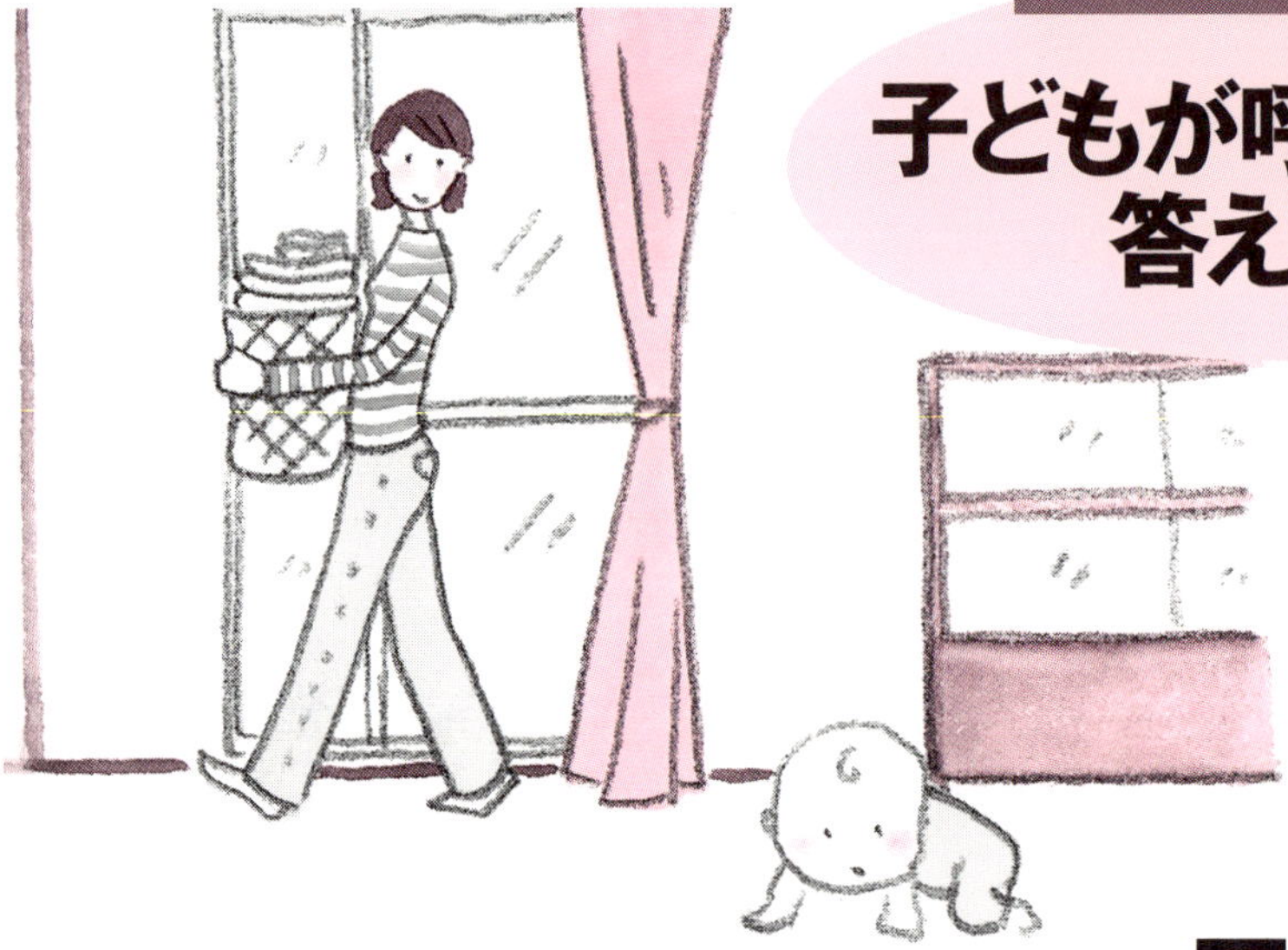

1 うちの息子は、はじめから手がかからない子どもでした。赤ちゃんのころから、泣いたり歩き回ったりすることが少なく、育てやすかったのを覚えています。

2 大人にかまわれることが苦手なようで、私や夫が抱き上げたり、呼びかけたりすると、いやがって泣くこともありました。

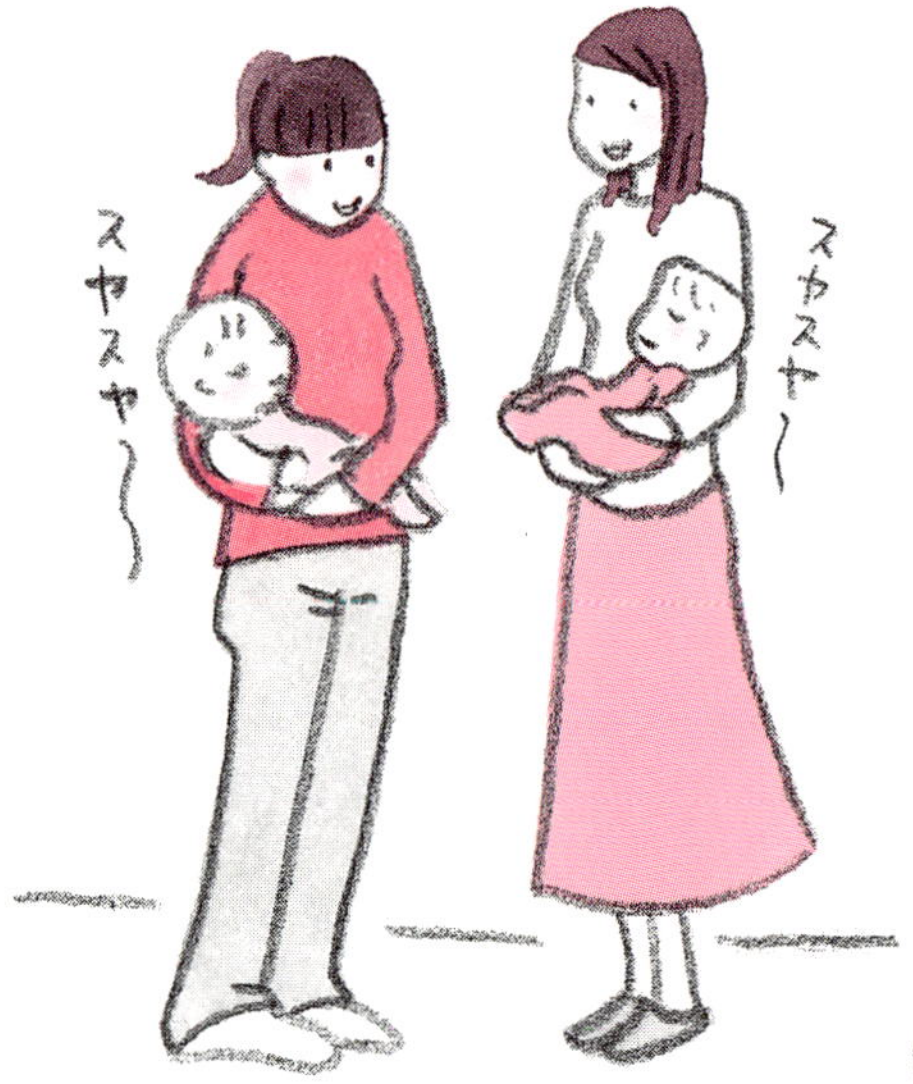

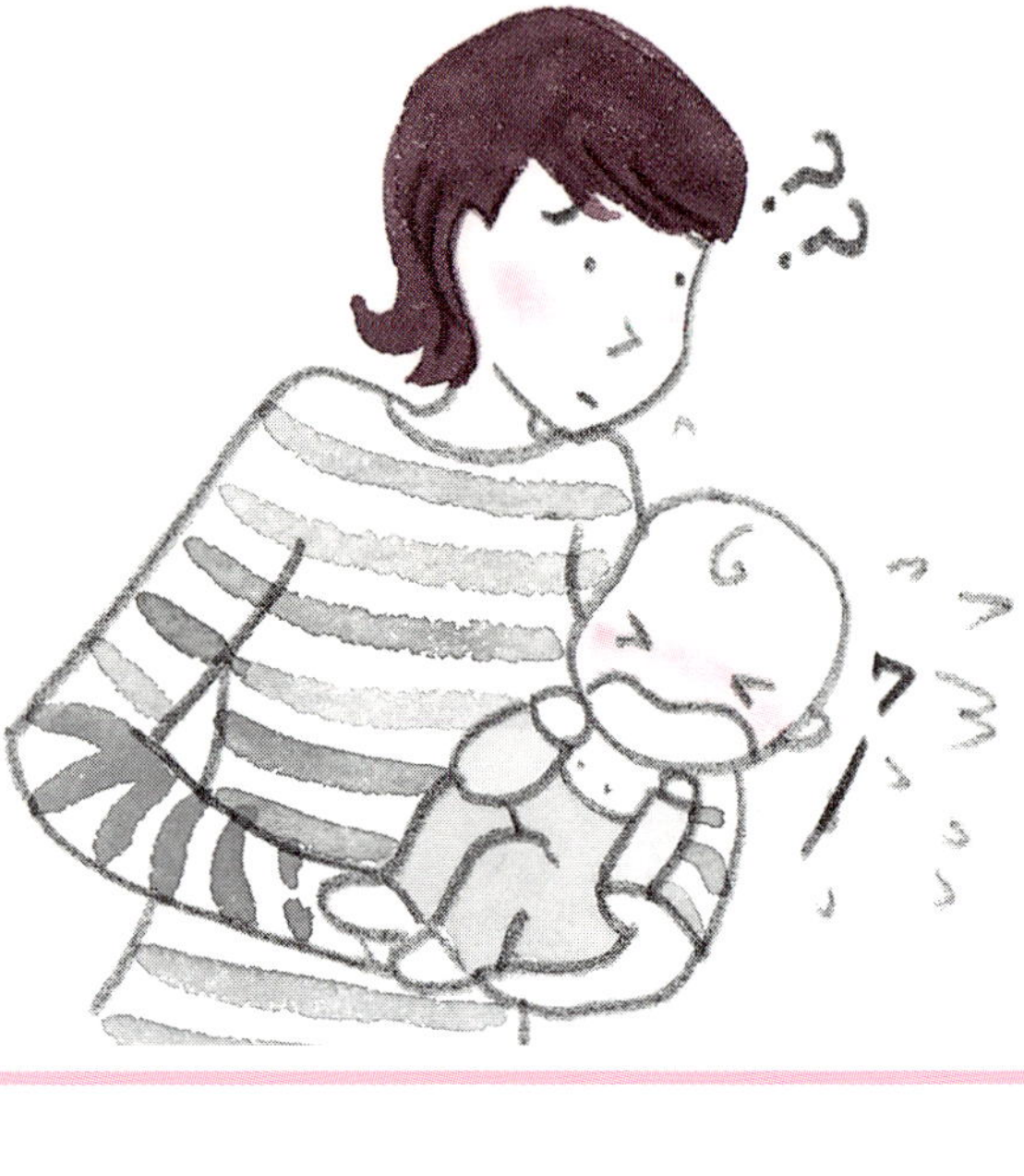

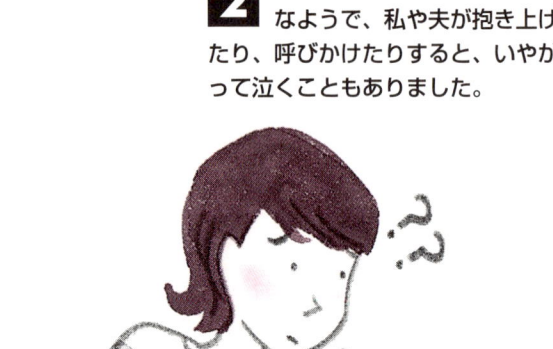

3 「よその子とくらべて、ちょっと気難しいのかな」と思ったこともありますが、ほかの子とくらべるのはやめて、個性を大事に育ててきました。

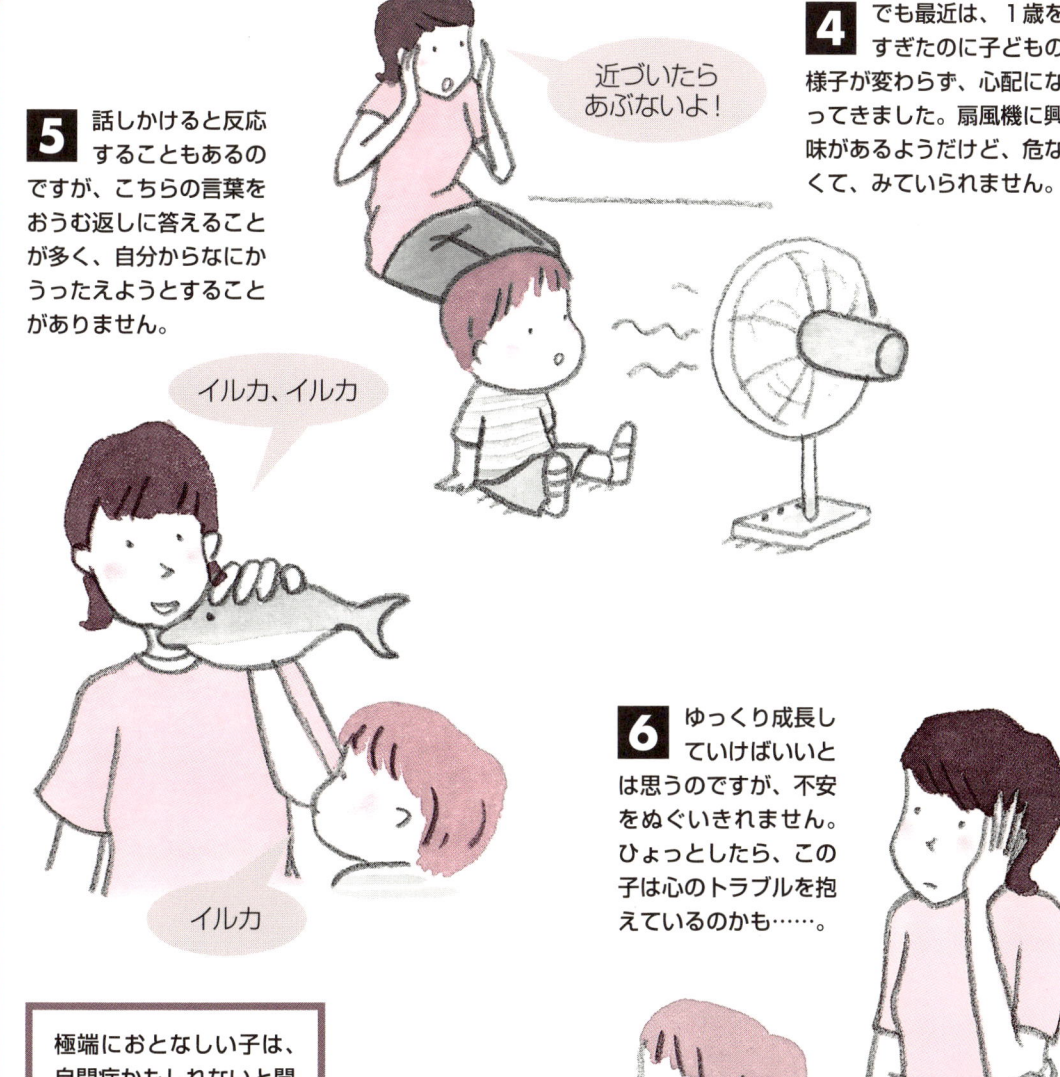

4 でも最近は、1歳をすぎたのに子どもの様子が変わらず、心配になってきました。扇風機に興味があるようだけど、危なくて、みていられません。

5 話しかけると反応することもあるのですが、こちらの言葉をおうむ返しに答えることが多く、自分からなにかうったえようとすることがありません。

6 ゆっくり成長していけばいいとは思うのですが、不安をぬぐいきれません。ひょっとしたら、この子は心のトラブルを抱えているのかも……。

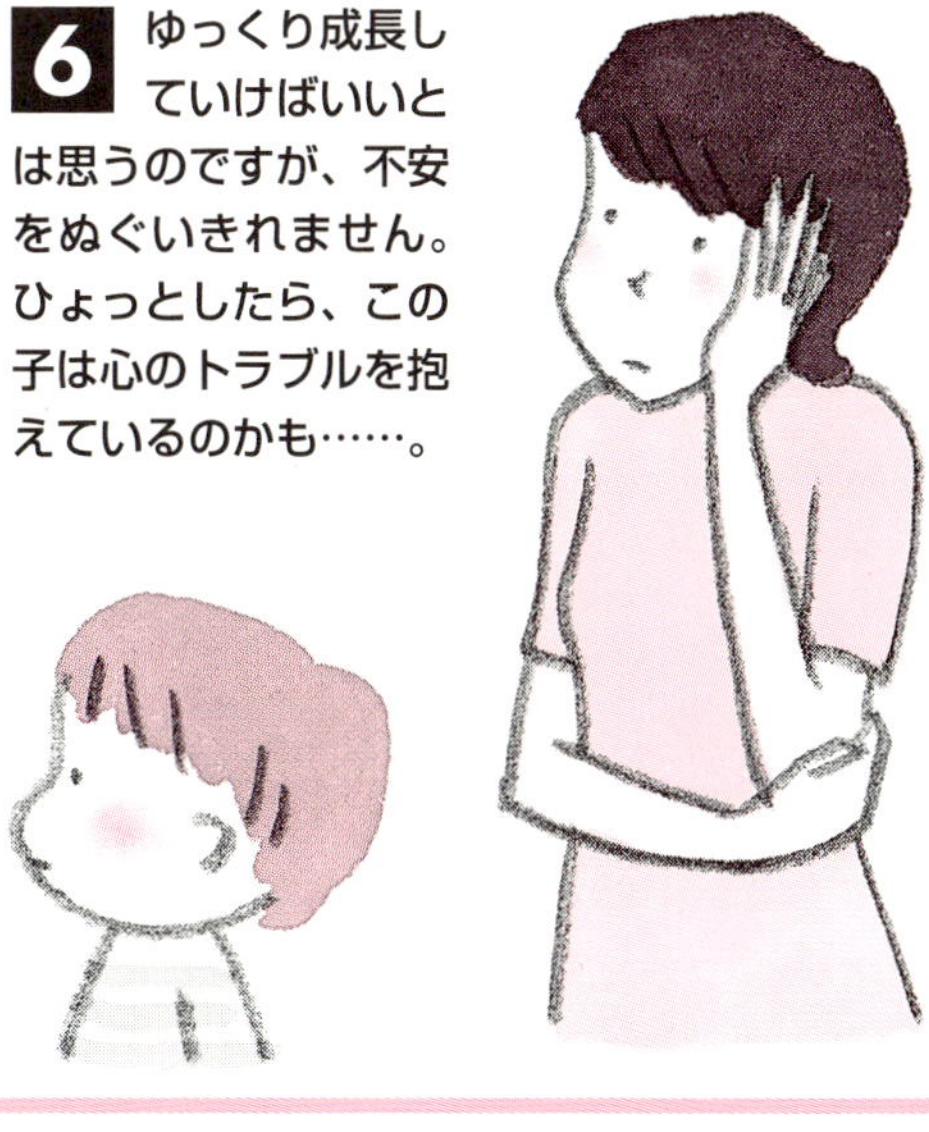

極端におとなしい子は、自閉症かもしれないと聞いたことがあります。どんな行動がみられたら、自閉症なのでしょうか。

自閉症とは

言語力や認知能力などの発達障害

自閉症とは、子どもが脳の機能不全によって、言葉の使い方や感情表現、認知能力などをうまく身につけられない状態のことです。

「心の病気」ではない

「自閉症」という言葉から、自分の殻に閉じこもる「心の病気」を想像する人がいますが、それは誤りです。自閉症は心の病気ではなく、生まれたときからの、脳の機能不全です。しつけや生活環境が悪くて発症するものではありません。

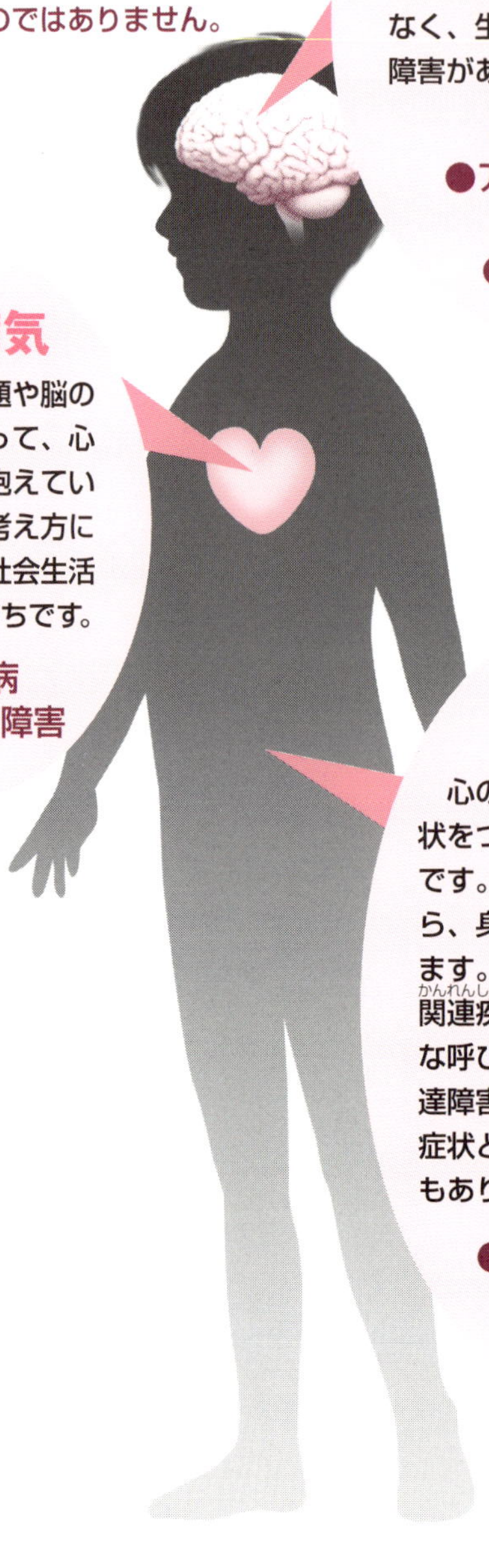

発達障害

脳や体の一部に異常があり、心身の発達に障害が起きている状態です。心にトラブルを抱えているのではなく、生まれながらに脳に障害があります。

●自閉症
●アスペルガー症候群《しょうこうぐん》
●AD/HD

心の病気

生活上の問題や脳の異常などによって、心にトラブルを抱えている状態です。考え方に偏りが出て、社会生活が難しくなりがちです。

●うつ病
●パニック障害

心身症

心のトラブルが身体症状をつくった場合の総称です。悩みやストレスから、身体的な症状が起きます。神経症やストレス関連疾患《かんれんしつかん》など、さまざまな呼び名があります。発達障害や心の病気の二次症状として、起きることもあります。

●不安神経症
●過敏性腸症候群

親のせいで起きる「心の病気」ではない

自閉症は「発達障害」のひとつです。発症率は一〇〇人に一～二人、高機能を含めると一〇〇人に一人ともいわれています。

くわしい原因は不明ですが、胎生期や周産《しゅうさん》期《き》に、脳になんらかの障害が起こるためと考えられています。親の愛情不足や育て方、ストレスや精神的な問題が原因で起こる心の病気ではありません。

「広汎性発達障害《こうはんせいはったつしょうがい》」と呼ばれている

自閉症は、発達障害のなかの「広汎性発達障害」に分類されます。「広汎性」とは、脳の発達の障害が、いくつかの広い領域でみられることをいいます。

自閉症は、言語力や認知能力、知覚の情報処理などに特徴があり、「対人関係が結びにくい」「コミュニケーションがうまくとれない」「強いこだわりをもつ」といった特性が現れます。

治る？　治らない？

発達障害の特性は、子どもの心や体の成長とともに変化していきます。病気やケガのように「こうすれば治る」という対処法はありません。本人にとって暮らしやすい環境をつくり、本人の適応力を育てることで困難を軽くすることが子どものためになります。幸せに生きていくことをめざします。

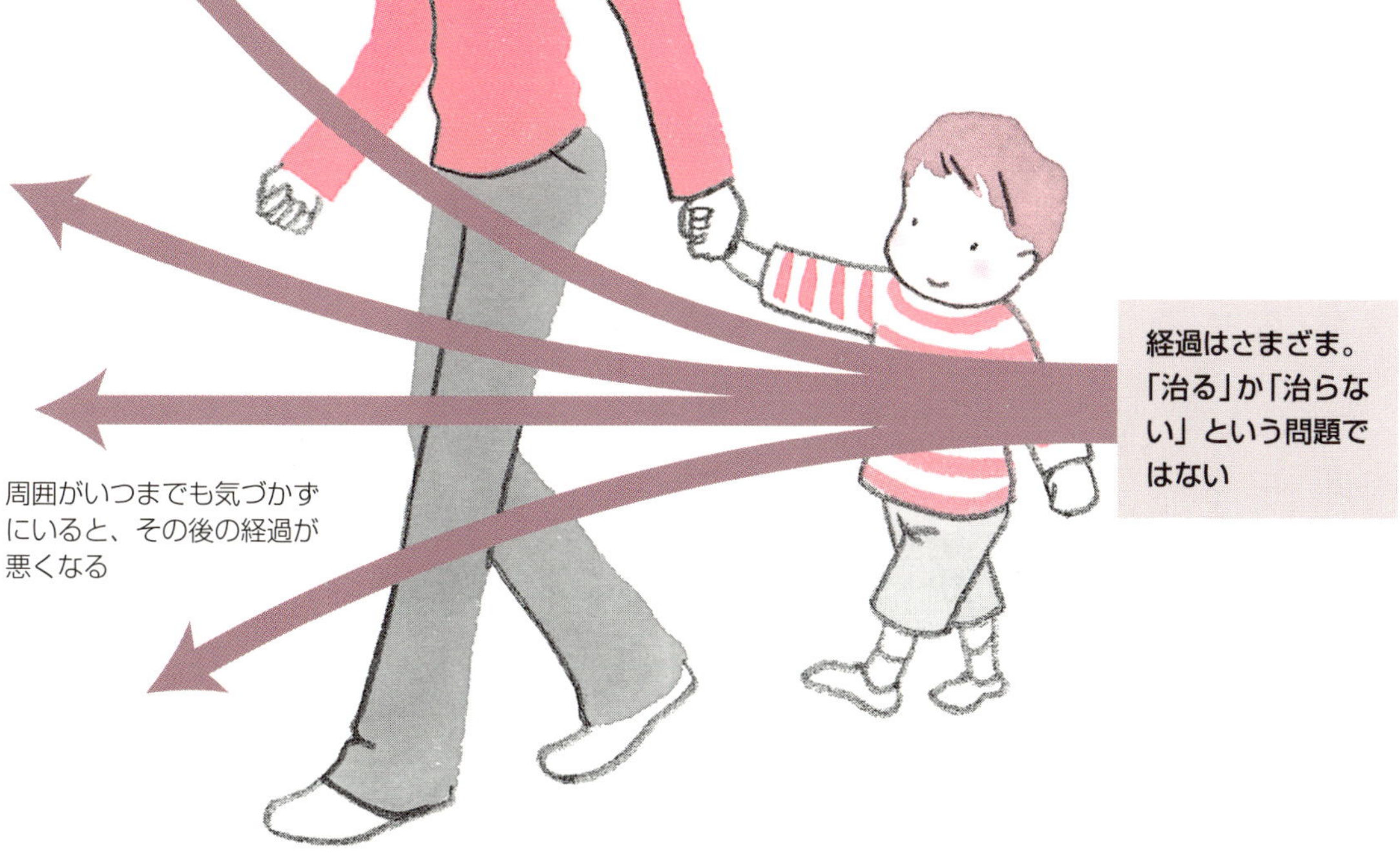
困難が軽くなるよう、導いていくことが親の役割
経過はさまざま。「治る」か「治らない」という問題ではない
周囲がいつまでも気づかずにいると、その後の経過が悪くなる

サイン

人と目をあわせようとしない

あやしてもあまり反応がなく、ほかの子に関心を示さない。それは親や友達を嫌っているわけではなく、行動特徴のひとつです。

こんなサインがありませんか？

必死に子育てをしているのになついてくれない、視線をあわせようとしないなど、子どもが愛情をこばんでいるように思うことが多い場合は、自閉症のサインかもしれません。ときおり不機嫌になるのは当たり前ですが、それが続く場合は要注意です。

- ●人と目をあわせない
- ●両親に愛着を示さない
- ●抱き上げるといやがる
- ●呼びかけてもふりむかない
- ●ほかの子と遊ばない

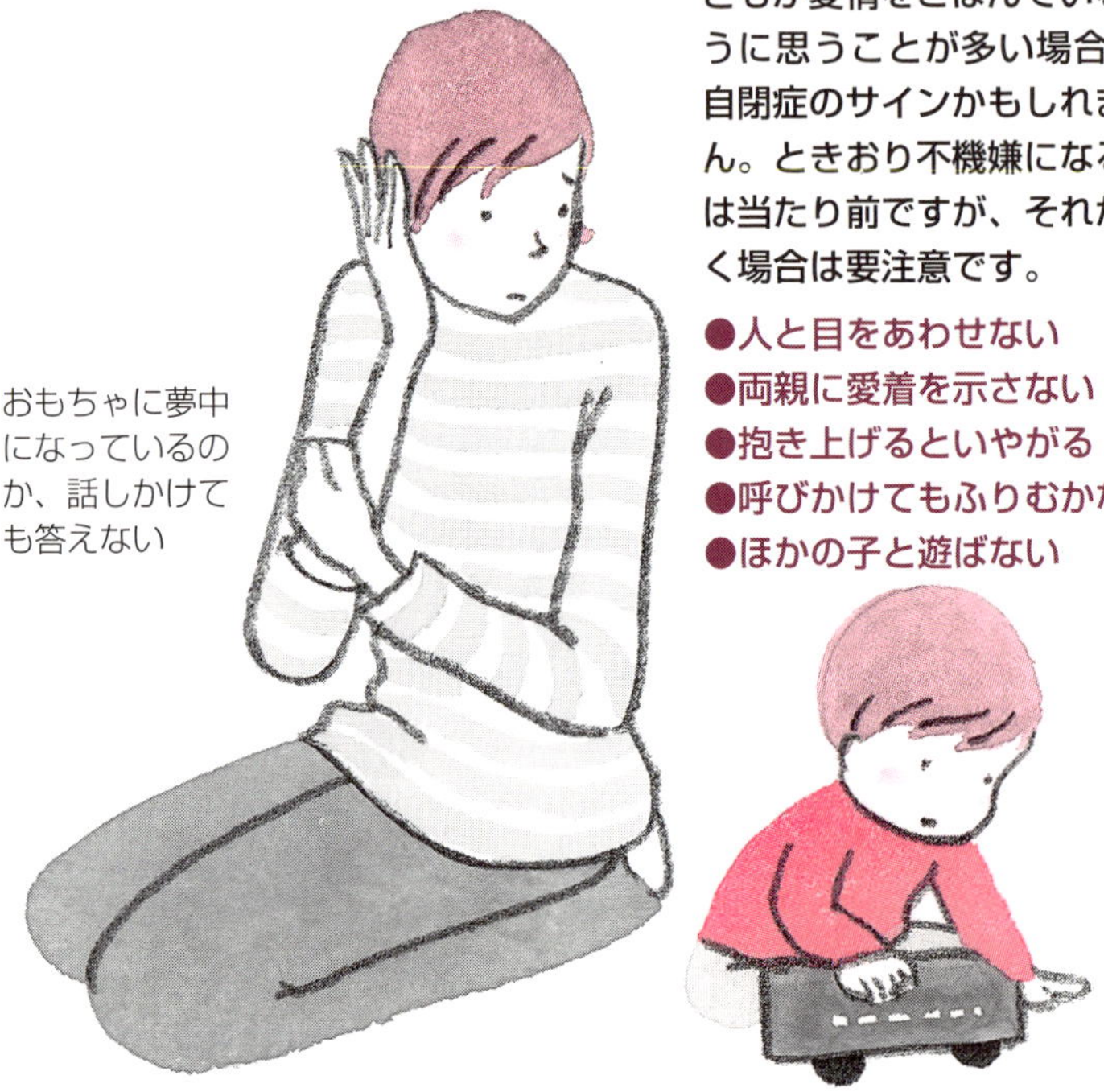

おもちゃに夢中になっているのか、話しかけても答えない

コミュニケーションをうまくできない

子どもは成長するにつれ、対人関係を結ぶ力や社会性を身につけていきます。それは、視線をあわせて人の表情を読んだり、人と喜びをわかちあったりして、学んでいくことです。

しかし、自閉症の子どもは、赤ちゃんのころから人への関心が乏しく、母親があやしてもあまり反応がありません。友達と遊ぶ年齢になっても、友達に関心を示さず、ひとりで遊んだり、集団のルールや相手にあわせて行動できず、トラブルを起こすことがあります。

そのため、性格に問題があるのではないか、と周囲から誤解されている子も少なくありません。

対人関係全般が苦手

コミュニケーション能力の障害は、年齢によってさまざまな形で現れます。赤ちゃんのころは高度なコミュニケーションを必要としないため、症状がめだちませんが、成長するにつれて、対人関係のさまざまな点で問題が生じます。

対人関係の特性

脳の機能不全による共感的な感情や言語の機能障害があるため、コミュニケーションを身につけることが難しい。そのため、対人関係に支障をきたす

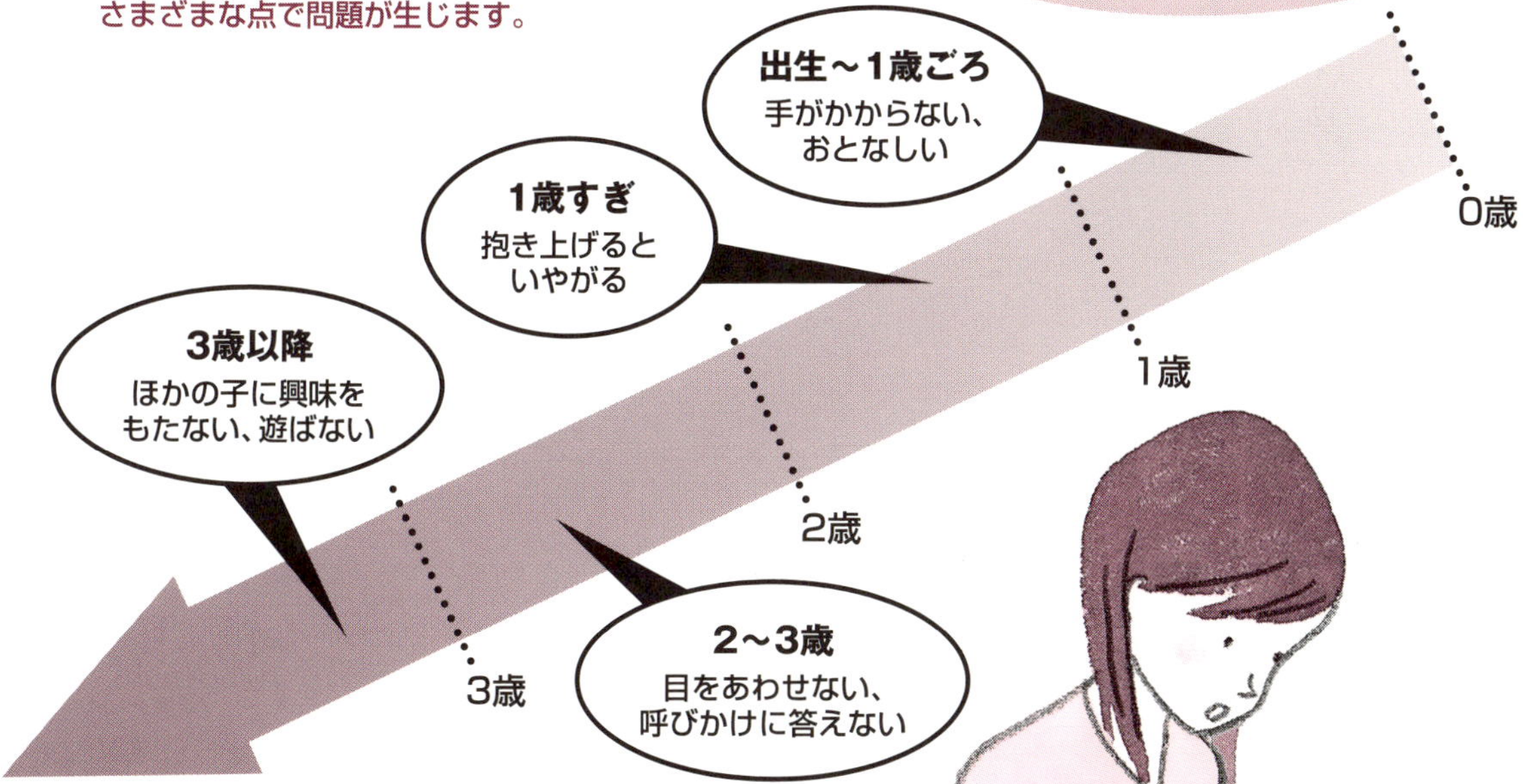
出生～1歳ごろ
手がかからない、おとなしい
0歳
1歳すぎ
抱き上げるといやがる
1歳
3歳以降
ほかの子に興味をもたない、遊ばない
2歳
2～3歳
目をあわせない、呼びかけに答えない
3歳

対応 「親子ならみつめあうのが当たり前」と考えるのをやめる

目をみたらみつめ返してくれるはず、話しかけたら「お母さん」「ママ」と答えてくれるはず、と期待をしすぎないようにしましょう。子どもにとって、コミュニケーションを強制されるのは、大変なストレスになります。

最初から複雑なコミュニケーションを教えるのではなく、できることからはじめます。そのためにはまず、考え方を変えます。

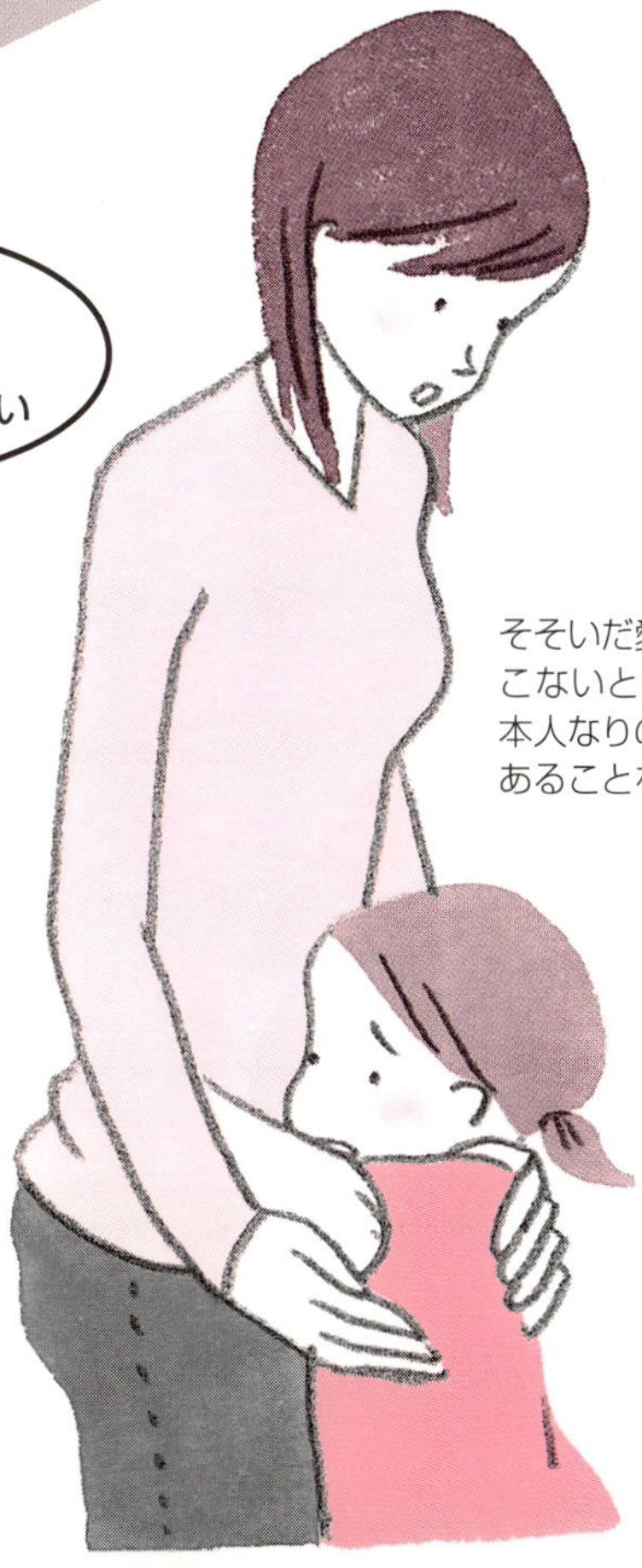

そそいだ愛情が返ってこないと考えないで、本人なりの意思表示があることを理解する

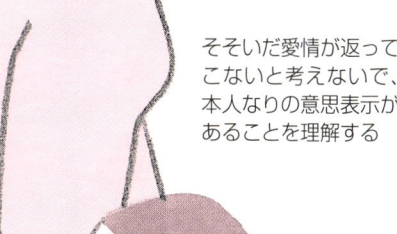

サイン

感情を示さない、感情がわからない

表情が少なく、人との交流がないのは、感情が乏しいのではなく、自分の感情を表現したり、人の感情を理解したりすることが苦手なためです。

こんなサインがありませんか?

　自閉症児は感情表現が極端です。かんしゃくを起こしたり、唐突に泣き出すことがあるいっぽうで、まったく表情を変えず、静かにしていることもあります。おだやかなときと、激しいときの中間が欠けているような印象です。

- 唐突に怒り出す
- 遊んでいるとき笑わない
- 友達に共感を示さない
- 自分勝手なふるまいをする
- 音をとても不安がる

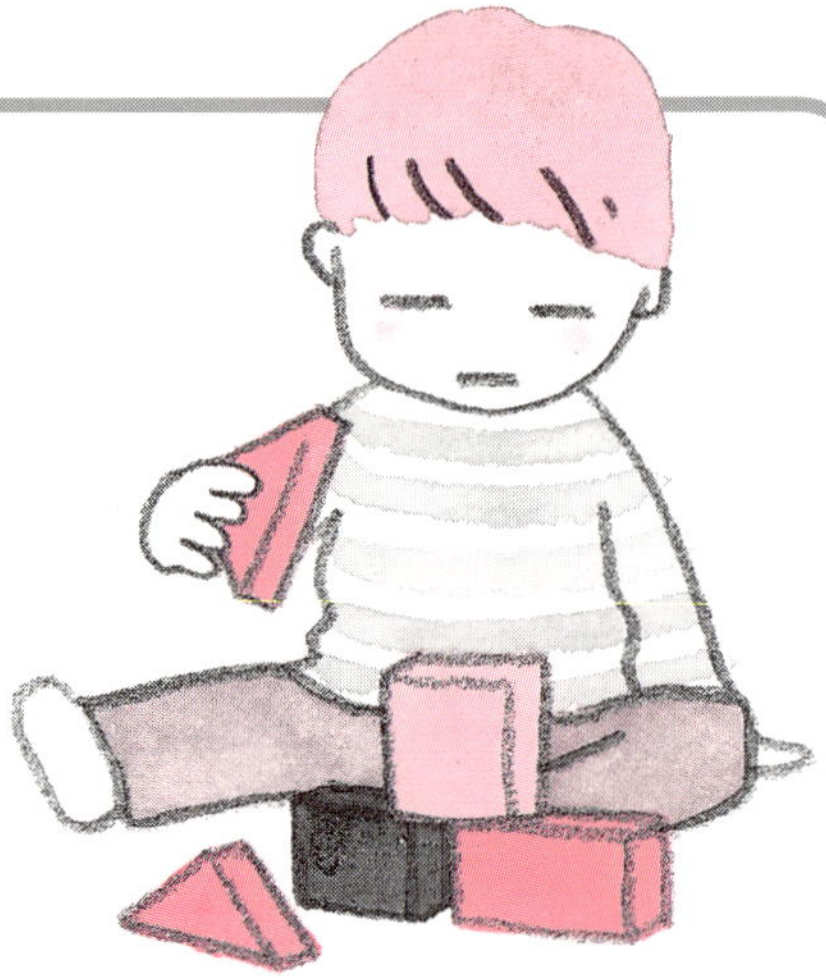

ひとりで静かに遊んでいることが多く、それだけをみると、おだやかな性格に思える

おだやかなとき
興味のあるものや慣れた場所、知っている人に囲まれているときは、感情が落ち着いている

激しいとき
はじめての環境や見知らぬ人に出くわすと、不安から、感情を爆発させることがある

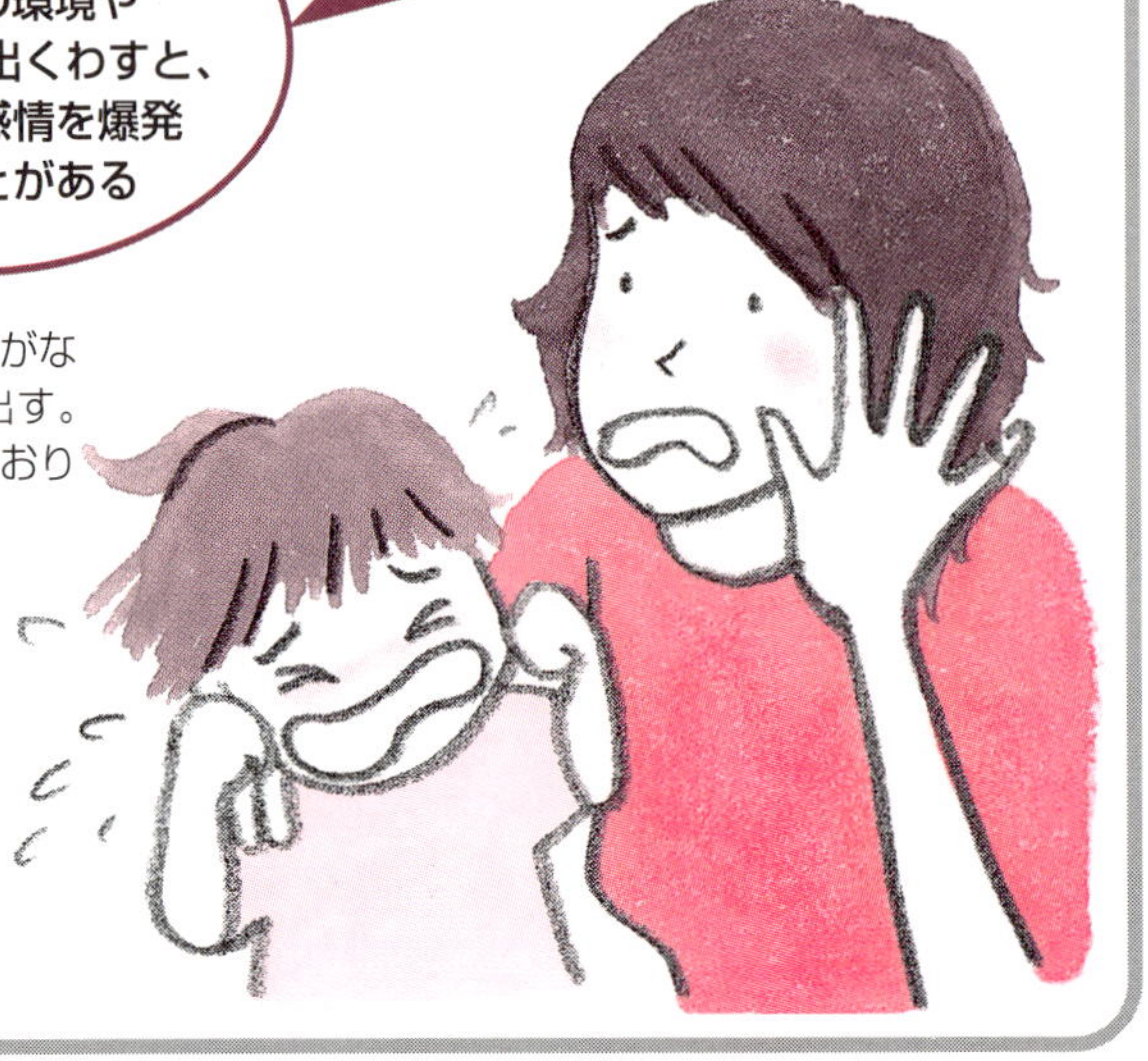

こわがるようなものがないのに、急に泣き出す。静かなようで、ときおり神経質な反応をする

非言語的な表現を理解できない

コミュニケーションをするためには、言葉だけでなく、身振り手振りや表情、声のトーンなど、非言語的な要素も必要です。

しかし、自閉症の子どもは、それらの非言語的な表現を理解することが苦手です。

その結果、自分の感情を爆発させてしまったり、相手の感情を無視した言動をとり、トラブルを起こしてしまうのです。

かんしゃくもちと決めつけてはだめ

また、感情をコントロールすることも苦手です。なにもしていないのに突然、怒り出したり泣き出したりして、周囲を困惑させることも、珍しくありません。

そういった行動をみて「キレやすい子」「かんしゃくもち」などと決めつけるのではなく、本人も困っているのだと理解することが大切です。

気難しいわけではない

感情をコントロールできないことの原因は、性格の問題でも、心のトラブルでもありません。情緒障害が生じているためです。

情緒面の特性

脳の障害により、こまやかな感情表現を身につけられない。場面に応じた自己表現ができず、情緒不安定にみられてしまう

対応 性格のせいと考えず、少しずつ慣れさせる

もっともよくないのは、気難しい子、怒りっぽい子と考えて対応することです。一般論に当てはめずに考えてください。

自閉症児は、人混みのざわめきや動物のにおいなど、ほかの人がさほど違和感を感じないものごとに、恐怖や不安を感じる場合があります。

どんなことをいやがっているか理解して、無理をさせずに、少しずつ慣れさせていくことで対応していきましょう。

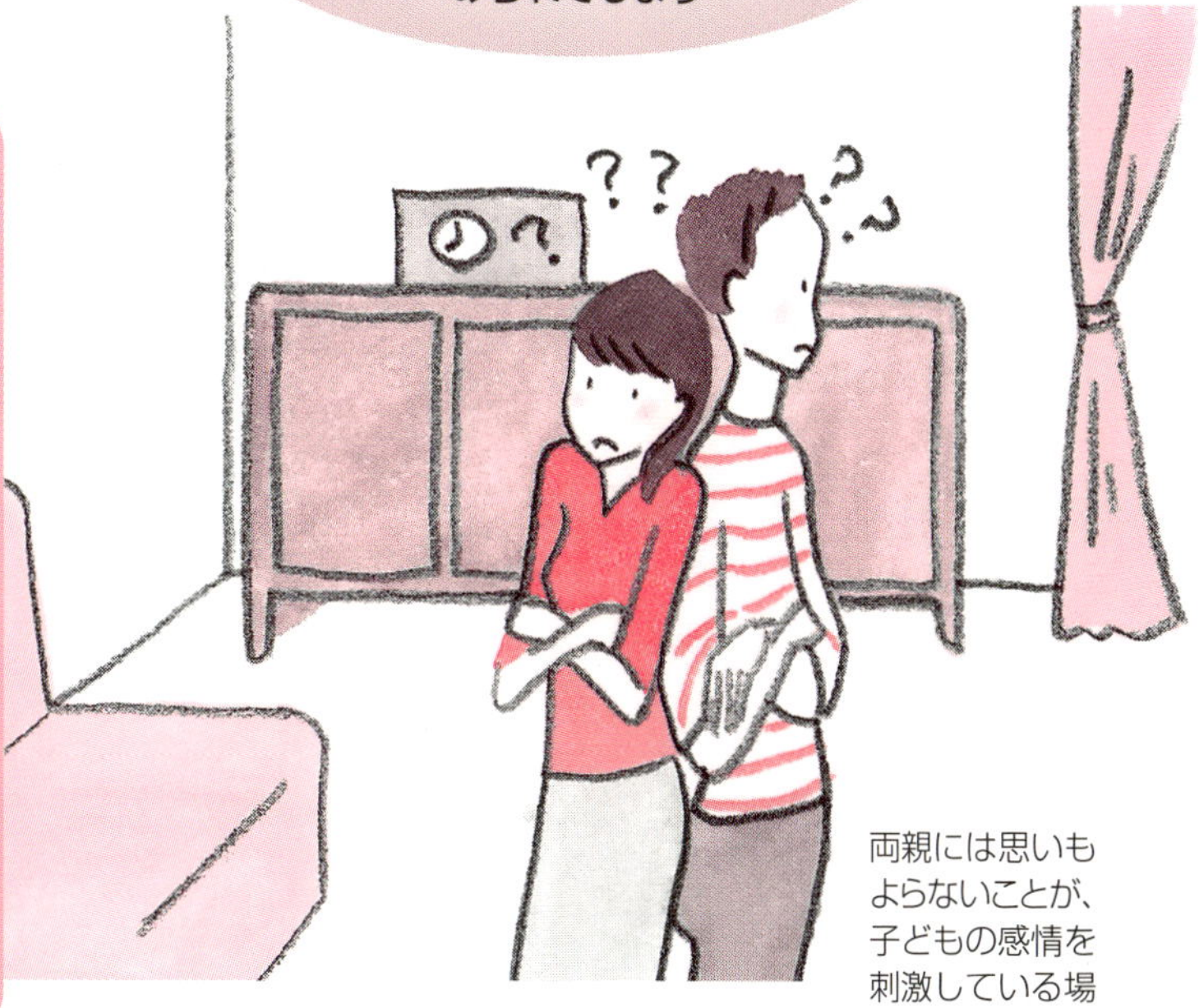

両親には思いもよらないことが、子どもの感情を刺激している場合もある

サイン

ひとつのものごとに極端にこだわる

何度もイスを回したり、蛇口から水がたれるのをずっとみていたり……。特定のものや行動への強いこだわりは、自閉症の特性のひとつです。

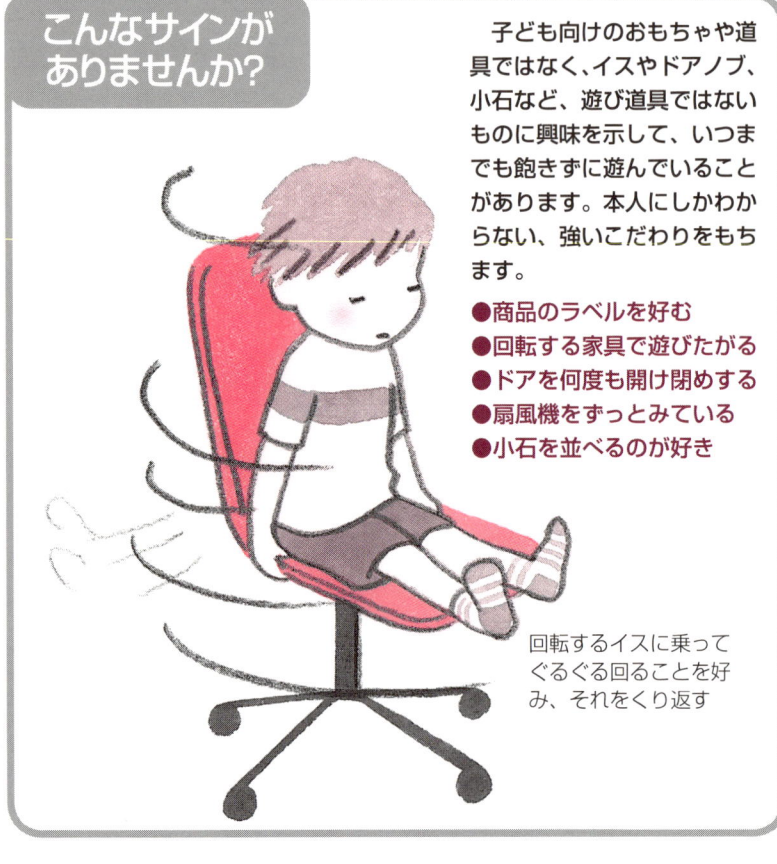

こんなサインがありませんか?

子ども向けのおもちゃや道具ではなく、イスやドアノブ、小石など、遊び道具ではないものに興味を示して、いつまでも飽きずに遊んでいることがあります。本人にしかわからない、強いこだわりをもちます。

- 商品のラベルを好む
- 回転する家具で遊びたがる
- ドアを何度も開け閉めする
- 扇風機をずっとみている
- 小石を並べるのが好き

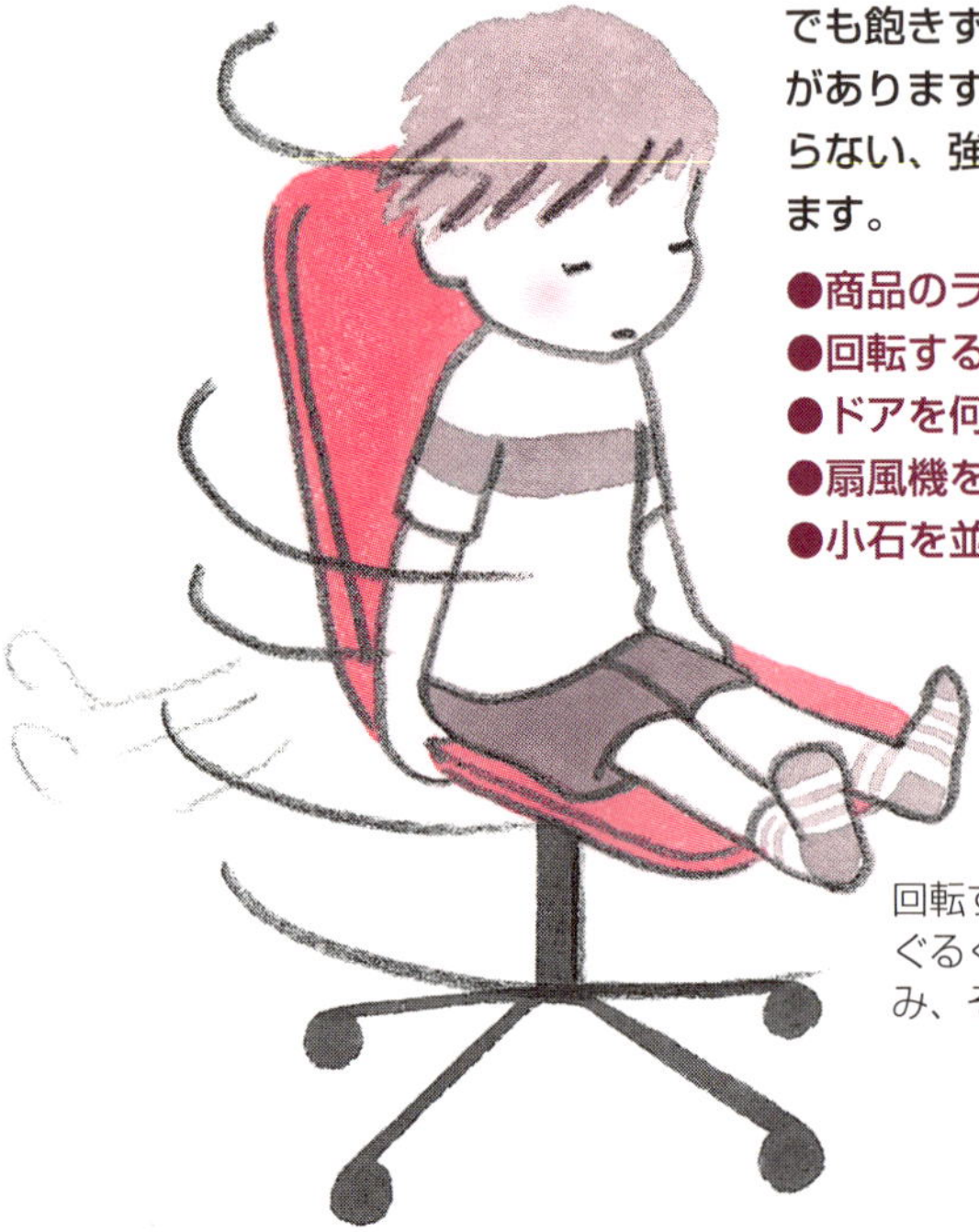

回転するイスに乗ってぐるぐる回ることを好み、それをくり返す

独特の価値観で遊んでいる

自閉症の子どもには、同じ遊びや行動にこだわる特徴があります。

遊びの対象は、おもちゃや遊具とはかぎりません。ほかの子どもがあまり興味をもたない数字や漢字、マーク、家具、お酒のラベルなどに興味を示します。

それらを独自の価値観で並べてみたり、動かしてみたりします。興味の対象が、せまくかぎられているのも特徴的です。

また、同じ服を着たがったり、道順や手順へのこだわりももちます。ほかの人には意味がないことに思えても、本人には意味があり、少しでも乱されると、いやがって泣きわめくことがあります。

こだわりの対象はさまざま

興味を向ける対象は、道具や家具だけではありません。特定の行動や、勉強科目、食べ物などにも偏りをみせることがあります。

行動

反復行動やひとり遊びを好み、はじめての体験をこわがる傾向がある。新しい経験をつませるようにしたい

おもちゃ

独特のこだわりがある。子ども向けのおもちゃよりも、身近な道具や家具を好み、それらに固執することがある

認知の特性

脳の機能不全によって、認知能力や知覚能力に障害が生じている。ものごとの意味や社会的な位置づけを理解できないことが多い

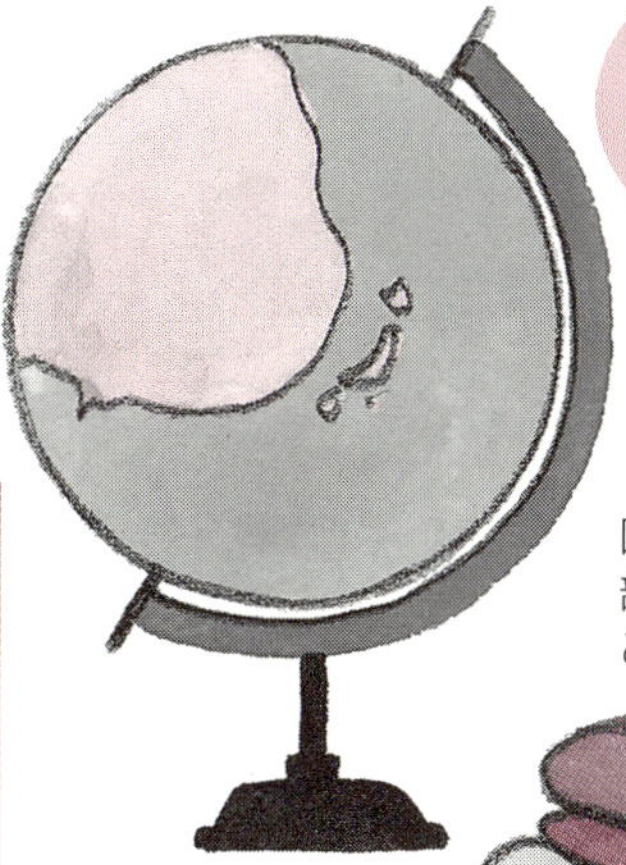

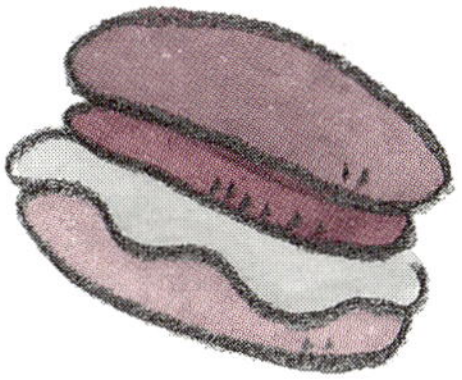

回せる道具や、一部の食べ物などにこだわりを示す

勉強

好きなものを暗記することが得意。大人がびっくりするほどの記憶力を発揮することもある。数字に興味を示す子もいる

食べ物

特定の食べ物にこだわり、そればかり食べたがることがある。将来のことを考えて、少しずつ変えていく

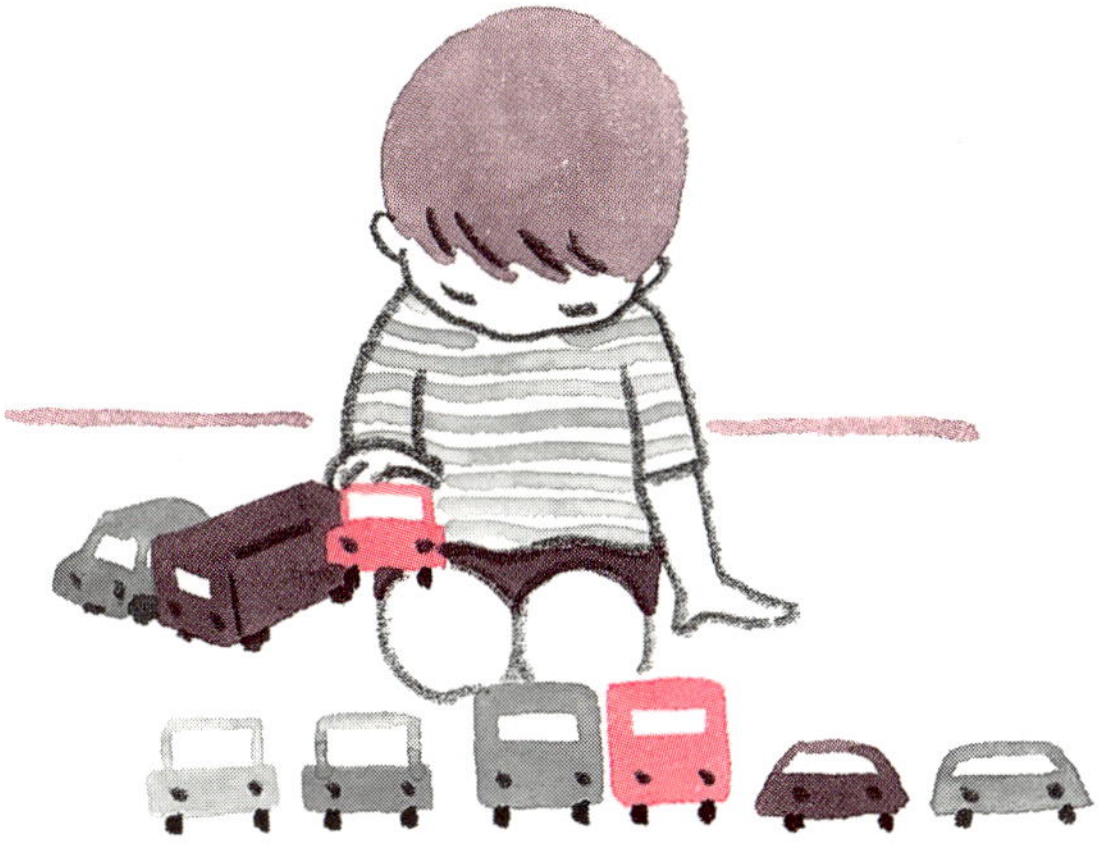

複雑な作業でも、興味のあることなら上手にこなす。車のおもちゃを種類別に整列させるなど、仕分け作業は得意

対応　よいこだわりをみつけてのばしていく

こだわりのなかには、暗記力やおもちゃの整理をする力など、生活に役立つことがたくさんあります。それらの行動を、勉強や仕事にいかしていきます。

それと同時に、慣れ親しんだものに執着する考え方は、少しずつ直します。新しい体験をさけていては、いつまでも自立できません。

恐怖や不安を感じにくい環境をつくり、子どもの成長をサポートしていきましょう。

サイン

言葉の使い方を理解できない

言葉をなかなか覚えられず、覚えても会話がかみあわない場合、障害によって言葉を使う意義を理解できていないことが考えられます。

こんなサインがありませんか？

自閉症児のもっとも特徴的な行動が、言葉を発しないことです。個人差がありますが、2〜3歳になっても両親を呼ばず、言葉を覚えない場合が多くあります。話をすることも、言葉の意味を理解することも苦手とします。

- 自分から話すことがほとんどない
- 「お母さん」「ママ」といわない
- 聞かせた言葉をおうむ返しにいう
- 「犬」「車」など単語を理解しない
- ものごとの説明ができない

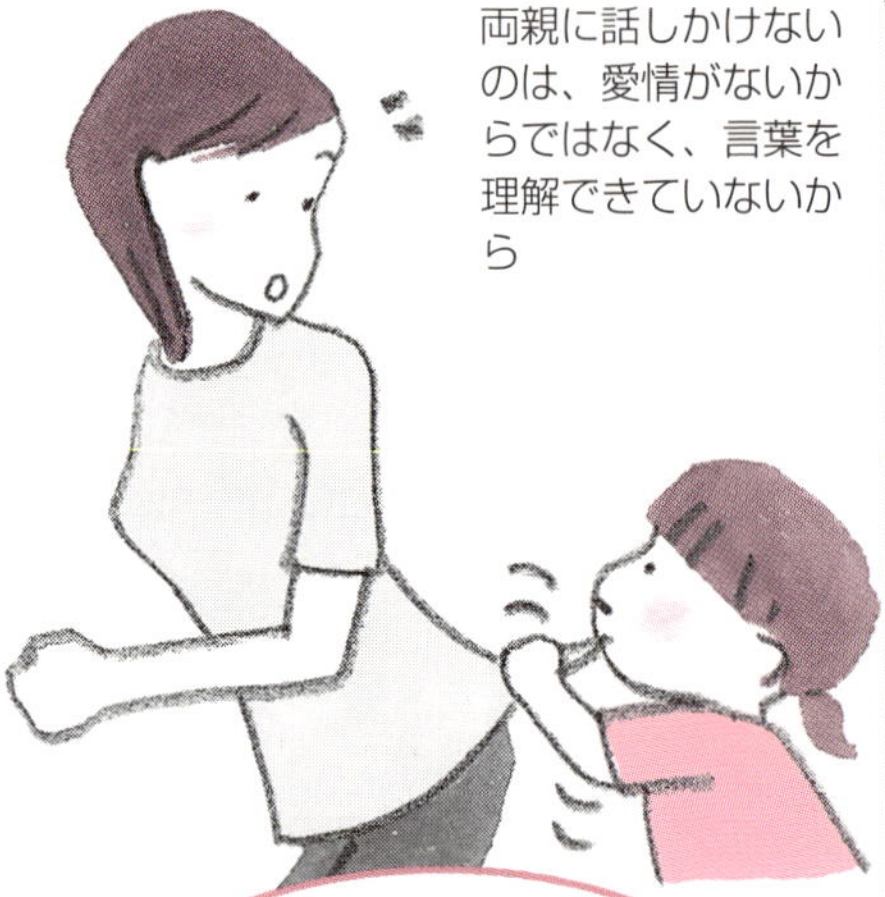

両親に話しかけないのは、愛情がないからではなく、言葉を理解できていないから

発語する力

人やものごとの呼び名を理解せず、相手の手や服を引っぱることで意志表示をする。言葉を知っていても、自発的に使わない

理解する力

単語を理解することが苦手。具体的なことは反復練習すれば覚えられるが、「ちょっと」「あれ」など抽象的な言葉には混乱する

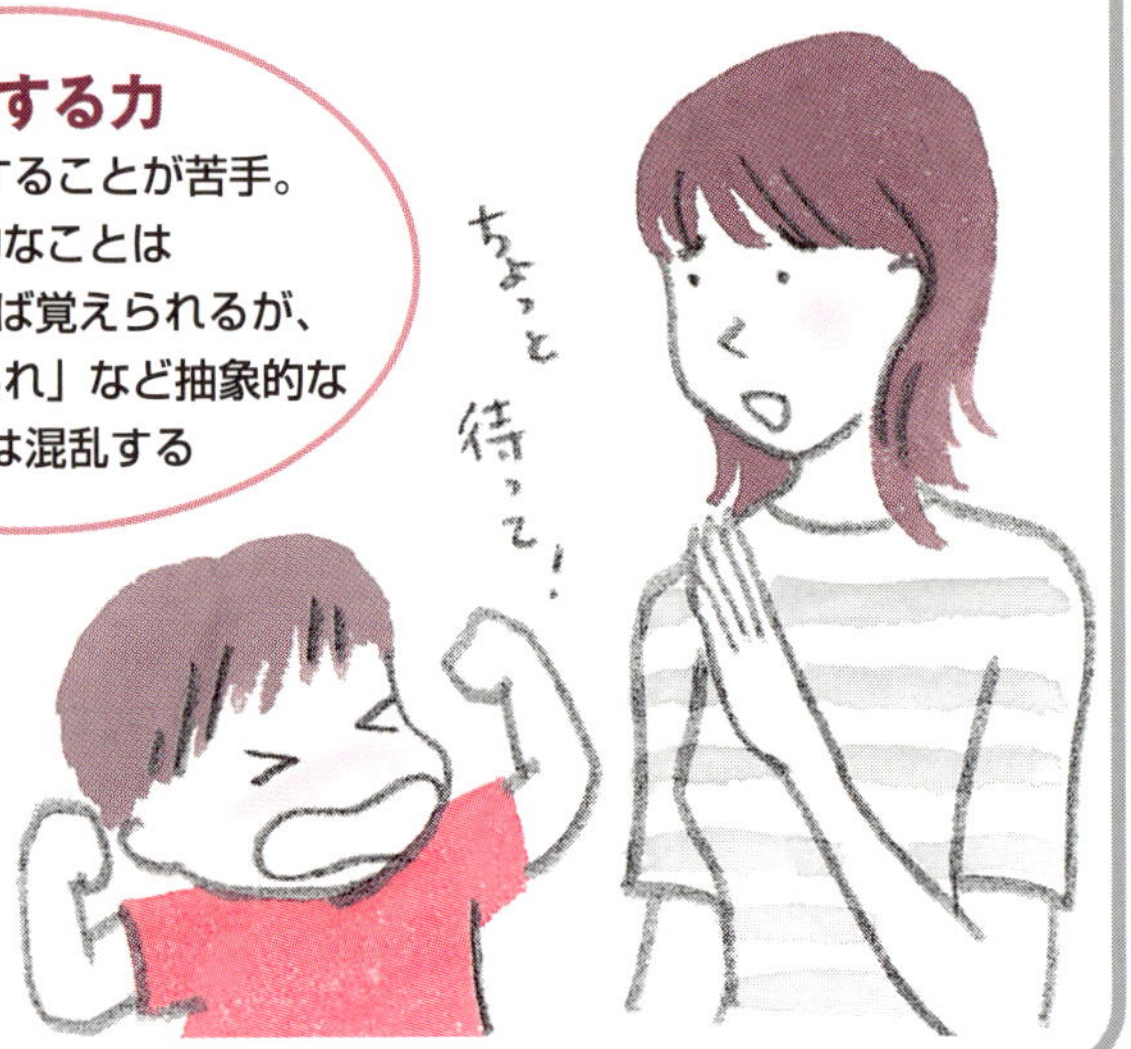

注意されて暴れるのは、言葉が不快な音にしか思えず、困惑してしまうから

ほかの要素で言葉を補う

ただひたすらに言葉だけを覚えさせようと躍起になっても、子どもを苦しめるだけです。絵や図など、言葉以外の要素を使いながら、少しずつ言葉も教えていくようにします。

言語の特性

単語を暗記することができても、それをコミュニケーションや文章に使うことができない。脳の機能不全によるものと考えられている

対応 言葉以外のコミュニケーションを使う

困難を軽減するためには、子どもにとって暮らしやすく、学びやすい環境をととのえることがいちばんです。

以前は積極的に話しかけることが子どもの発語をうながすと考えられていたこともありましたが、それは間違いであるとわかってきました。子どもは無理に話しかけられると、ストレスを感じます。

道具を使ったり、少しずつ話しかけたりする工夫が必要です。

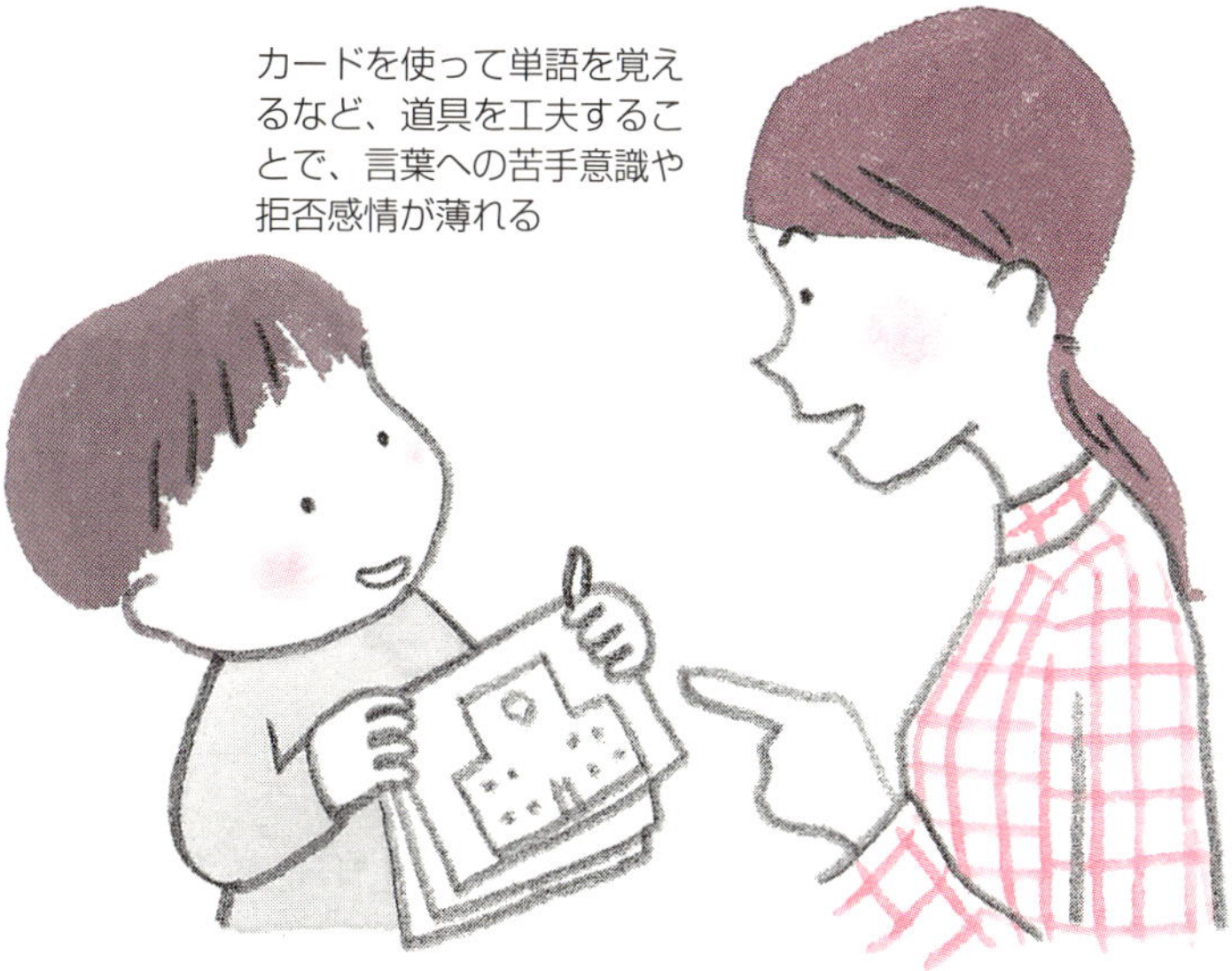

カードを使って単語を覚えるなど、道具を工夫することで、言葉への苦手意識や拒否感情が薄れる

場面に応じた使い方ができない

自閉症の子どもは、言葉の遅れがめだちます。多くの場合は言葉の理解が不十分で、語句もあまり増えません。

そのいっぽうで、言葉がやや遅れても、二歳すぎに活発に話すようになる子もいます。しかし、単語を覚えても、相手の言葉をおうむ返しにいう、一方的に話す、知っていることを何度も質問する、といった傾向があり、相手や場面にあわせた会話は難しいようです。

話しかけられるのがつらいと感じる子もいる

また、自閉症児には、耳で聞く情報よりも、文字や図形などの視覚情報のほうが認知しやすい子が多くいます。

かつては自閉症の人にも「積極的に話しかけるほうがよい」とされていましたが、最近は、認知の仕方にあった方法で対応することが基本になっています。

COLUMN

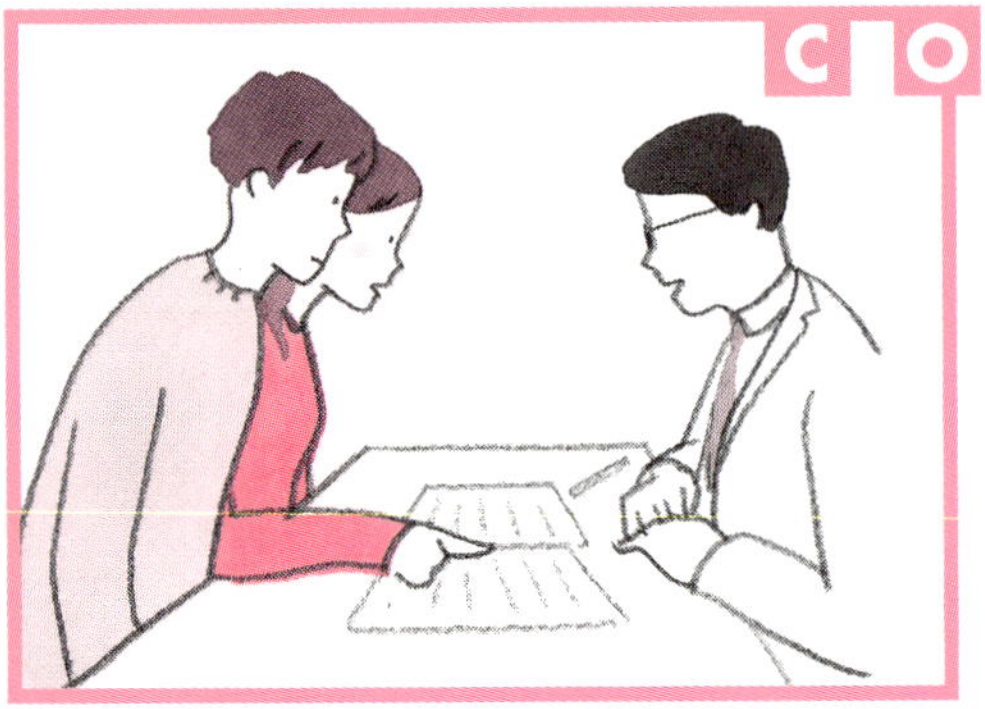

発語の目安は何歳ごろ？

一歳半で「ママ」、三歳すぎからは会話をする

言葉を習得する年齢には個人差があり、何歳になったら必ず話せるようになると、いいきることはできません。

目安として、一歳をすぎるころから言葉らしきものを発するようになります。一歳半くらいになると、「ママ」「ワンワン」などと、人やものの名前を呼びます。

言葉をつなげて文章をつくったり、具体的に意志表示をしようとするのは、一般的に二歳半から三歳ごろです。このころを境に、言葉の発達がはじまります。

個人差があるので、気にしすぎるのは禁物

ほかの家族と話をすると、子どもがはじめて歩いた年齢や、話しはじめた時期が話題になることがあります。それもひとつの目安ですが、ほかの子とくらべすぎて神経質にならないよう、注意が必要です。

成長の早い子とだけでなく、言葉の遅れがある子ども同士でも、互いにくらべてしまうことがあります。

目安はあくまでも目安として考え、それに振り回されて子どもに無理な教育をしないように、気をつけましょう。

発語をうながす方法はなにもない？

言葉の遅れが気になり、なにか対応をとりたいと思っている場合に、むやみに話しかけるのはやめましょう。

発達障害や知的障害がある場合、症状を助長してしまう恐れがあります。

自閉症の場合は、無理に言葉を引き出そうとせず、専門家の指導にしたがって、ＴＥＡＣＣＨなどの治療教育をしていくことが、発語をうながすためにいちばんよい方法になります。

2

原因は しつけじゃない

自閉症は生まれながらの障害ですが、
それが一般にはなかなか理解されません。
本人の性格や両親のしつけに問題があると
誤解をする人も、少なからずいます。
本当の原因はなにか、正しく知っておきましょう。

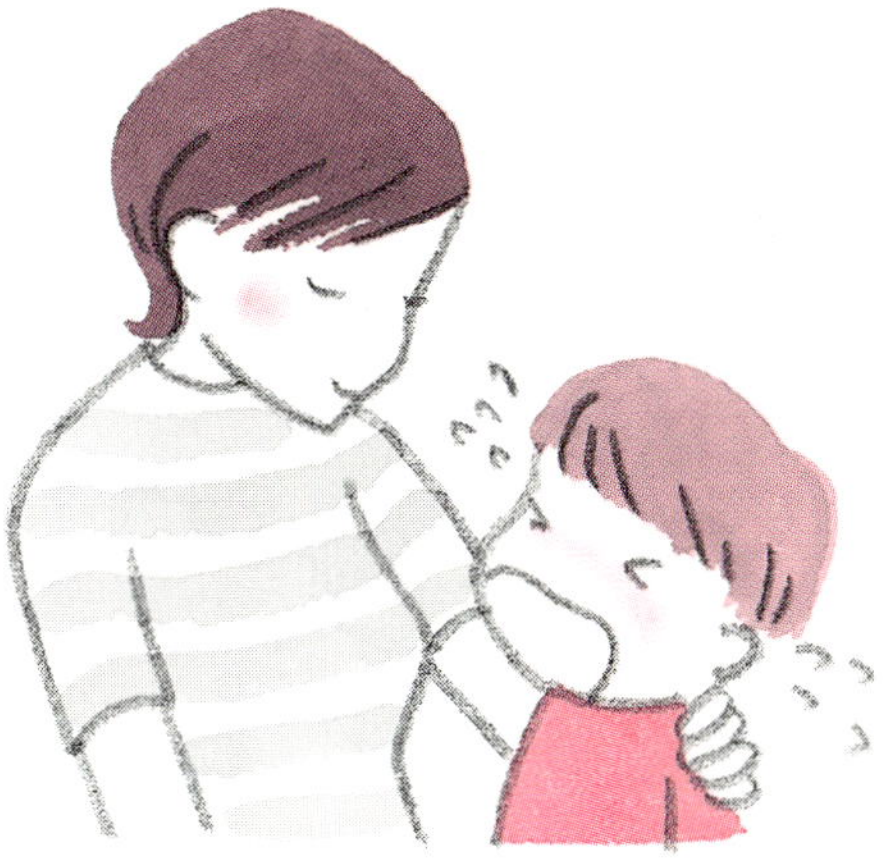

ストーリー

悪いのは、私たち夫婦？

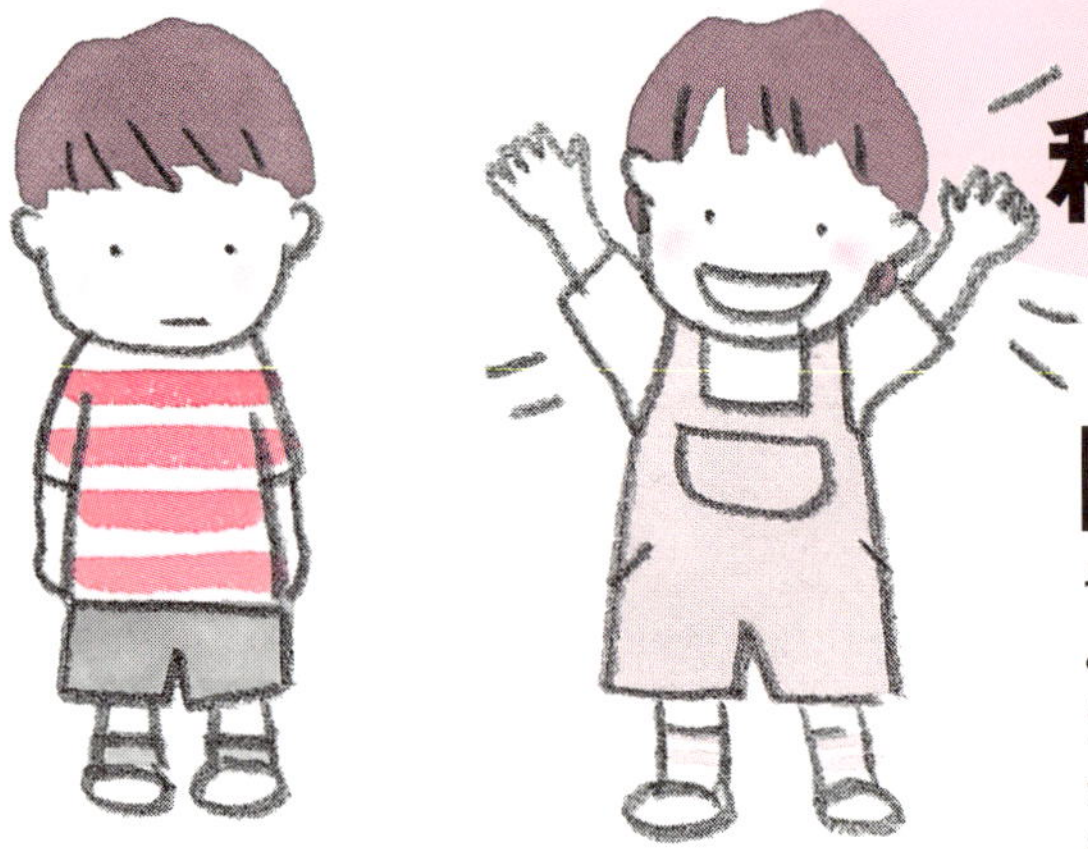

1 自閉症かどうかわかりませんが、よその子との違いがめだつようになってきました。うちの子も、もう少し待ったら元気よく話せるようになるのかな……。

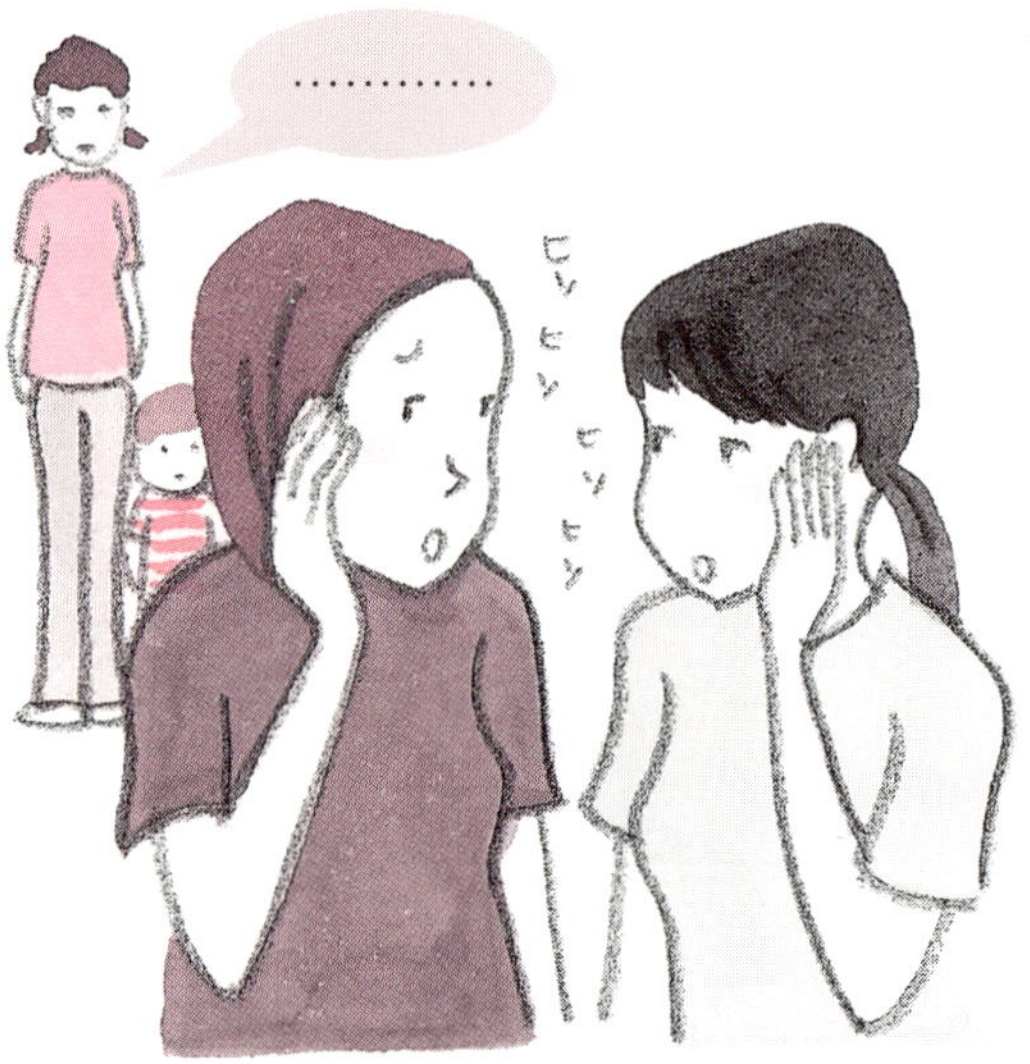

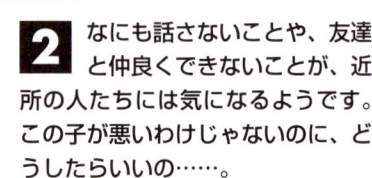

2 なにも話さないことや、友達と仲良くできないことが、近所の人たちには気になるようです。この子が悪いわけじゃないのに、どうしたらいいの……。

3 子どもが感情をみせないのは、私たち夫婦のしつけのせいなんでしょうか。育て方が悪くて、子どもを悩ませているのかと思うと、やりきれません。

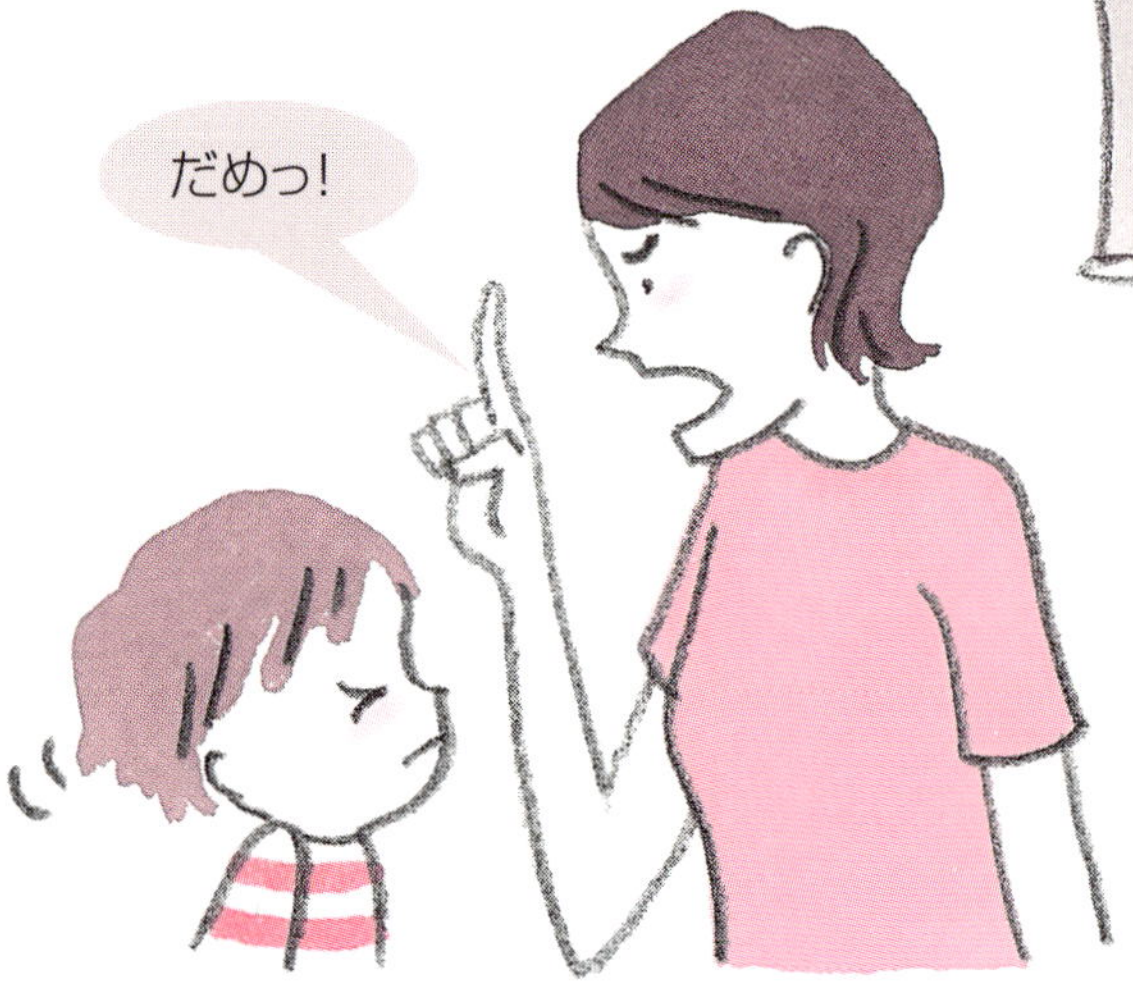

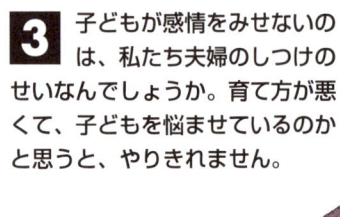

4 大声でしかることをやめてみましたが、やっぱり子どもは変わりません。しつけについて、きちんと学んだほうがよいのかも。夫も同じ気持ちのようです。

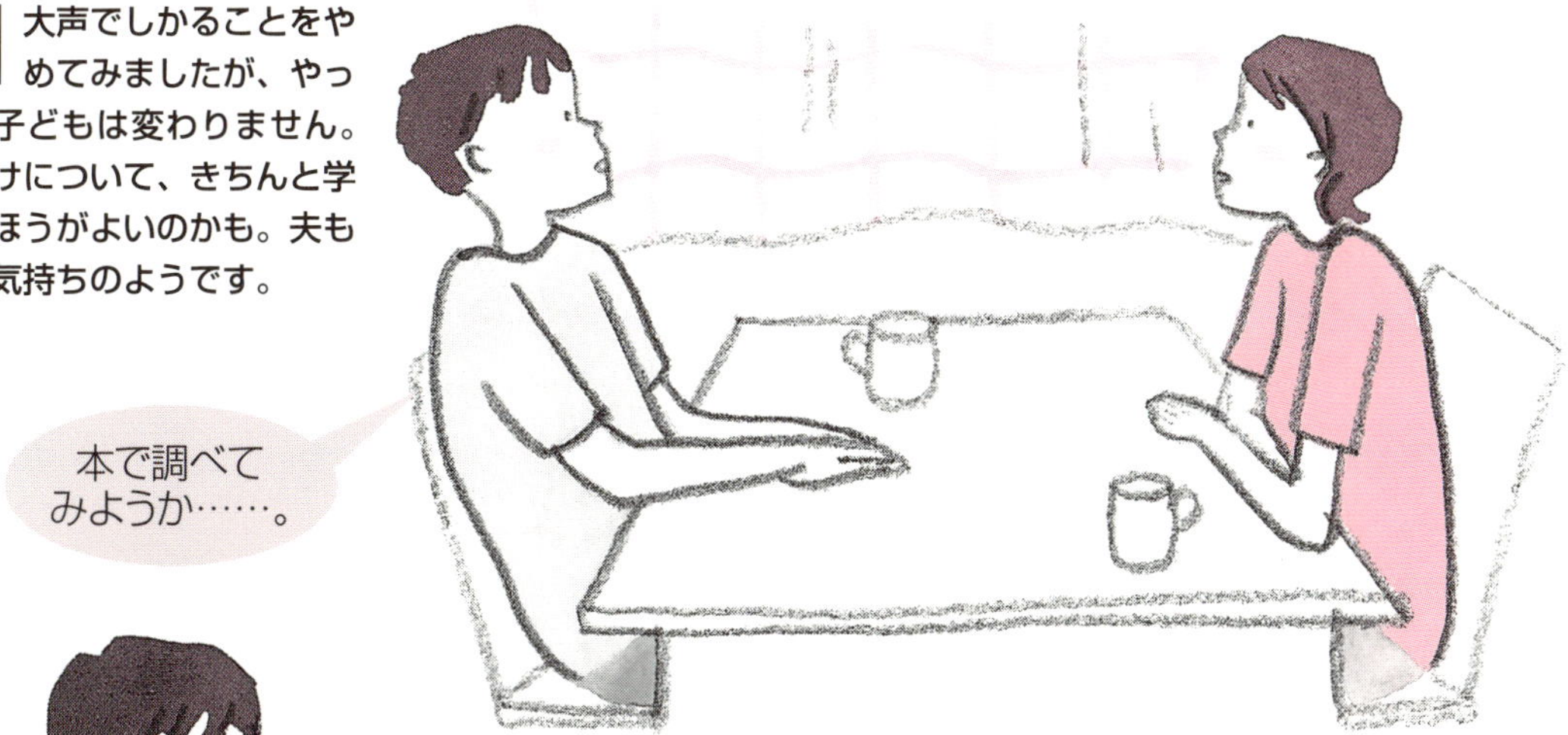

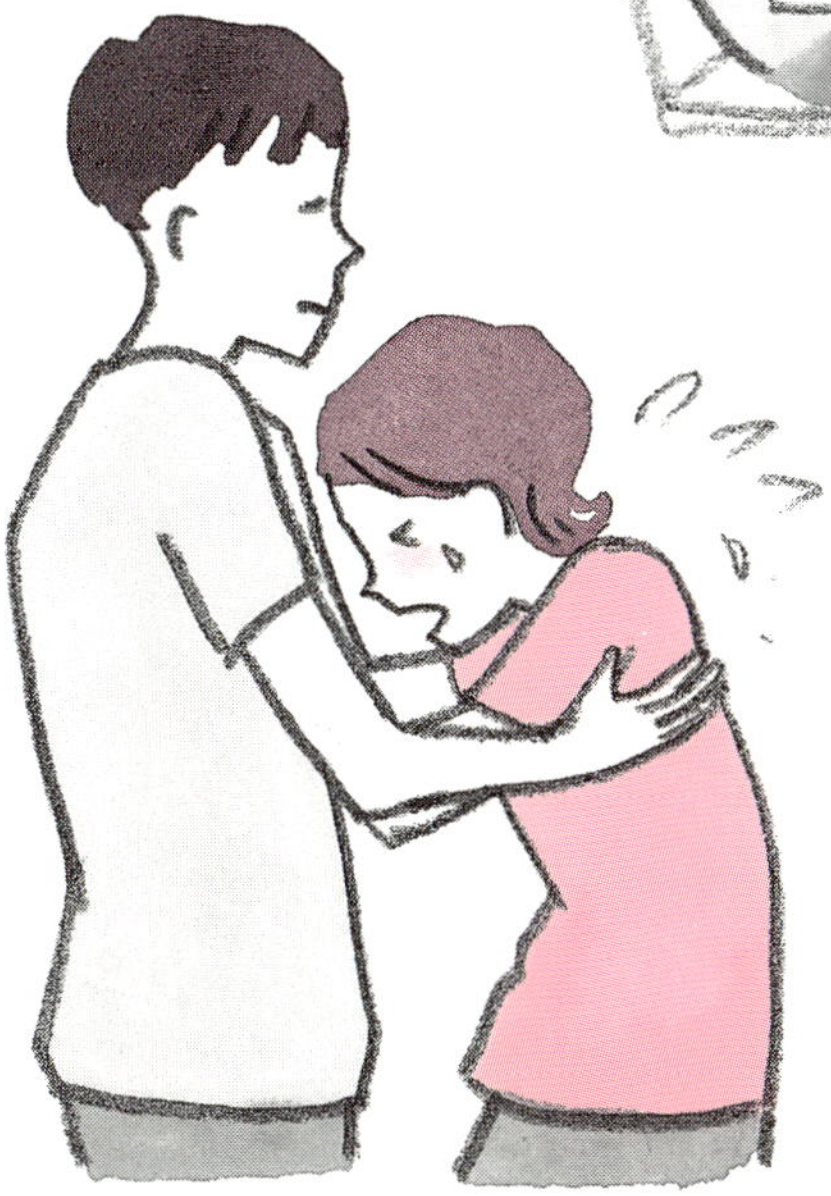

5 子育ての本を読んでみたところ、自分たちの育て方が間違っているわけではないようです。やっぱり、自閉症の可能性も、考えたほうがよいのでしょうか。

6 自閉症だって考えるのはこわい。もしそうだとしたら、いつからなのでしょう。私たちは、この子になにをしてあげられるんでしょうか？

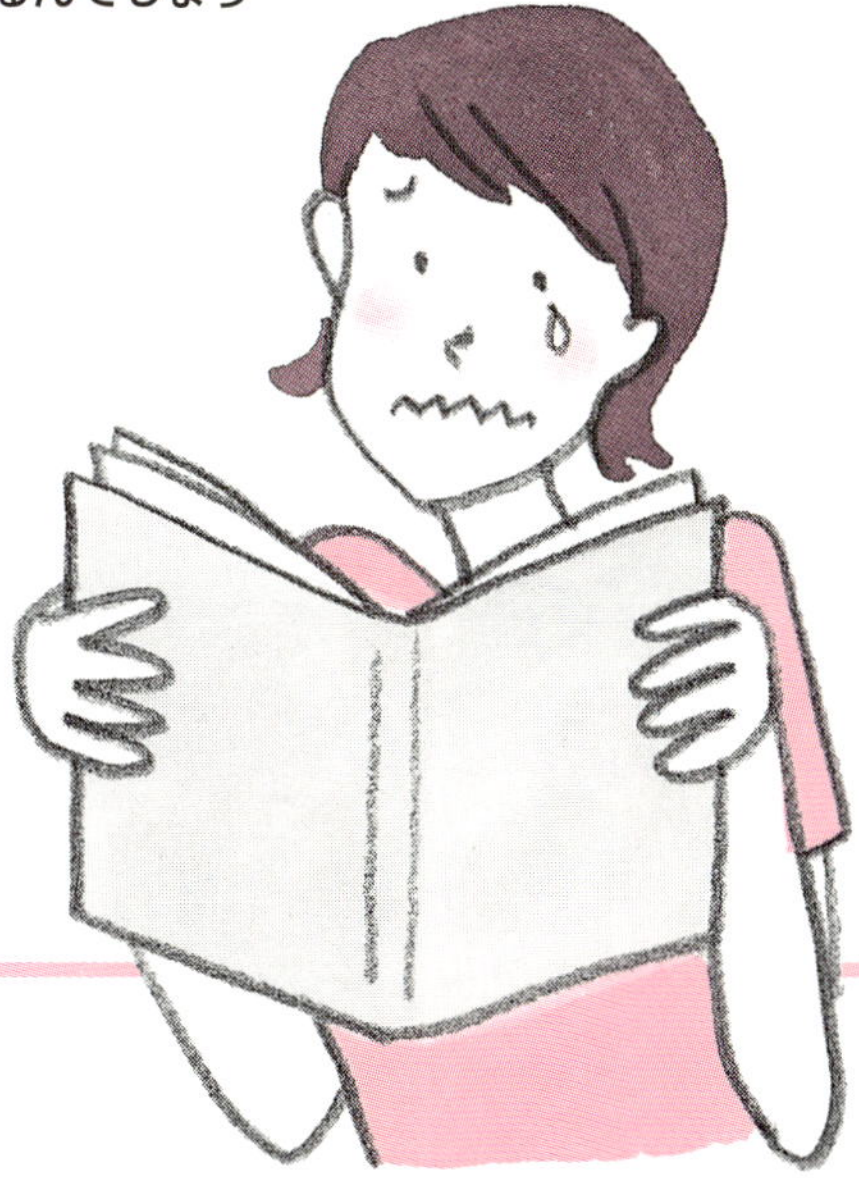

こわいけれど、自閉症のことをもっとよく知りたい。そして、子どもを苦しみから救ってやりたい。原因は、なんでしょうか。

原因

「心の病気」ではなく「脳の障害」

自閉症は、かつては「心の病気」と考えられていましたが、現在では脳の一部になんらかの機能障害があるのが原因とする説が有力です。

脳の一部になんらかの障害がある

自閉症児は、健常児にくらべて脳波の異常やてんかん発作が多く、知的障害をともなうことも多いため、脳になんらかの障害があることが指摘されています。

しかし、具体的に脳のどの部位に障害があるかは、くわしくわかっていません。最近では脳の研究が進み、前頭葉《ぜんとうよう》や間脳《かんのう》、小脳、海《かい》馬《ば》、扁桃体《へんとうたい》などとの関係が推測されています。

かつて自閉症が「心の病気」と考えられていたときには、カウンセリングがさかんにおこなわれていましたが、現代では脳の機能障害に対応するための治療・教育プログラムがとりいれられています。

「心の病気」と誤解されてきた

自閉症はかつて、両親のしつけに問題があり、子どもが心を閉ざす病気だと考えられていました。しかし現在では、それは誤解であり、発症の原因は脳の機能不全だとわかっています。

× 誤解

以前は、反応性の情緒障害と考えられていた。子どもをしからず、行動をすべて受け入れ、遊ばせて発達をうながす「遊《ゆう》戯《ぎ》療法《りょうほう》」などがおこなわれた

原因がはっきりして、対応も変わってきた

○ 理解

現在は脳の障害による症状だとわかってきた。子どもが社会生活に入っていけるよう、環境をととのえ、行動を教える「治療教育」がおこなわれている

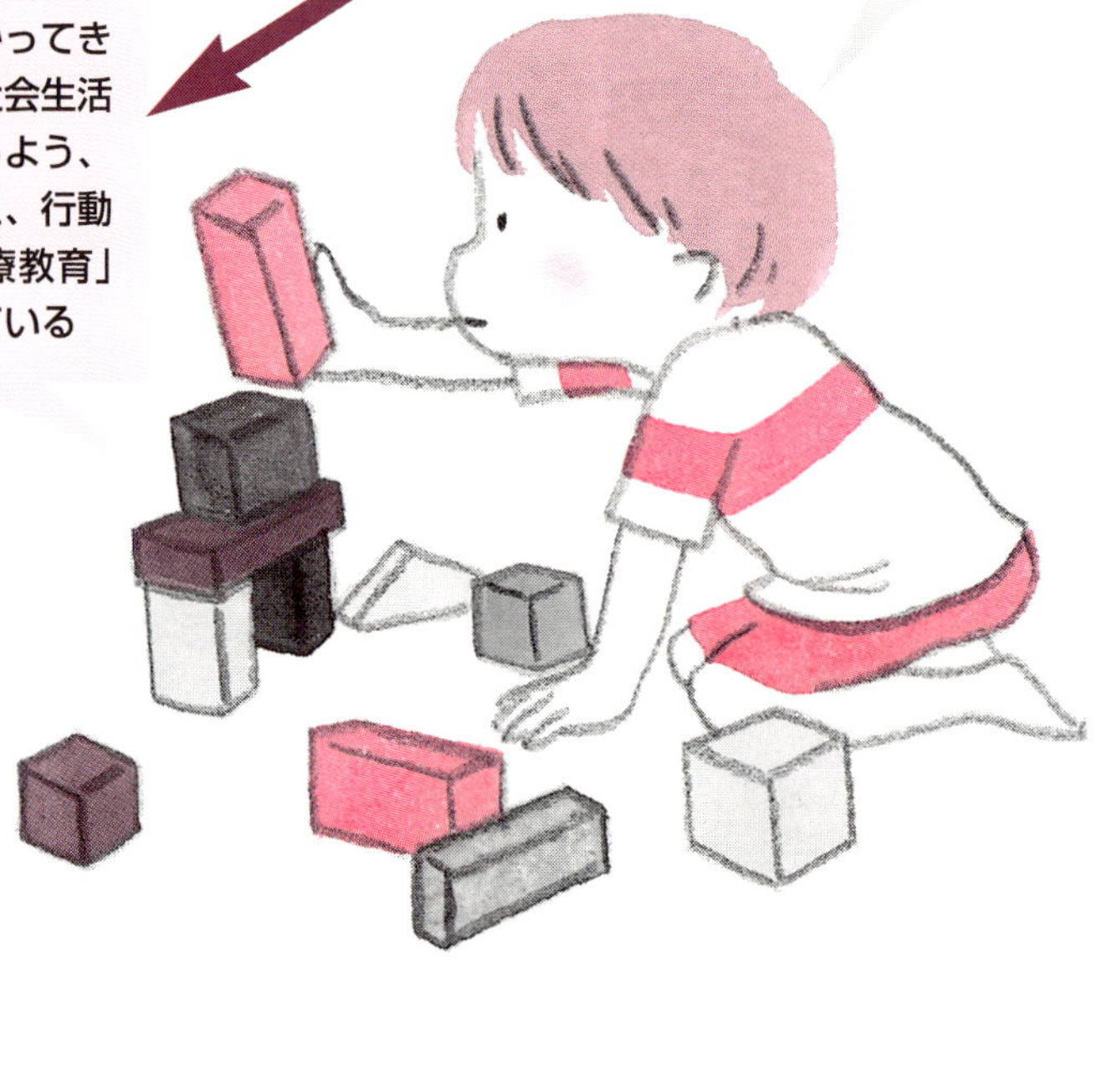

ひとり遊びを好む傾向があるが、心を閉ざしているわけではない

脳にどんな障害がある?

脳のどの部位に原因があるか、くわしいことはまだわかっていません。感情のコントロールにかかわる前頭葉を中心に、脳全体のシステムに、なんらかの障害があると考えられています。

前頭葉

脳全体のシステムをコントロールしている部位。機能不全があると、言葉や記憶、感情など、あらゆる行動に影響が出る

●感情のコントロールに関係?

●言葉の遅れの原因?

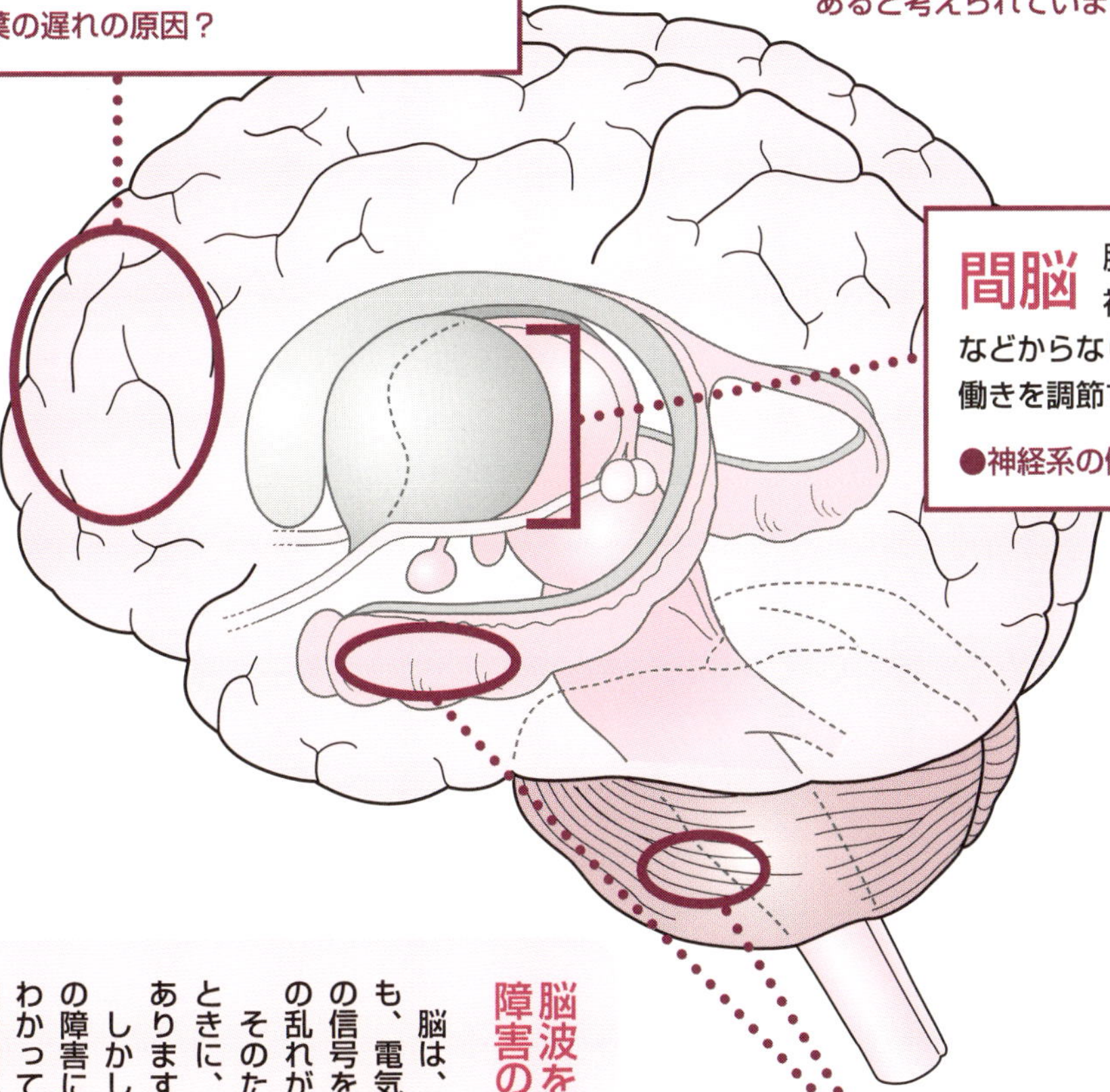

間脳

脳の内側部位。視床《ししょう》、視床下部などからなり、自律神経の働きを調節する役割がある

●神経系の働きに異常?

神経核《しんけいかく》

記憶にかかわる海馬や、運動にかかわる小脳などが集まっている部位。自閉症の人は小脳が小さいという報告もある

●記憶に関する異常と関係?

脳波を調べれば障害の有無がわかる?

脳は、どんな働きをするときにも、電気信号を発しています。その信号を調べると、脳のはたらきの乱れがわかります。

そのため、脳の病気を検査するときに、脳波の測定をすることがあります。

しかし、自閉症の場合は脳機能の障害について、くわしいことがわかっていません。そのため、脳波を調べても、障害の有無や程度はわかりません。

原因

なぜ子どもに障害が起きるのか

自閉症の特性は、おおむね三歳くらいまでには現れます。生まれてすぐに発症しないのは、発達の仕方とかかわっているためです。

障害は生まれながらに存在している

脳の機能障害が起こる原因として、染色体障害や、胎生期や周産《しゅうさん》期《き》のトラブルを疑う説がありますが、くわしくはわかっていません。

多くの場合、障害に気づくのは三〜五歳ごろです。子どもが外の世界から刺激を受けながら、ひとつひとつ段階をふみ、知能や精神活動、運動機能を発達させていく幼児期にならなければ、正常発達との差が認められず、発達の遅れや障害がはっきりと理解や認識されにくいものです。

一歳以前で気づかれることも少なくありません。早い段階で自閉症と判断されることは、専門家の目によることが多いです。

3〜5歳で気づく場合が多い

心のトラブルが起きやすいのは、一般的に思春期以降ですが、自閉症をはじめとする広汎性発達障害は、多くの場合、幼児期に診断がつきます。児童精神科の専門病院の統計によると、3〜5歳で診断されることが多くなっています。

▼診断がついた初診年齢

（東京都立梅ヶ丘病院の資料による）

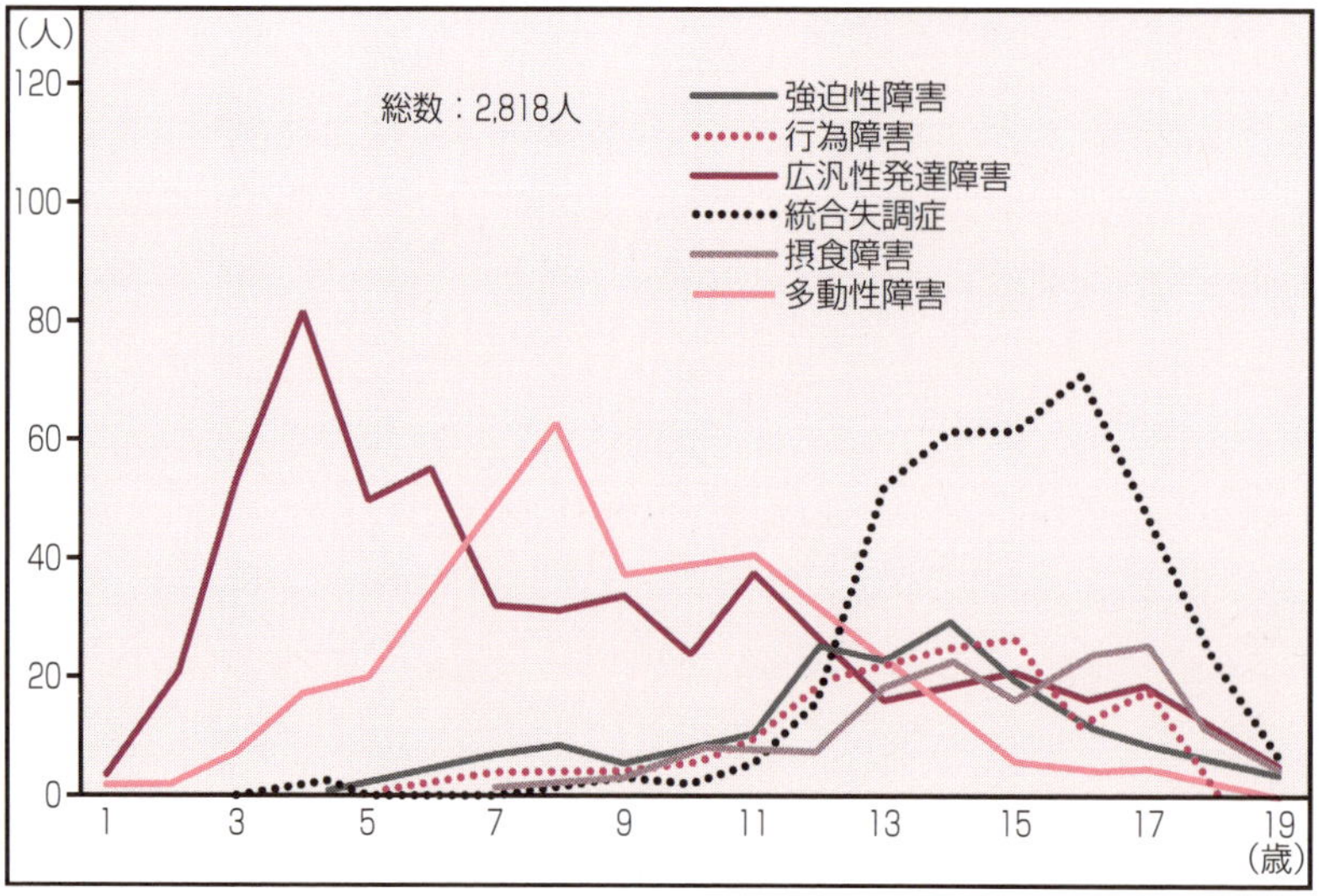

なぜ幼児期に発症するのか

子どもは3～5歳ごろに、言葉やジェスチャーなどを身につけはじめます。発達障害のある子はそれらのコミュニケーションを早く覚えられないため、それが特徴としてめだちはじめます。

出生
脳の機能不全はあるが、特性としてとくにめだつことがない

幼児期
コミュニケーション能力の発達が遅れて、めだちはじめる

学童期
学習面の遅れが出る。このころに診断される場合もある

思春期
社会生活が複雑になり、特性がめだって診断される場合がある

特徴に気づくのは、悪いことではありません。子どもの苦しみに気づき、救いの手をさしのべるきっかけになります。

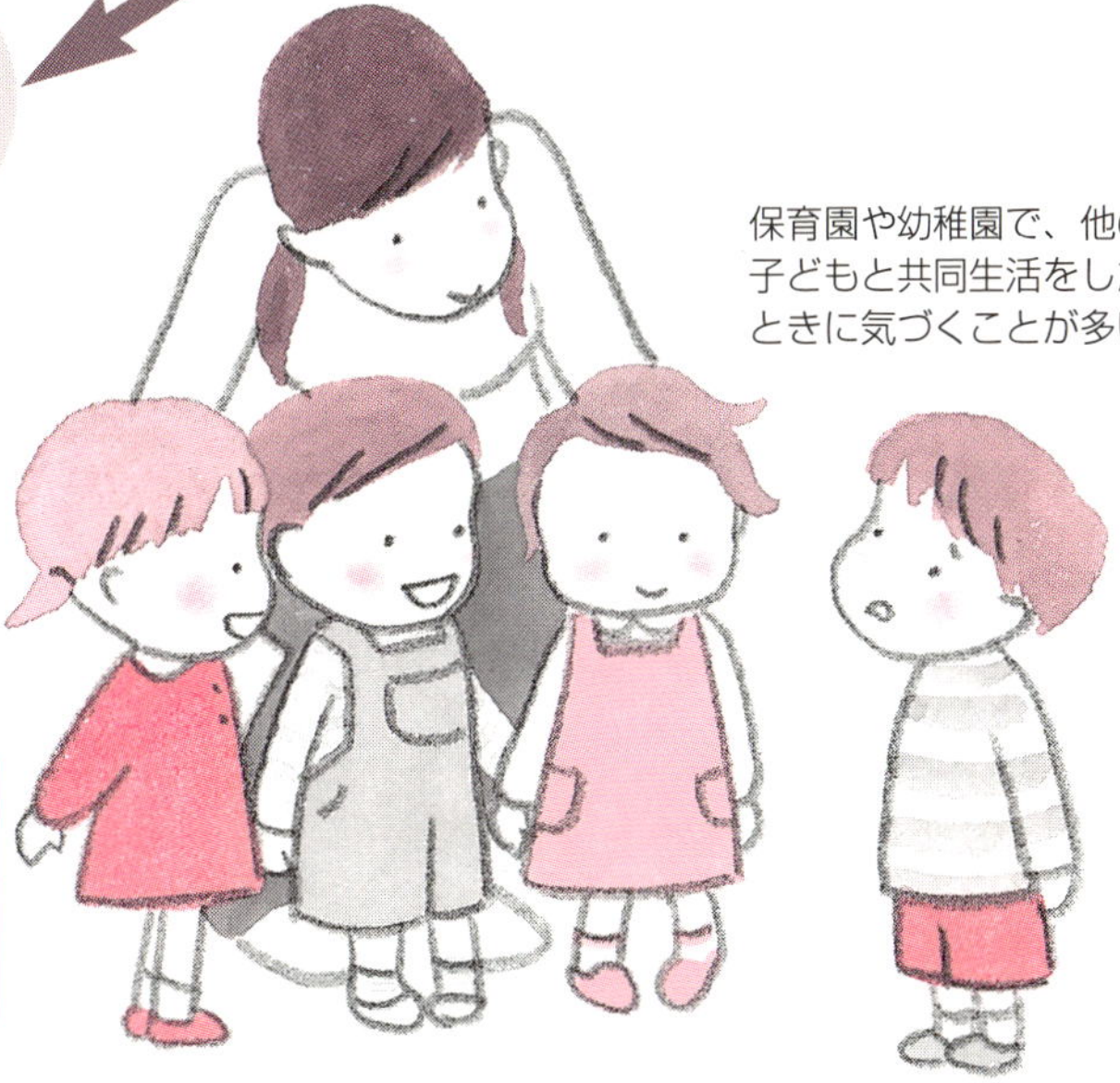

保育園や幼稚園で、他の子どもと共同生活をしたときに気づくことが多い

遺伝は自閉症にかかわっていない?

自閉症の特性の原因は脳機能の障害ですが、その障害がいつ、どのようにして発生するのか、根本的な原因はわかっていません。

母親の胎内にいるときに障害が起きる、染色体の異常によるなど、さまざまな説がありますが、いずれも研究段階です。染色体が関係しているとすれば、遺伝もかかわっているかもしれませんが、現段階でははっきりとしません。

保護者や教育者としては、原因よりも、療育を考えることのほうが大切といえるでしょう。

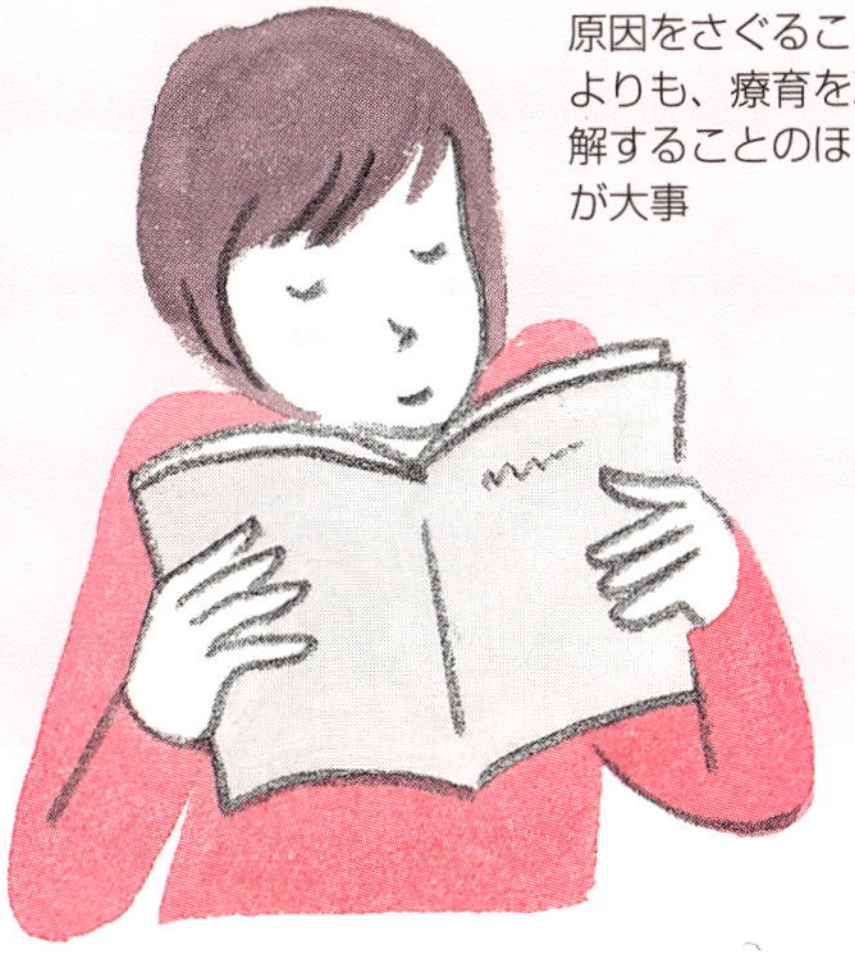

原因をさぐることよりも、療育を理解することのほうが大事

診断基準

行動パターンから診断する

自閉症は、脳や血液など身体的な検査ではわかりません。子どもの言動をよくみて、総合的に診断していきます。

自閉症の診断基準

診断基準にはアメリカのDSM-Ⅳ、WHOのICD-10などさまざまなものがありますが、ここではDSM-Ⅳの基準を紹介します。

▼自閉性障害の診断基準

『DSM-Ⅳ　精神疾患の診断・統計マニュアル』(医学書院)より

A (1)、(2)、(3)から合計6つ（またはそれ以上)、うち少なくとも(1)から2つ、(2)と(3)から1つずつの項目を含む。

(1) 対人的相互反応における質的な障害で以下の少なくとも2つによって明らかになる：

(a) 目と目で見つめ合う、顔の表情、体の姿勢、身振りなど、対人的相互反応を調節する多彩な非言語性行動の使用の著明な障害。

(b) 発達の水準に相応した仲間関係をつくることの失敗。

(c) 楽しみ、興味、成し遂げたものを他人と共有すること（例：興味のあるものを見せる、もってくる、指さす)を自発的に求めることの欠如。

(d) 対人的または情緒的相互性の欠如。

(2) 以下のうち少なくとも1つによって示される意志伝達の質的な障害：

(a) 話し言葉の発達の遅れまたは完全な欠如（身振りや物まねのような代わりの意志伝達の仕方により補おうという努力を伴わない)。

(b) 十分会話のある者では、他人と会話を開始し継続する能力の著明な障害。

(c) 常同的で反復的な言語の使用または独特な言語。

(d) 発達水準に相応した、変化にとんだ自発的なごっこ遊びや社会性を持った物まね遊びの欠如。

(3) 行動、興味および活動の限定され、反復的で常同的な様式で、以下の少なくとも1つによって明らかになる：

(a) 強度または対象において異常なほど、常同的で限定された型の1つまたはいくつかの興味だけに熱中すること。

(b) 特定の機能的でない習慣や儀式にかたくなにこだわるのが明らかである。

(c) 常同的で反復的な衒《げん》奇《き》的《てき》運動（例えば、手や指をぱたぱたさせたりねじ曲げる、または複雑な全身の動き)。

(d) 物体の一部に持続的に熱中する。

B 3歳以前に始まる、以下の領域の少なくとも1つにおける機能の遅れまたは異常：
(1)対人的相互作用、(2)対人的意志伝達に用いられる言語、または(3)象徴的または想像的遊び。

C この障害はレット障害または小児期崩壊性障害ではうまく説明されない。

診断法

A、B、Cをいずれも満たす場合に、自閉症と診断される。アスペルガー症候群は上記のうち、言語発達の遅れがみられない点で区別される

対人関係や言葉の悩みを調べる

自閉症は、具体的な原因が不明であるため、脳や血液など身体的な検査だけで完全な診断をくだすことはできません。

脳の画像検査で、自閉症の子どもの脳に多くみられる所見が指摘されていますが、健常な子どもでも、ほかの障害をもつ子でもみられることがあり、確定的な診断にはならないのが現状です。

そのため、行動のなかに特徴的なものがみられるかどうかで診断していきます。

さまざまな診断基準がある

自閉症の診断基準には、アメリカのDSM-Ⅳや、WHOのICD-10が世界的に用いられています。内容は多少違いますが、大差はありません。また、行動の特徴の程度を数量的に評価する「小児自閉症評定尺度CARS」という方法もあります。

詳細を調べる診断法もある

子どもの行動を診断基準よりもくわしくみて、特性の程度をはかる診断法もあります。なかでもよく使われるのが、TEACCH《テイーチ》（48ページ参照）研究のなかで開発された評定尺度「CARS」です。

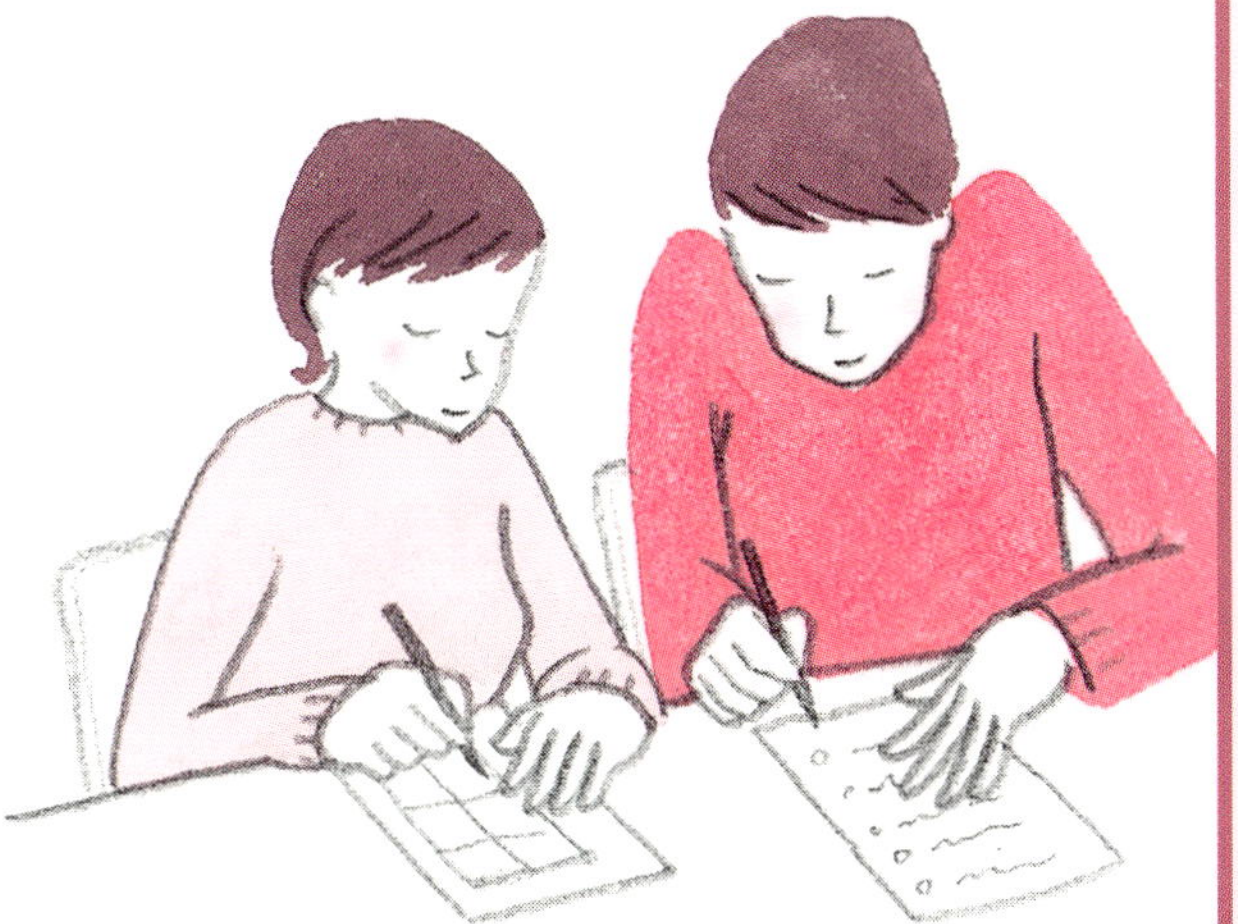

医師の診察だけでなく、両親や周囲の人がもっている印象も大事な情報。両親が質問に答えることもある

▼CARSの評定項目

以下の15項目について、医師が両親や教師と相談しながら調べる。正常な行動とどれくらい差異があるか比較して、子どもの特徴を評定する

『CARS——小児自閉症評定尺度』（岩崎学術出版社）より

1 人との関係
2 模倣
3 情緒反応
4 身体の使い方
5 物の扱い方
6 変化への適応
7 視覚による反応
8 聴覚による反応
9 味覚・嗅覚・触覚反応とその使い方
10 恐れや不安
11 言語性のコミュニケーション
12 非言語性のコミュニケーション
13 活動水準
14 知的機能の水準とバランス
15 全体的な印象

診断基準

PEP-R《ペップアール》の結果を療育にいかす

自閉症と診断された後は、PEP-Rという評価法を用いて、ひとりひとりにあった支援に役立てていきます。

自閉症の行動評価「PEP-R」

療育の指針として使われる評価基準に「PEP-R」があります。CARSと同じようにTEACCHプログラムのなかでつくられた基準です。子どもの行動を調べて、支援計画を立てるときに参考にします。

一般能力

言葉の使い方や動作、歩行、視覚や聴覚のはたらきなど、日常生活全般に使われる力の発達度をみる

病理行動

対人関係やものにたいする反応、感情表現などに極端な特徴がないかどうか、調べる

一般能力の項目で病理行動を調べることもある。ふたつが完全にわかれているわけではない

▼心理教育診断検査
(Psycho-Educational Profile-R：PEP-R)の見本

『PEP-R教育診断検査』(川島書店) より

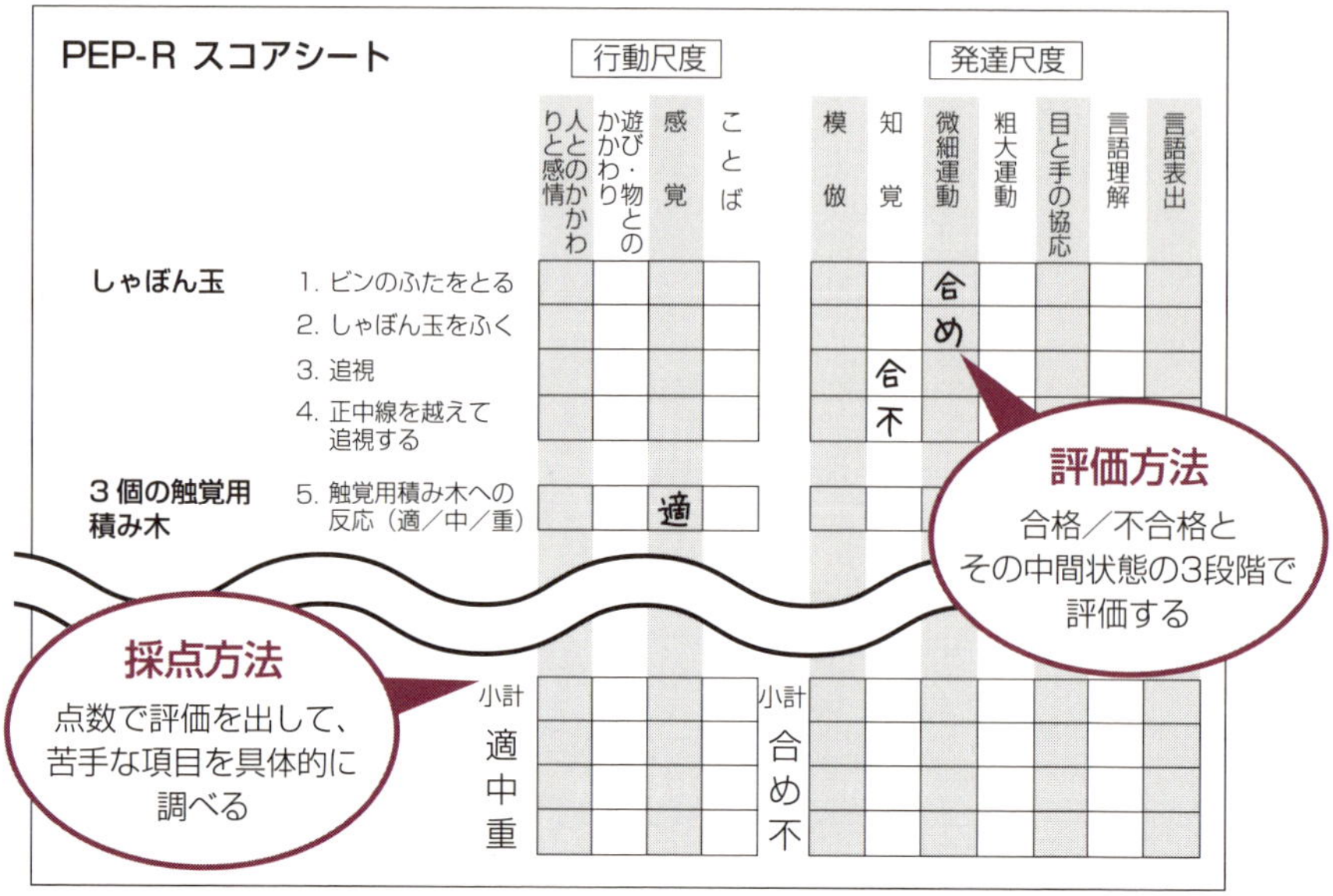
PEP-R スコアシート
行動尺度
発達尺度
人とのかかわりと感情
遊び・物とのかかわり
感覚
ことば
模倣
知覚
微細運動
粗大運動
目と手の協応
言語理解
言語表出
しゃぼん玉
1. ビンのふたをとる
2. しゃぼん玉をふく
3. 追視
4. 正中線を越えて追視する
3個の触覚用積み木
5. 触覚用積み木への反応（適／中／重）
合
め
合
不
適
小計
適
中
重
小計
合
め
不
評価方法
合格／不合格とその中間状態の3段階で評価する
採点方法
点数で評価を出して、苦手な項目を具体的に調べる

しゃぼん玉のふき方から、計算や言葉の能力まで、さまざまな行動をみる

成長の「めばえ」がわかる

PEP-Rでは、子どもの行動を合格と不合格のふたとおりで評価するのではなく、不合格でも成長のきざしがみられる場合は「めばえ反応」と評定します。子どものがんばりを見逃さず､力をのばしていくことができます。

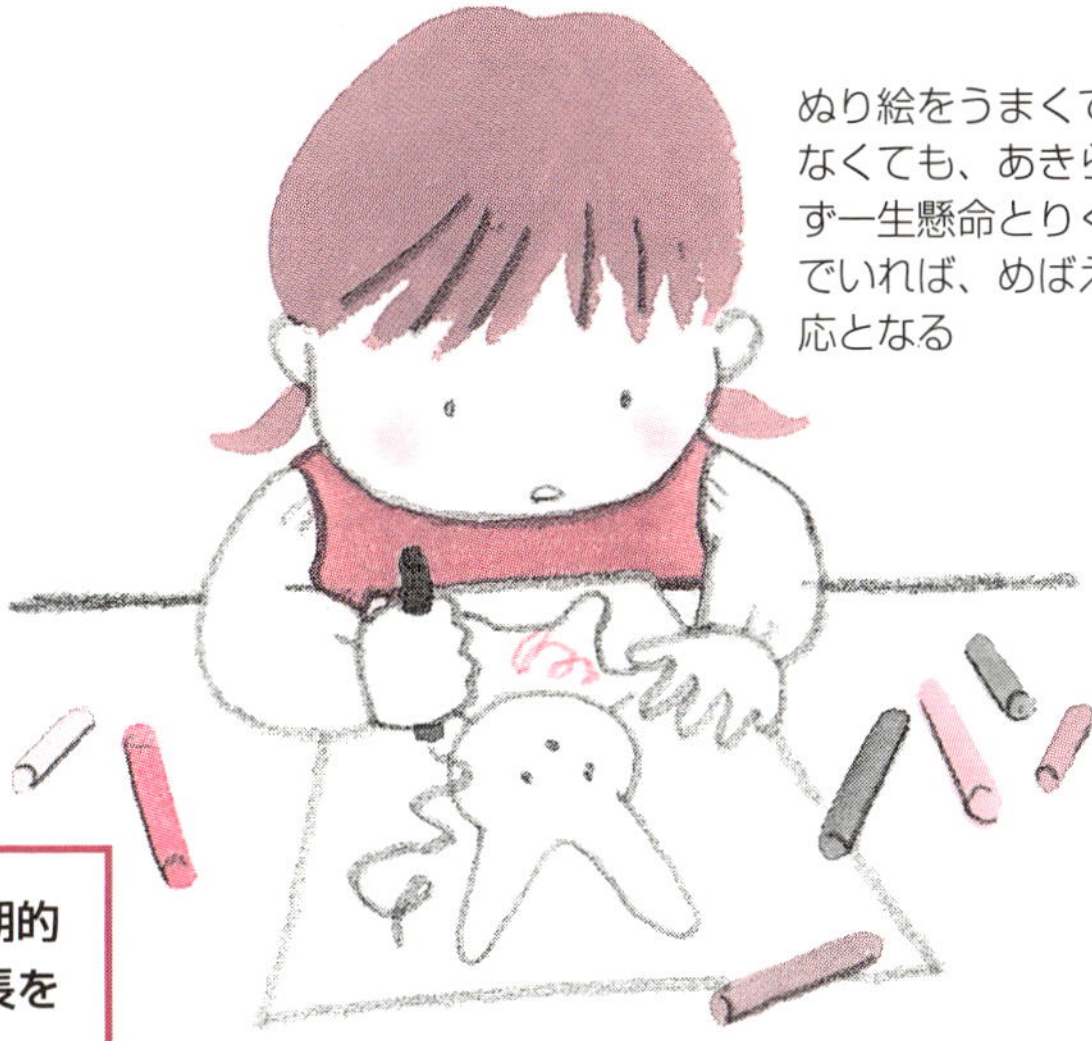

ぬり絵をうまくできなくても、あきらめず一生懸命とりくんでいれば、めばえ反応となる

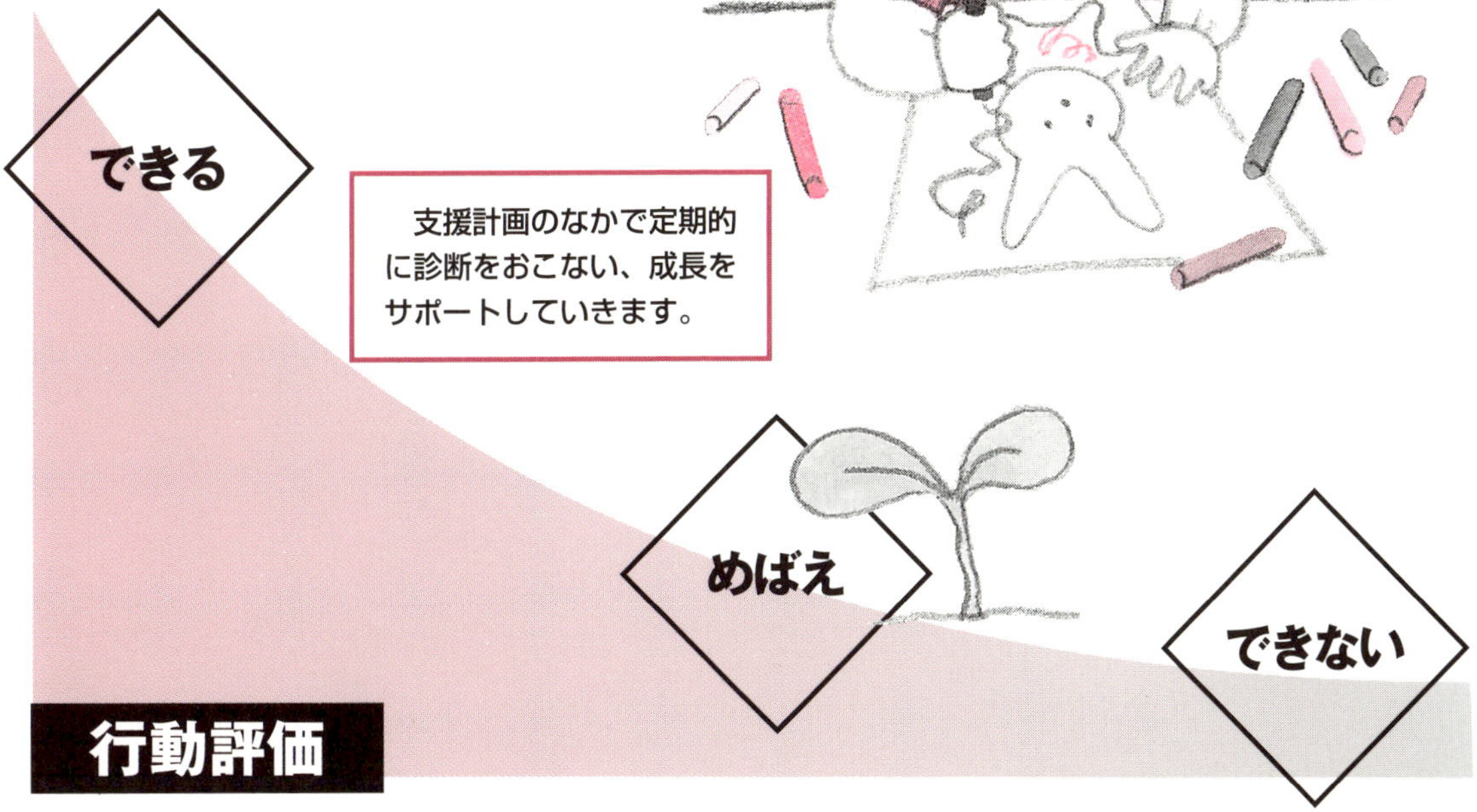
できる
支援計画のなかで定期的に診断をおこない、成長をサポートしていきます。
めばえ
できない
行動評価

療育と連動しておこなう診断法

PEP-Rは、ひとりひとりの子どもの特性をくわしく把握できる診断法で、TEACCHプログラムで開発されました。

DSM-Ⅳなどの診断基準で自閉症と診断された後、個々の特性をくわしく評価するために用いられます。また、療育と並行して効果をみるときにも役立ちます。

評価の対象は、一般能力や発達レベルをみる領域と、自閉症に特徴的な行動の有無や程度を評価する領域です。

子どもの成長を感じとることができる

PEP-Rの特徴は、独特な評価法によって、子どもの発達の「めばえ」を知ることができる点です。これは、療育の効果を評価するときだけでなく、どうすれば子どもの発達をうながせるのか、療育や教育のプログラムを作成するときにも大いに役立ちます。

心理面の特徴

あいまいなことを受け入れられない

自閉症の子どもは、ものやパターンにこだわりをもち、一見、風変わりな行動をとることがあります。

不安や恐怖の感じ方が違う

自閉症児は、ほかの人とは違うやり方でものごとを認識しています。そのため、両親や家族にとってはなんでもないものをこわがったり、いやがったりすることがあります。それはわがままではなく、自閉症特有の心理です。

いつも同じ道を通りたがる

道順や手順がいつもと同じでないと、いやがる。こまかな違いでも、気づいて恐れる

慣れない場所が不安

はじめて訪れる場所では極度に緊張する。慣れている場所でも、模様替えしただけで不安を感じる

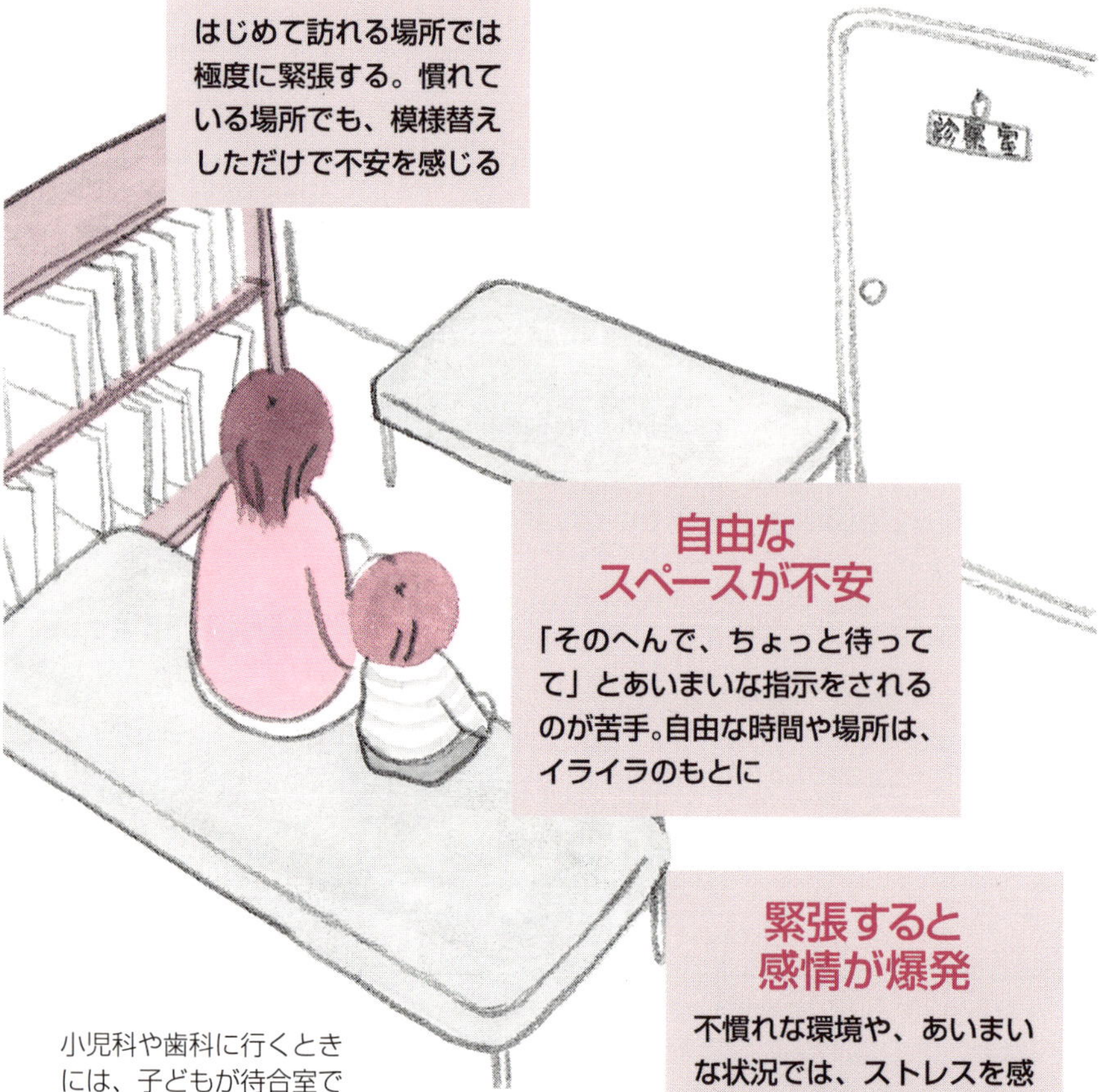

自由なスペースが不安

「そのへんで、ちょっと待ってて」とあいまいな指示をされるのが苦手。自由な時間や場所は、イライラのもとに

緊張すると感情が爆発

不慣れな環境や、あいまいな状況では、ストレスを感じる。緊張が高まるとパニックを起こすことも

小児科や歯科に行くときには、子どもが待合室で安心できるよう、お気に入りのおもちゃやタオルを持参するとよい

具体的なものごとや慣れていることを好む

自閉症の子どもは、教室はどんな場所かと理解するのではなく、黒板や机の並び方、掲示物など、具体的なものにこだわります。

また、いつも同じ手順や行動を好みます。自分の行動がどんな結果につながるのか、予測ができないためといわれています。

こうした自閉症に特徴的な行動は、抽象的な概念をもつことが苦手なために起こります。

つらいことが続くと二次症状が起きる

いっぽう、私たちの日常生活は、人の気持ちや雰囲気を読む、その場にふさわしいふるまいをする、など抽象的な概念で成り立っています。

自閉症の子どもが常に苦手なことにさらされ続けていることを理解しないと、ストレスや不安、抑うつなど、心理的な問題が派生するおそれがあります。

心のトラブルの対処法

自閉症個有の精神症状はありません。しかし、不安や恐怖を感じやすい心理的な特徴があり、その面でサポートをえられないと、二次的に心のトラブルが起きる場合もあります。

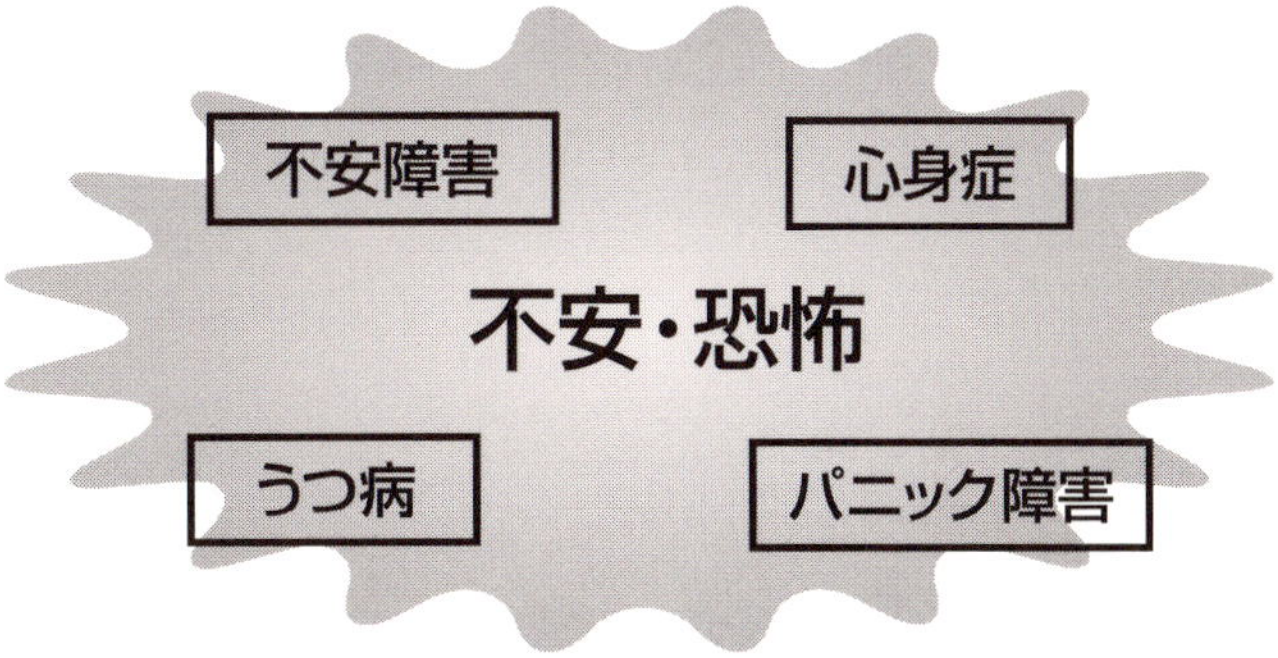
不安障害
心身症
不安・恐怖
うつ病
パニック障害

不安や恐怖がつのると、生活が困難になっていく。年齢を重ねるほど、二次症状が起きやすい

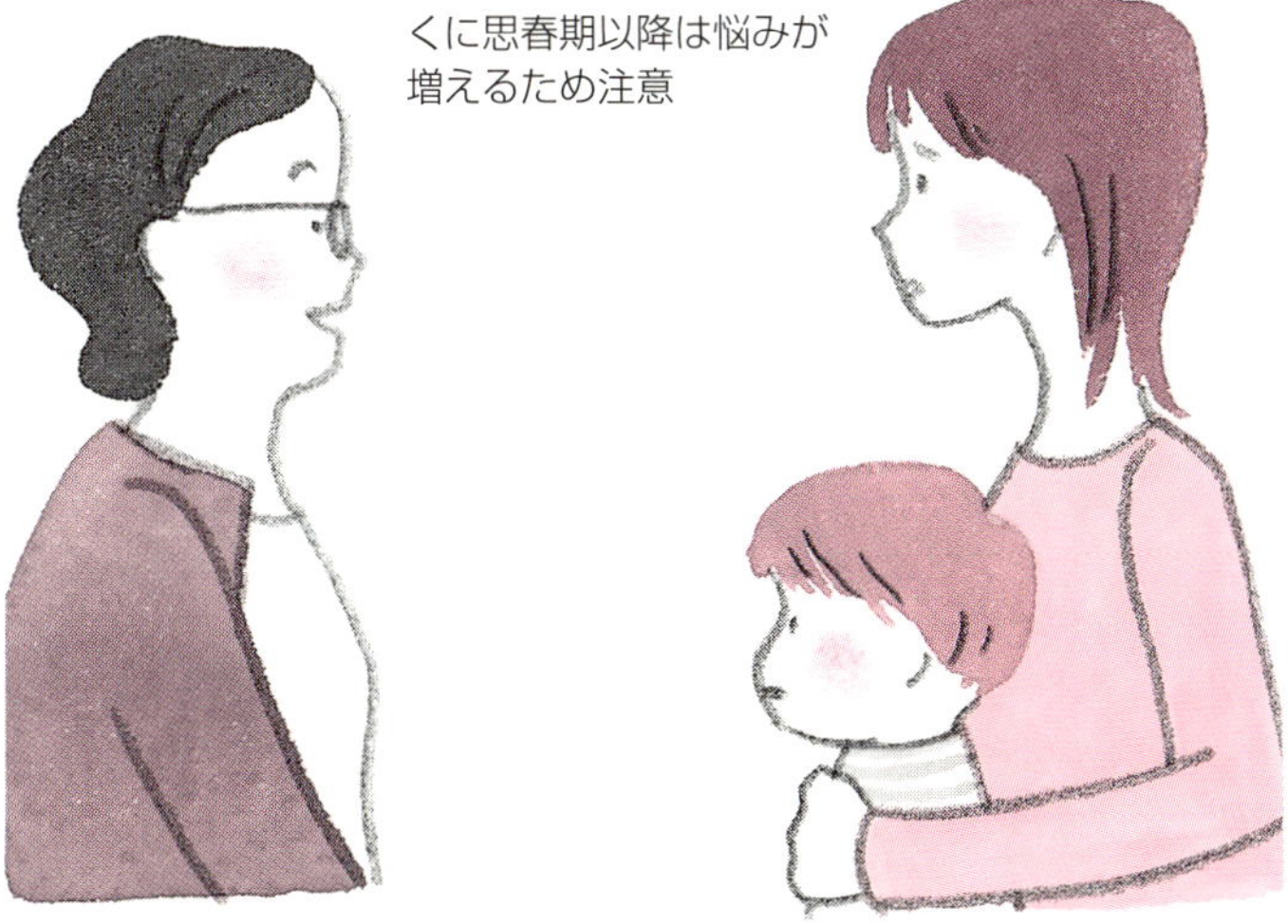

カウンセラーとの相談で不安を解消していく。とくに思春期以降は悩みが増えるため注意

対応 二次症状にはカウンセリング

ストレスや不安を原因とする精神症状には、カウンセリングやときには薬物療法が有効です。自閉症の療育と並行して、それらの対応をとります。二次症状が改善すれば、生活上のトラブルが減り、自閉症による困難の軽減にもつながります。

身体面の特徴

嗅覚《きゅうかく》や味覚に偏りをもっている

自閉症児は、横目でものをみる、耳をふさぐ、カエルのようにジャンプするなど、特有のしぐさや動作をします。

すべての感覚に特性があるわけではありません。特徴は人によってさまざまです。

感覚器官の働きが違う

自閉症児は聴覚《ちょうかく》過敏《かびん》や味覚の偏りなど、感覚の働きに特徴があり、それがトラブルのもとになっている場合があります。どの感覚がどれくらい偏っているかは、子どもによってさまざまです。

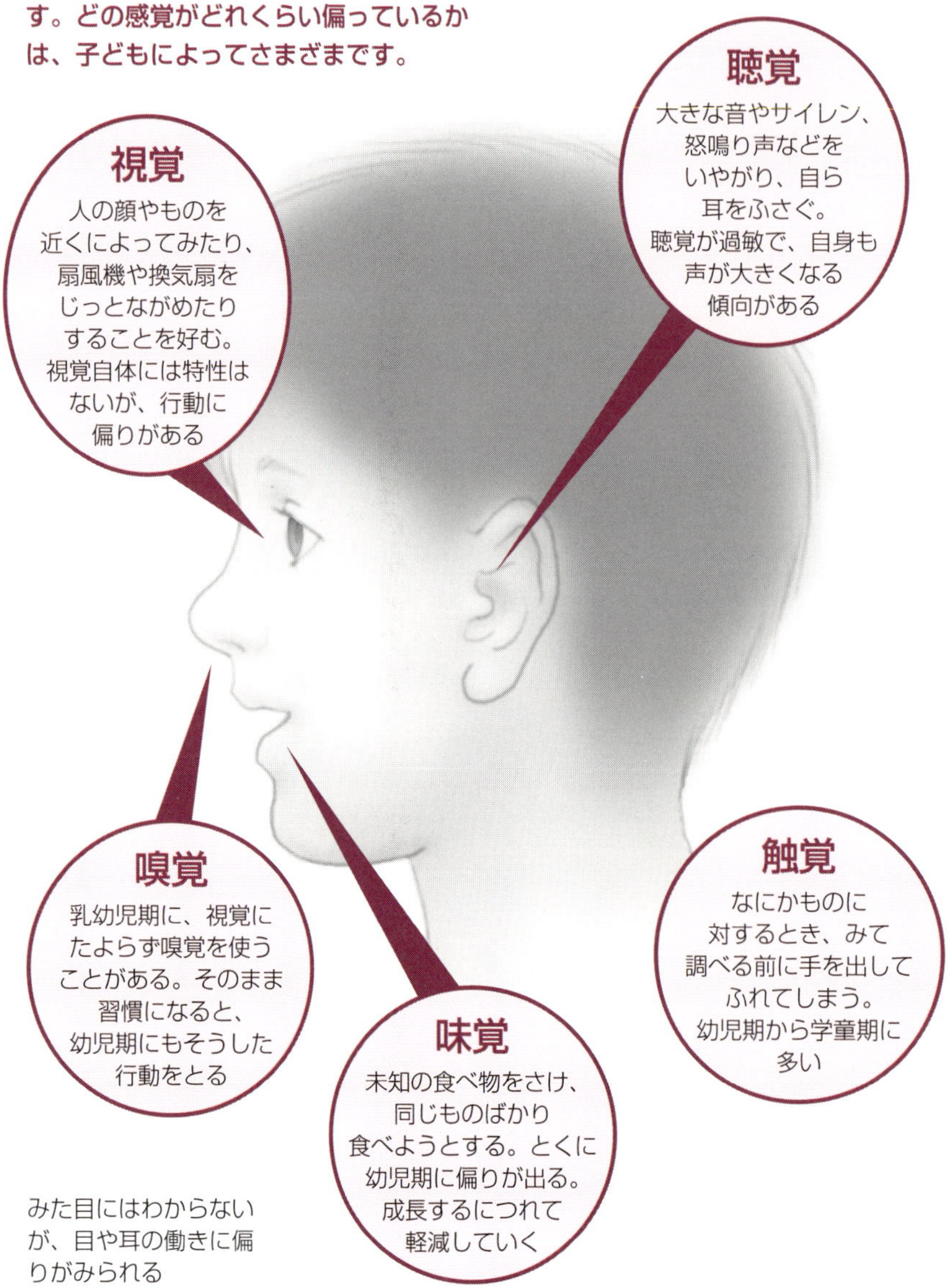
視覚
人の顔やものを近くによってみたり、扇風機や換気扇をじっとながめたりすることを好む。視覚自体には特性はないが、行動に偏りがある
聴覚
大きな音やサイレン、怒鳴り声などをいやがり、自ら耳をふさぐ。聴覚が過敏で、自身も声が大きくなる傾向がある
嗅覚
乳幼児期に、視覚にたよらず嗅覚を使うことがある。そのまま習慣になると、幼児期にもそうした行動をとる
味覚
未知の食べ物をさけ、同じものばかり食べようとする。とくに幼児期に偏りが出る。成長するにつれて軽減していく
触覚
なにかものに対するとき、みて調べる前に手を出してふれてしまう。幼児期から学童期に多い

みた目にはわからないが、目や耳の働きに偏りがみられる

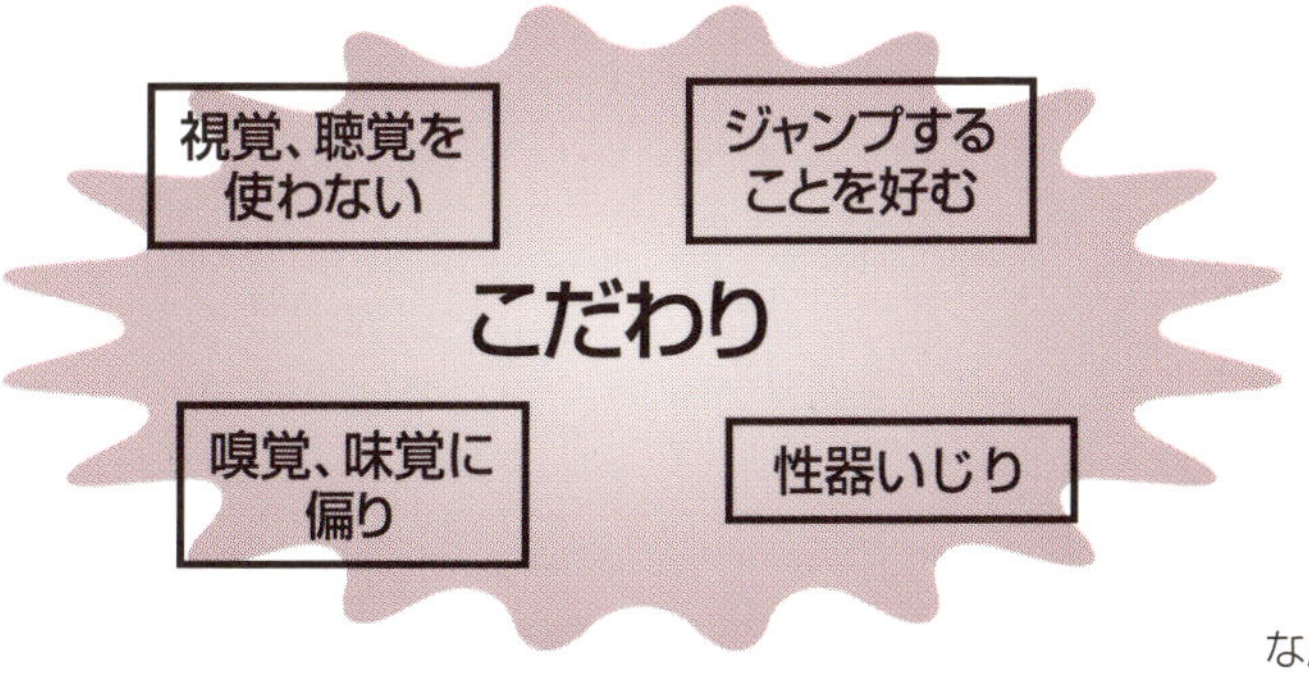

こだわり
視覚、聴覚を使わない
ジャンプすることを好む
嗅覚、味覚に偏り
性器いじり

体のトラブルの対処法

感覚器官の特性のほかに、回転することやジャンプすることを好む傾向もあります。それらの特徴を周囲が把握して、生活に支障が出ないよう、注意していくことが求められます。

対応　よくない行動の反復、習慣化を止める

聴覚過敏や嗅覚、味覚の偏りなどをそのままにしていると、生活のはばが狭くなり、子どもが苦労します。ジャンプをすることや、青年期に人前で性的な行動をとってしまうことも同様です。感じ方が違うことを理解して、一気に直そうとせず、少しずつ行動習慣を変えていくようにします。

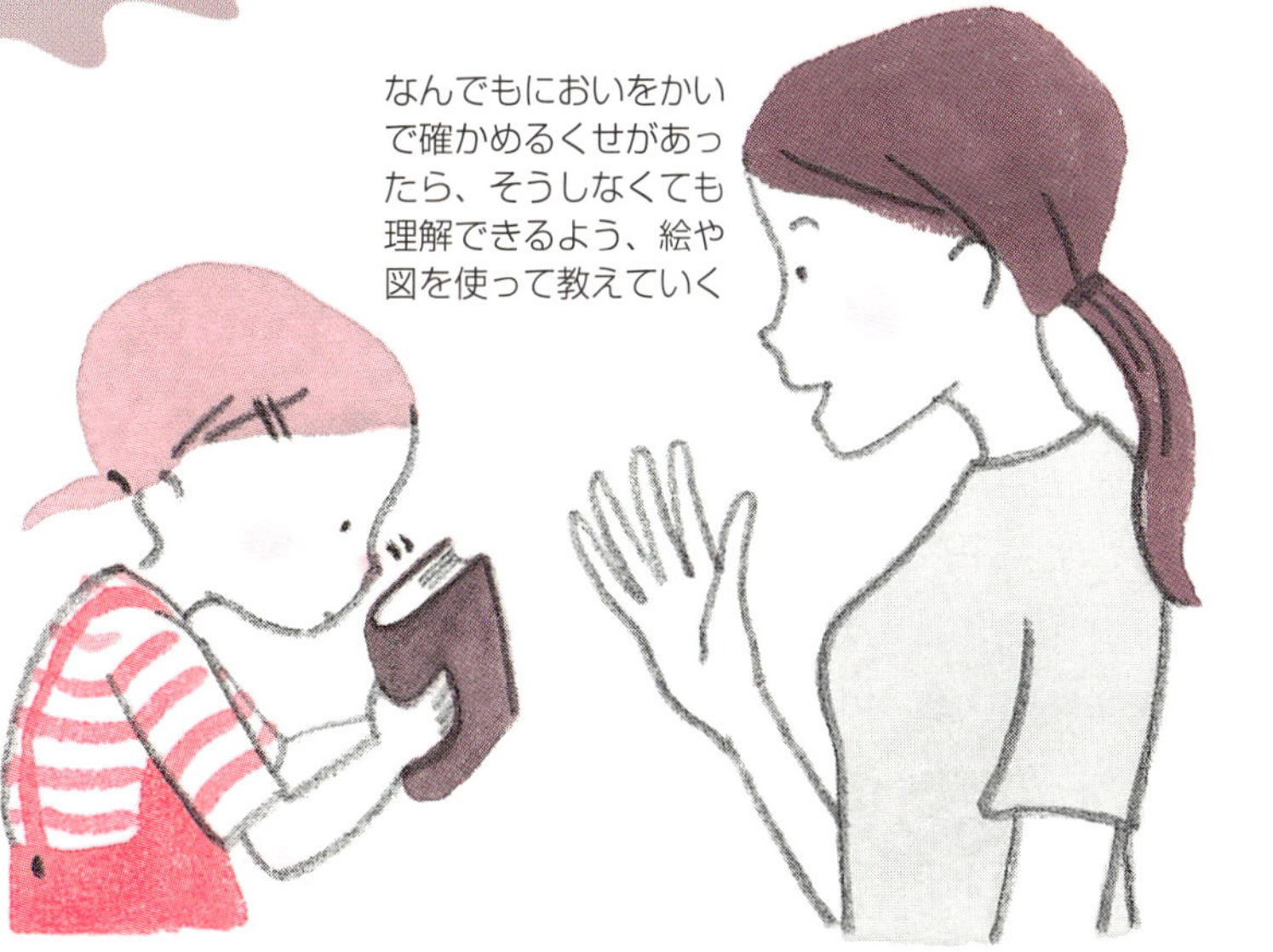

なんでもにおいをかいで確かめるくせがあったら、そうしなくても理解できるよう、絵や図を使って教えていく

耳や鼻の使い方を理解できない？

感覚器は、ものを認知するための大切な器官です。自閉症の子どもは、目や耳など感覚器官の使い方が独特です。

意味もなく横目や片目でものをみる行動は、自閉的視行動といわれています。また、聴覚は過敏で、大きい音や高い音、赤ちゃんの泣き声などをさけようとして耳をふさぐことがよくあります。

味覚や嗅覚、触覚にも特徴があり、新しい食べ物を警戒して口に入れようとしないなど、偏食の原因になる場合もあります。

行動面、運動面に特徴があることも

自閉症の子どもは、首を何度も振り続けたり、ジャンプをくり返すのも特徴的です。多くの場合、成長とともに消えますが、くせが残る場合があります。青年期には性衝動が強くなったり、反対に異性をさけることもあります。

関連する障害

自閉症と特徴が似ている発達障害

自閉症は、広汎性発達障害に分類されます。ほかの発達障害との区別があいまいな点も多く、ほかの障害を合併している場合もあります。

発達障害は境界がはっきりしない

発達障害にはさまざまな診断名がありますが、それらは互いにまったく異なるものではありません。診断名が異なっても同じ症状が起きたり、また、併発することもあります。診断名にとらわれすぎずに、子どもの行動を見守っていくことが大事です。

下の４種類はいずれも、脳の機能障害によって起きる。ほかにもさまざまな種類がある

広汎性発達障害

言語や運動など一部にかぎらず、行動全般に広く影響が出る障害

アスペルガー症候群

広汎性発達障害の症状はあるが、言葉と知的発達の遅れがない場合。コミュニケーションにおいて問題が起きにくいため、かえって発覚が遅れることがある

自閉症

言葉を使う力や、ものごとを認知する力などに障害があり、コミュニケーションをうまくとれない。人と交流をもとうとせず、社会から孤立しがち。知的発達の遅れがみられない場合は「高機能《こうきのう》自閉症」とよばれる

AD/HD
（注意欠陥《ちゅういけつかん》／多動性障害《たどうせいしょうがい》）

落ち着きがなく、ときに衝動的な行動をとる。自閉症と同じくコミュニケーションを苦手とするが、人との交流を求める点に違いがみられる

LD
（学習障害）

国語や算数など、一部の教科を極端に苦手とする。ふだんの生活には問題がなく、学習面でのみ障害が起こる

※発達障害についてよりくわしく知りたい方は、健康ライブラリーイラスト版『アスペルガー症候群のすべてがわかる本』『アスペルガー症候群の子どもを育てる本　学校編』（ともに佐々木正美監修）『AD/HDのすべてがわかる本』（市川宏伸監修）『LDのすべてがわかる本』（上野一彦監修）をご覧ください

他の障害も考えながら治療する

子どもの行動に、自閉症以外の障害の特徴がみられる場合、それらの障害も視野に入れて対応します。ほかの発達障害についても、対応の仕方を理解しておきましょう。

症状にあわせて、対応をくみあわせる

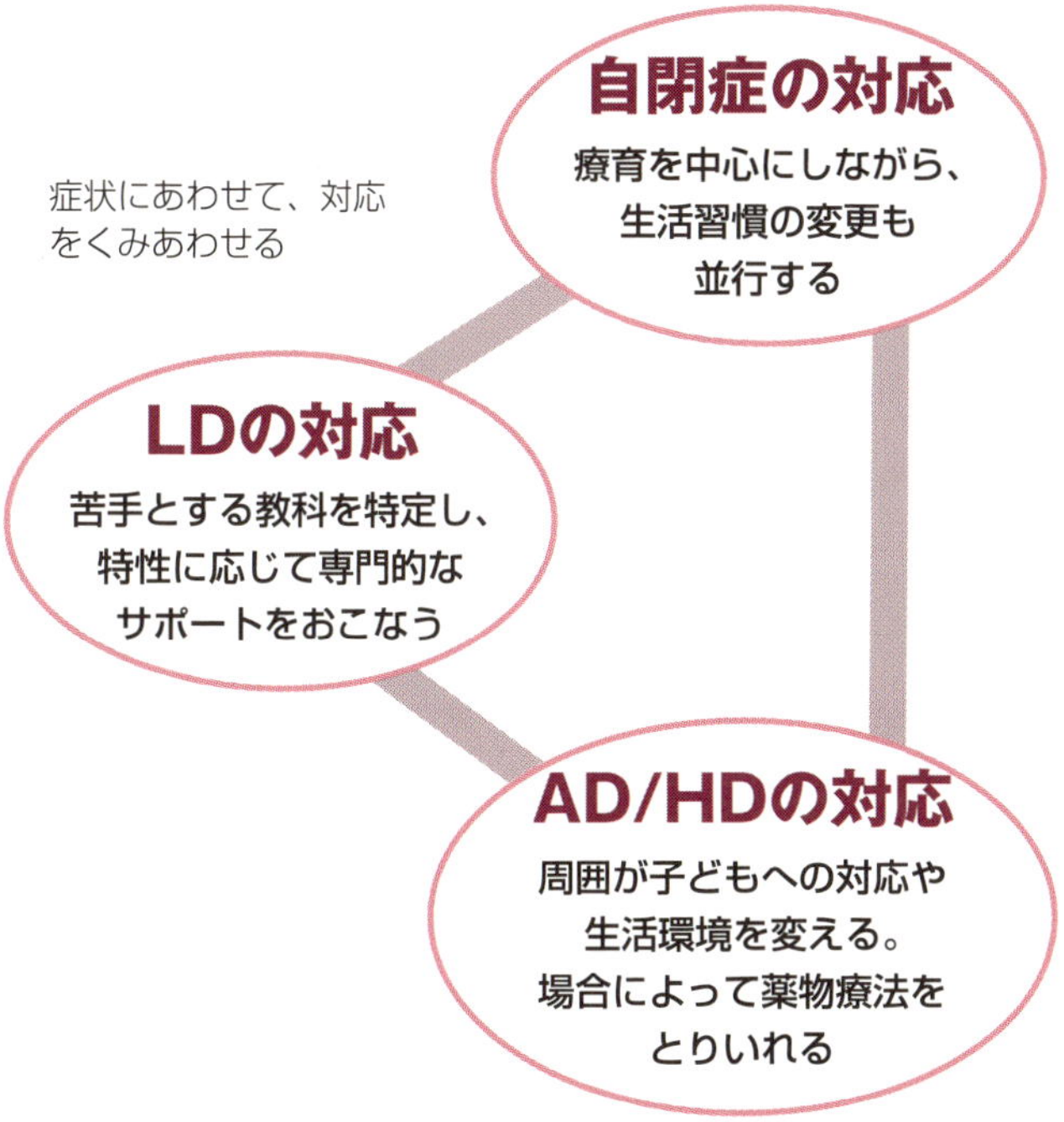
自閉症の対応
療育を中心にしながら、生活習慣の変更も並行する
LDの対応
苦手とする教科を特定し、特性に応じて専門的なサポートをおこなう
AD/HDの対応
周囲が子どもへの対応や生活環境を変える。場合によって薬物療法をとりいれる

特徴には重なる部分がある

発達障害には、自閉症とよく似た特徴を現すものがあります。とくに紛らわしいのは、知的障害をともなわない高機能自閉症とアスペルガー症候群の区別です。アスペルガー症候群は自閉症よりも言語の発達が比較的よいとされています。

ただし、専門家でなければ鑑別はできません。

また、自閉症そのものも典型的な例だけとはかぎらず、ＡＤ／ＨＤやＬＤなどほかの障害を合併している場合が珍しくありません。

適切な対応をするためには、特徴だけではなく、子どもが抱える問題の本質を理解することが必要になります。

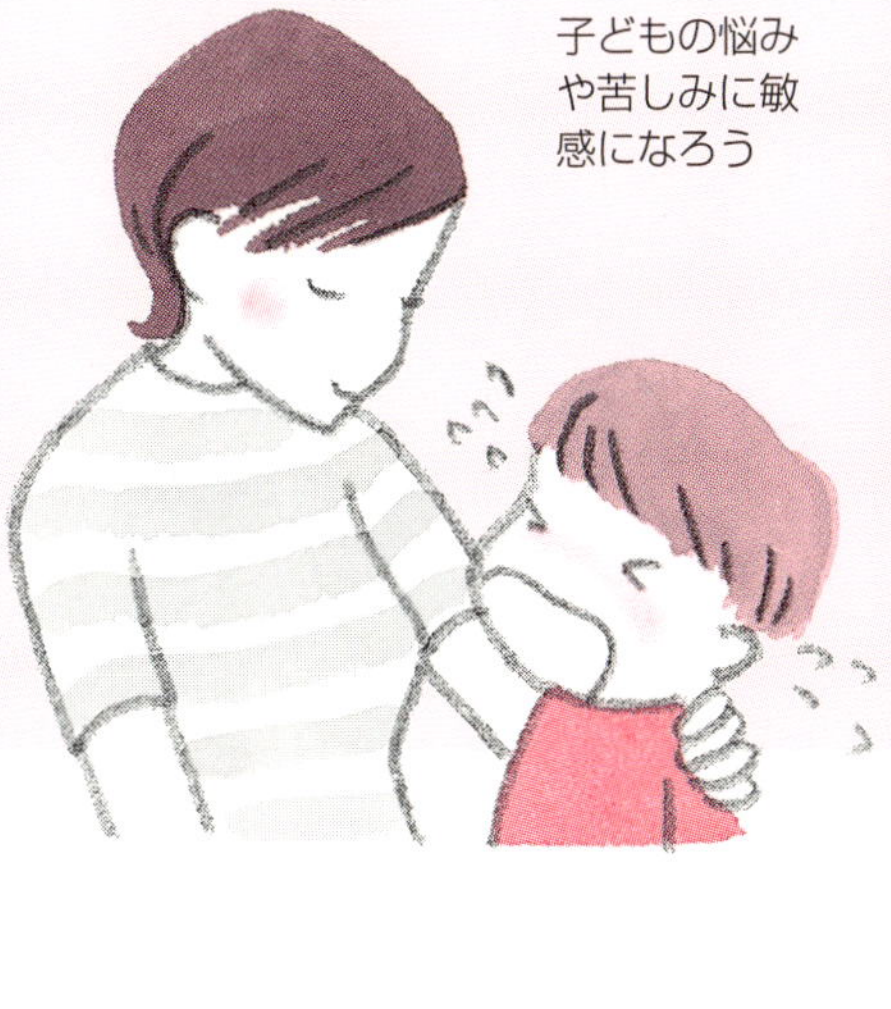

子どもの悩みや苦しみに敏感になろう

成長とともに診断名が変わる子もいる？

発達障害は、身体的な検査だけで鑑別診断を下すことができません。子どもの行動を見守りながら、その都度、障害の内容や程度を診断していきます。なかでも自閉症やAD／HDには似た特徴が多く、連続性をなしていて、判別ができない場合もあります。

幼いころに多動があり、コミュニケーションもとれないためAD／HDと診断された子が、成長して多動がおさまり、自閉症と診断された例があります。

診断名にとらわれず、特性にあわせた対応が必要なのです。

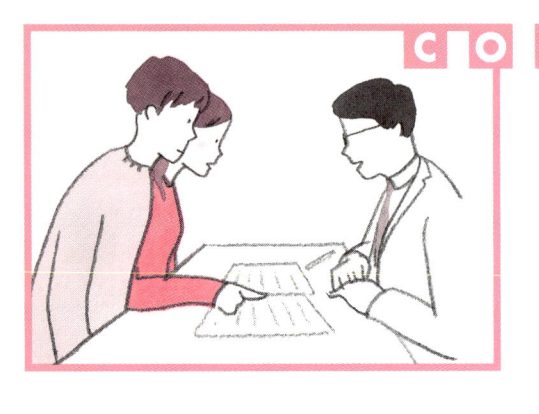

COLUMN

どうして自閉症と呼ぶのか

自分の殻に閉じこもる病気と考えられていた

自閉症という名前ができたのは、一九四〇年代のことです。アメリカの精神科医レオ・カナーが、感情表現に乏しい子どもを診察して「早期幼児自閉症」と命名し、社会に広く報告しました。

その報告がもとになって、同様の特性に対する研究がさかんになり、やがて「自閉症」という診断名が定着しました。

当時は、感情表現がなく、自分の殻に閉じこもったような心理状態が注目されたため、このような名称になりました。特性の原因も両親の育て方が悪く、子どもが心理的な重圧を感じていることとされていました。それはのちに訂正されます。

現在は広汎性発達障害とも呼ばれる

現在では、自閉症は脳の機能的な障害によって起きる発達障害の一種だということがわかっています。

心を閉ざすようにみえる特徴がありますが、診断名としてはこの障害をより正確に表現した「広汎性発達障害」がよく使われるようになってきています。

言葉や認知など、さまざまな領域に発達の遅れがみられる障害を意味する診断名です。

名前のイメージにとらわれないことが大事

自閉症児を援助するうえで重要なのは、診断名や一般論にとらわれないことです。

「自閉」という言葉のイメージから、子どもの殻を破ろうとして積極的に話しかける親がいます。しかし、それは場合によっては、逆効果になります。

発達障害としての特徴、療育を理解して、適切な対応をとることが大事です。

3

専門家と協力して療育をすすめる

子どもの行動をみて自閉症の疑いをもったときには、
ひとりで悩まず、だれかに相談をしてください。
まずは近所の小児科医でも、電話相談でもかまいません。
専門家を紹介してもらえるでしょう。
専門家と話をすることで、適切な療育や
よい話し方、対応の仕方がみえてきます。

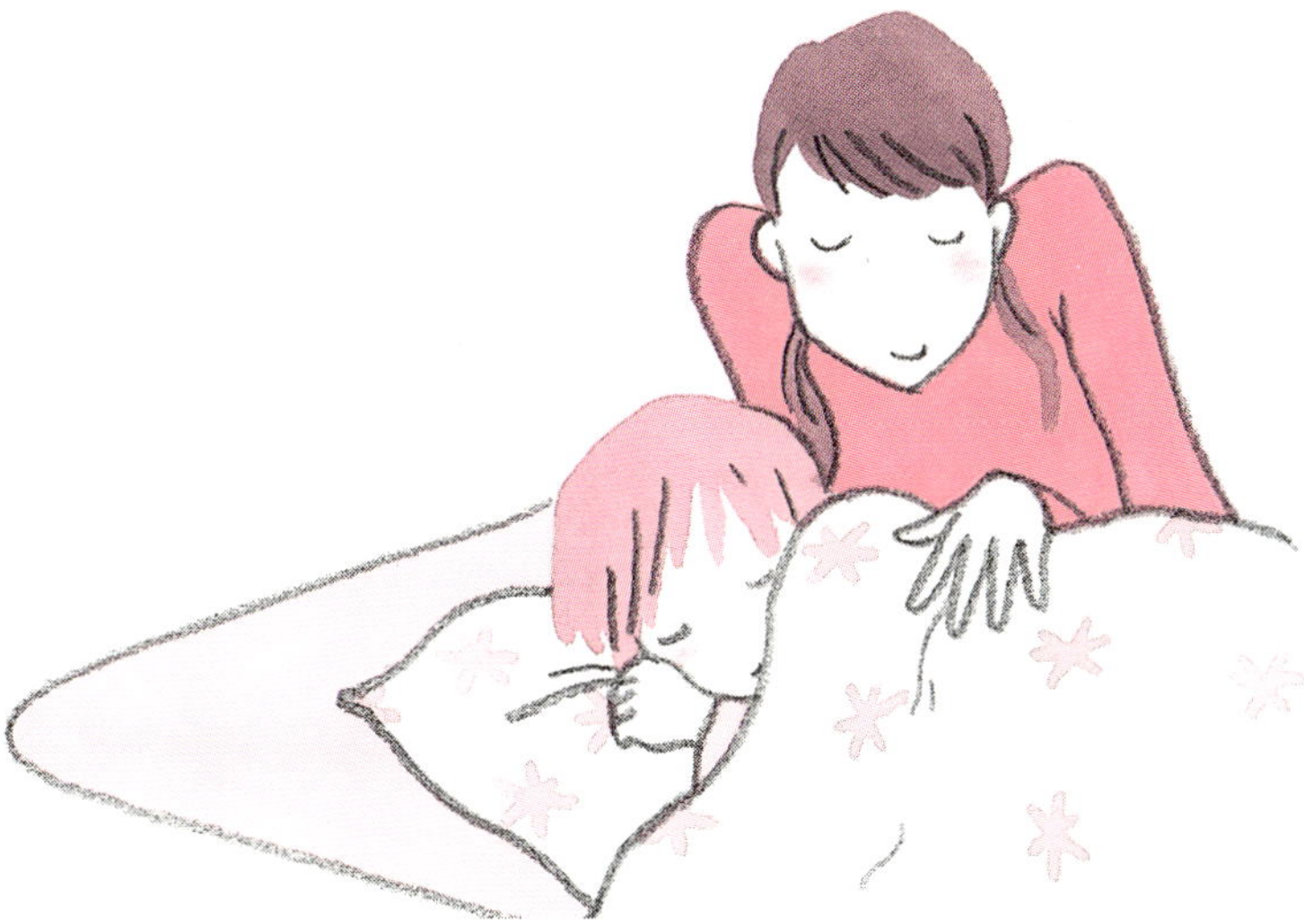

ストーリー

自閉症だと思ったら……

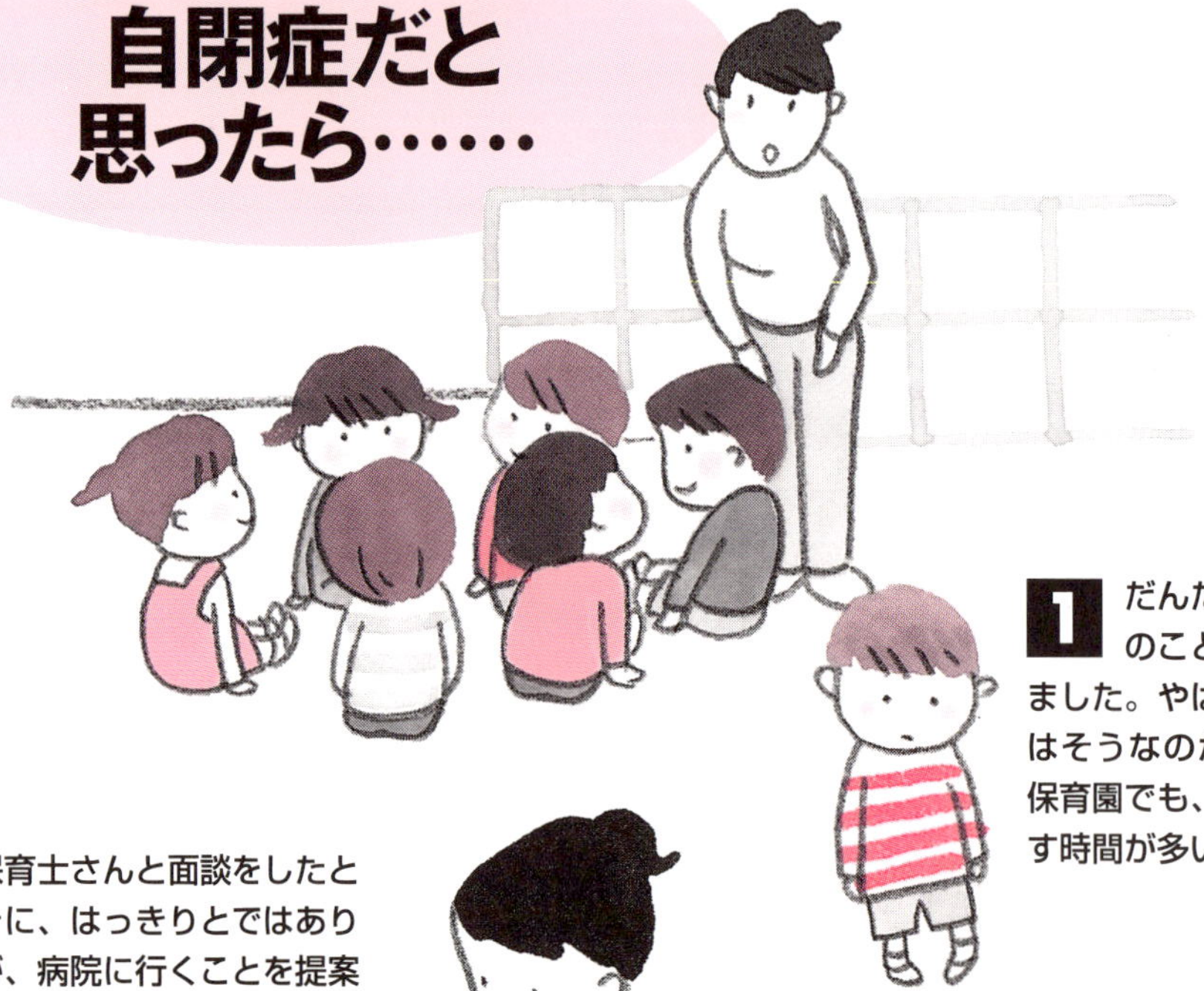

1 だんだんと、自閉症のことがわかってきました。やはり、うちの子はそうなのかもしれない。保育園でも、ひとりですごす時間が多いようです。

2 保育士さんと面談をしたときに、はっきりとではありませんが、病院に行くことを提案されました。そのほうが、不安を抱えているよりいいそうです。

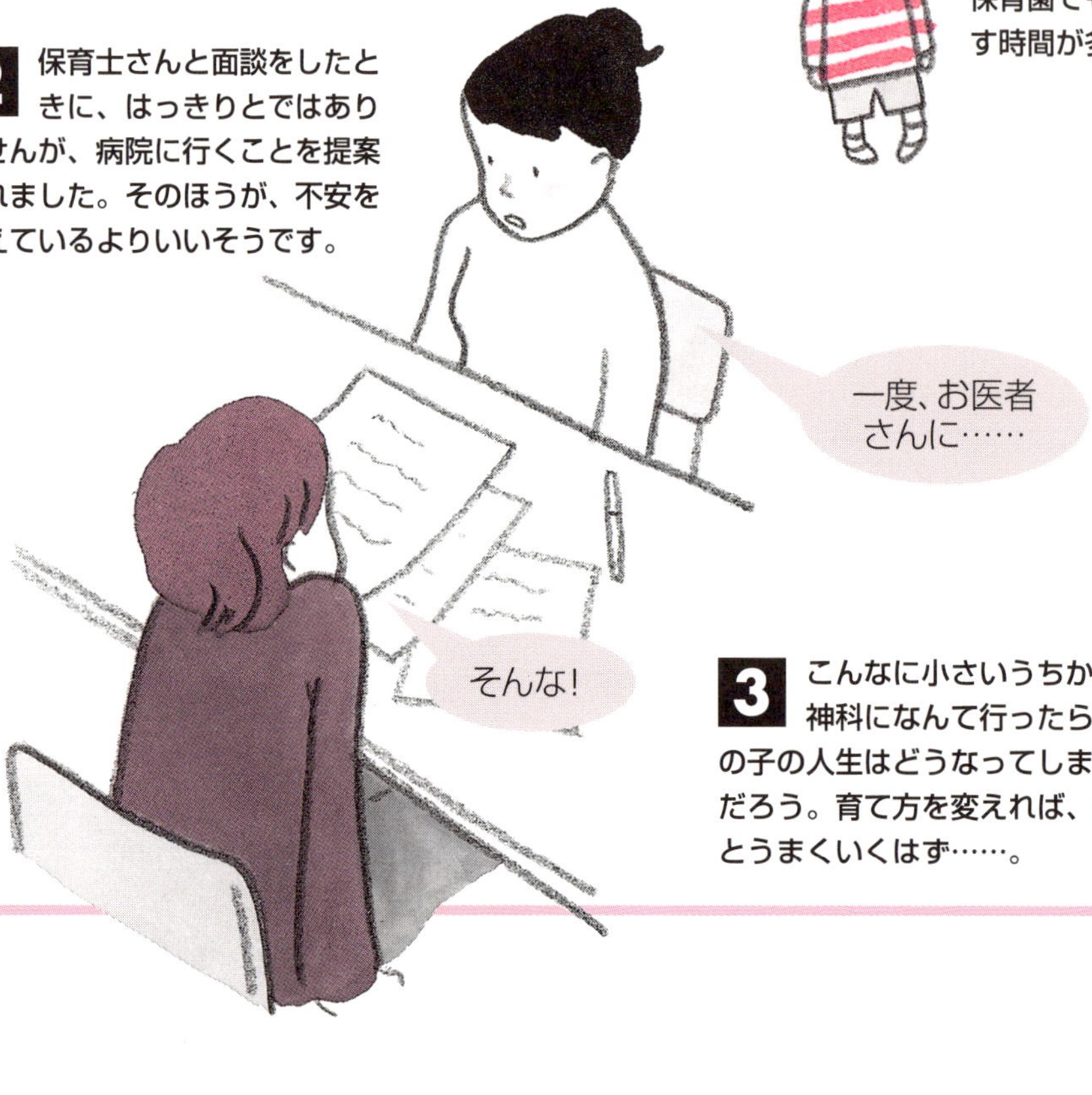

3 こんなに小さいうちから精神科になんて行ったら、この子の人生はどうなってしまうんだろう。育て方を変えれば、きっとうまくいくはず……。

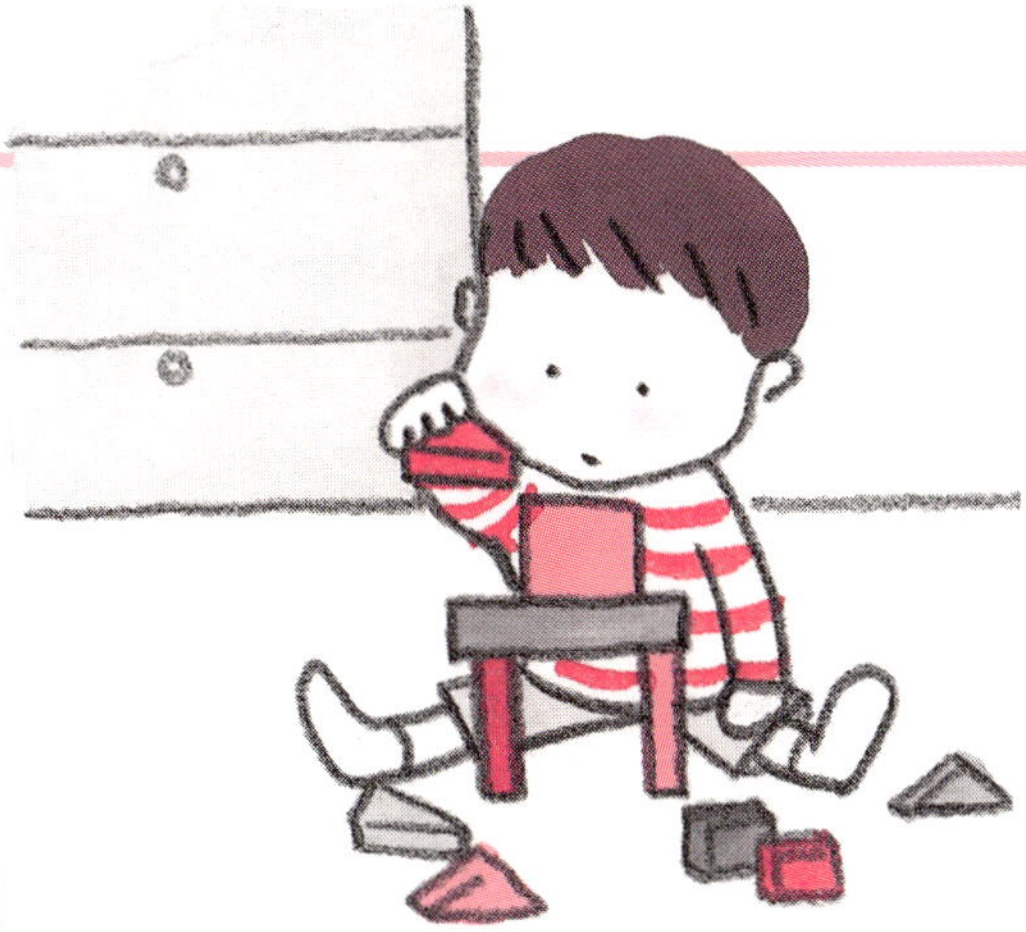

4 でも、子どもがひとりぼっちで遊んでいる姿はさびしそうで、これ以上みていられない。なにか手をうたなきゃ。

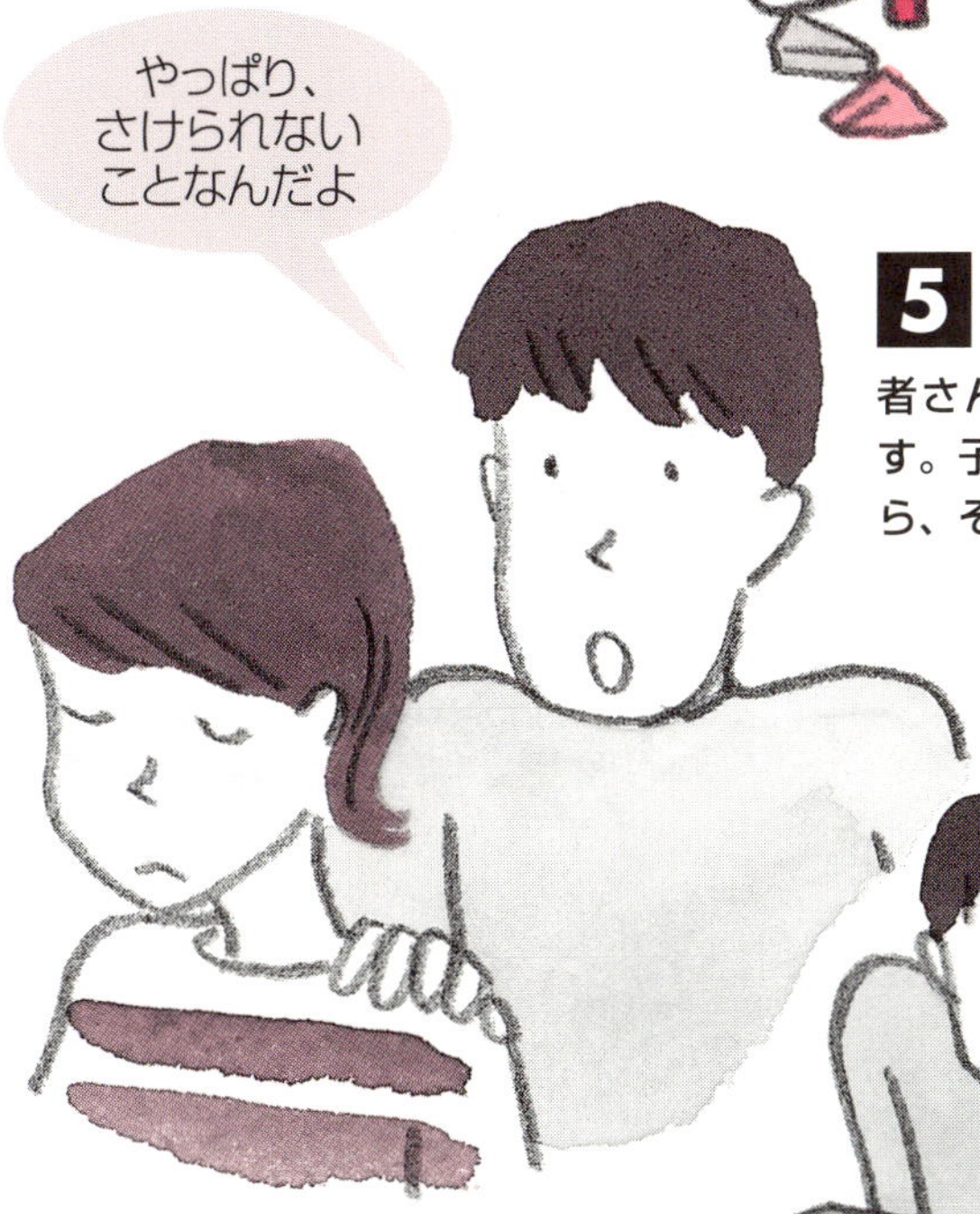
やっぱり、
さけられない
ことなんだよ

5 夫と相談をしました。彼は子どものためにも一度お医者さんにみてもらおうといいます。子どものことを本当に思うなら、そうしたほうがいいのかな。

6 覚悟して、受診してみようかな。まだ、自閉症と決まったわけじゃない。とにかく一度、相談をしてみることにします。

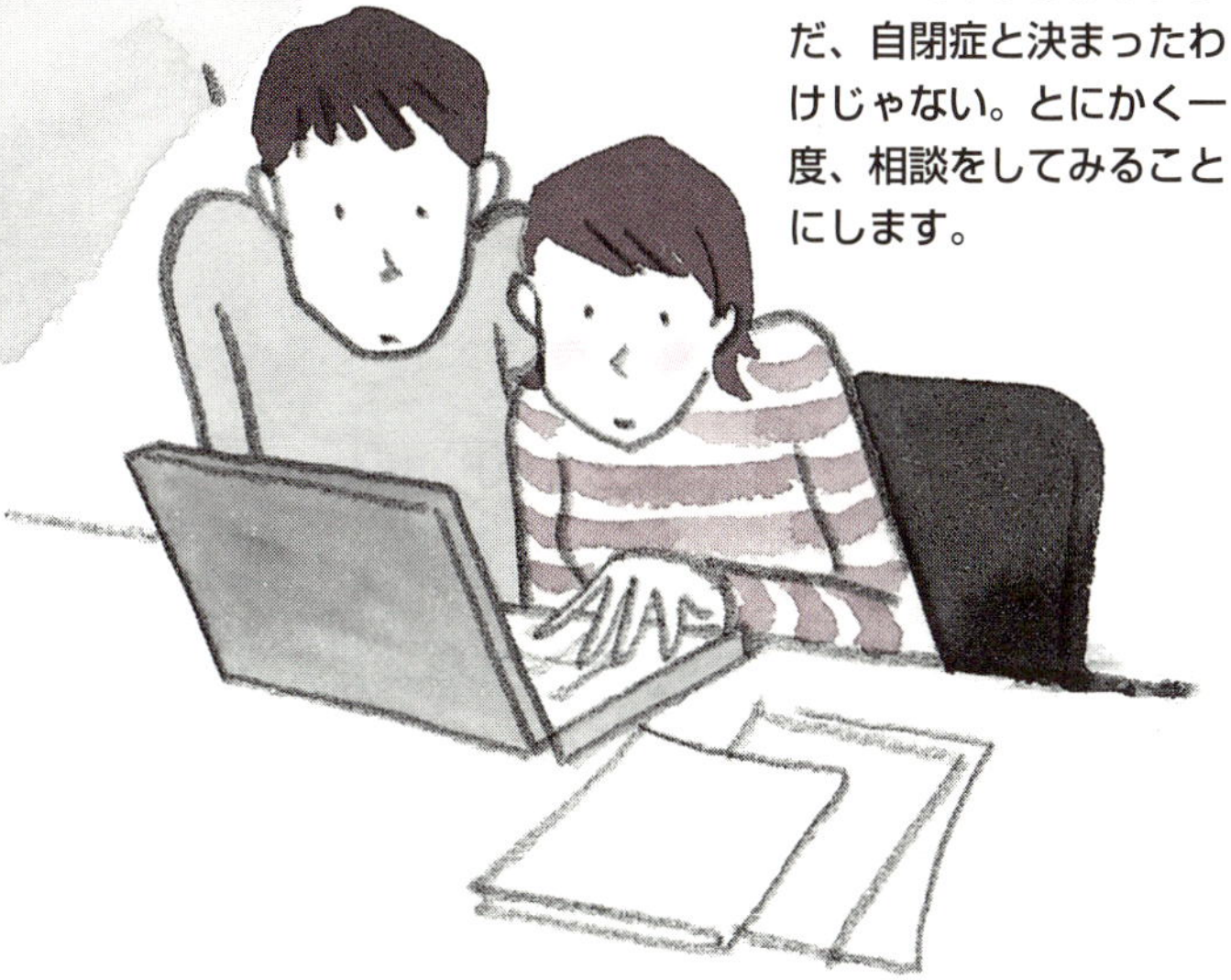

自閉症について相談をしたいときは、どこを訪ればいいのでしょうか。病院の精神科？　それとも、カウンセラーのところ？

相談先

福祉施設や病院、学校にたよっていい

自閉症について専門家に相談をしたいときには、医療機関をはじめとする、さまざまな窓口を利用できます。

相談先はどこでもいい

子どもが自閉症ではないかと思ったとき、医療機関を訪れるのももちろんよいことですが、いきなり医師に相談することに抵抗を感じるのなら、仲のよい先生や、相談所を利用するのもひとつの方法です。

医療機関

診察や確かな助言を受けられる。児童精神科が専門になるが、かかりつけの医師に相談してもよい

- かかりつけの小児科
- 児童精神科
- 総合病院の小児科

教育機関

学校や幼稚園の先生と日ごろからよく連絡をとりあっているのなら、相談してみるのもよい。コミュニケーションのとれていない先生にいきなり相談すると、誤解をまねく場合も

- 保育園の保育士
- 幼稚園の先生
- 学校の先生、保健の先生

その他の機関

地域の機関にも窓口がある。児童福祉司や心理士が相談に応じるほかに、学校や就労先の紹介なども依頼できる

- 児童相談所
- 発達障害者支援センター
- 保健センター

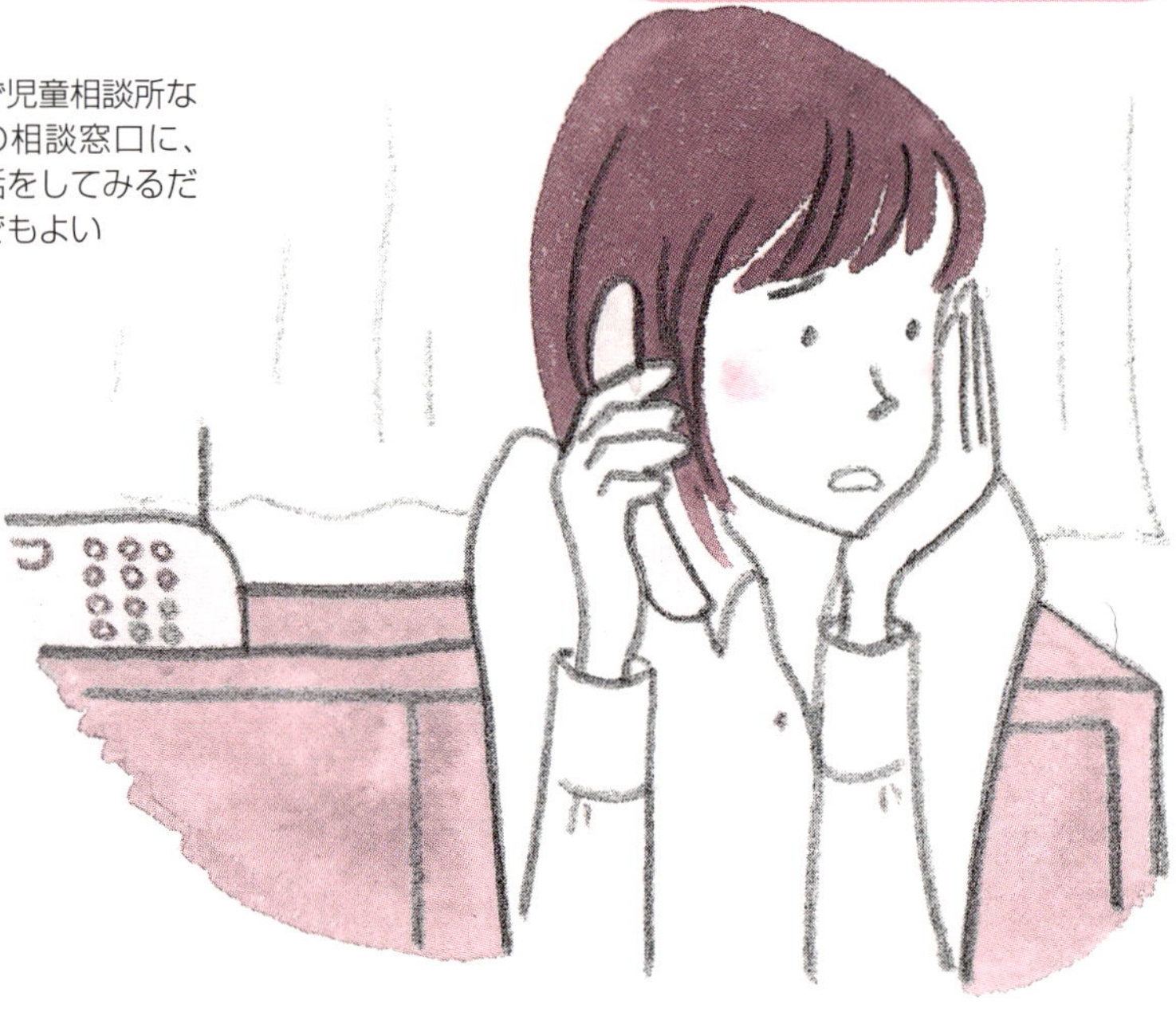

まず児童相談所などの相談窓口に、電話をしてみるだけでもよい

ひとりで悩まないようにする

　自閉症の特性には、痛みや発作がなく、急を要することはほとんど起きません。そのため、医療機関を訪れるきっかけが少なく、家族で子どもの行動を心配しながらも、専門的な対応をとっていないことがよくあります。

　治療は、いつからはじめてもかまいません。しかし、早めに対応すれば改善も早くなります。悩みごとがあったら、ひとりで抱えこまず、専門家に相談しましょう。

相談窓口はたくさんある

　専門的な療育を早くはじめるのがよいと思ったら、医療機関を訪れるとよいでしょう。児童精神科や小児科で診察を受けられます。

　医師に相談するほど症状がはげしくないと考えている場合には、ほかの窓口も利用できます。保育士や児童相談所に意見を聞いてみるのもよいでしょう。

だれになにを聞けばいい？

相談相手は基本的にはだれでもかまいませんが、もしもいま悩んでいることがはっきりとしているなら、相談先にある程度の見当をつけてから行くと、話が速く進みます。

相談内容	相談相手	期待できること
子どもの様子に気になることがある →	医師（小児科）	子どもの特性を見分けるための確かなアドバイスを受けられる。専門的な療育指導は受けられない。相談の入り口になる
コミュニケーションの悩み →	医師（精神科）	コミュニケーションできないことの原因として、どんなことが考えられるか、専門的な診察を受け、療育指導も受けられる
心のトラブルを考えている →	臨床心理士、カウンセラー	心のトラブルかどうか、専門的な意見を聞ける。自閉症の場合、カウンセリングは療育にならないため、ほかの機関を紹介される
家の外での様子が気になる →	先生、保健の教師	園や学校で子どもが混乱を起こしていないか、くわしく聞ける。経験豊かな教師なら、発達障害についての相談もできる
だれに相談するべきか悩む →	児童相談所	教育や生活に関する悩みを全般的に相談できる。ほかの機関との連携にも期待できるため、最初の相談先として適している
ほかの人から自閉症といわれた →	自閉症の専門機関	子どもの様子から自閉症が考えられる場合は、最初から専門機関を訪れてもよい。最適な対応を受けられる

対応

対応の中心は「療育《りょういく》」をすること

医療機関で受けられる対応にはさまざまなものがありますが、現在、自閉症への対応の中心になっているのは「療育」という治療教育法です。

生活をサポートすることがよい対応になる

自閉症の主な特性は、脳の障害によって社会的な行動が身につかず、生活に支障をきたすというものです。

その困難を減らすためには、脳機能を正常化させて根本的な改善をするのが理想なのですが、現時点でそういった方法は確立されていません。対応は、子どもに社会的な行動を教えて、生活上の問題を減らす「治療教育」が中心になります。

治療教育は、生活するための手助けです。なにもかも家族が助けるのではなく、子どもが自閉症を抱えながらも不便なく暮らしていけるように、サポートをします。

「治療教育」で困難を軽減

自閉症の対応は「治療教育」を中心におこなっていきます。病気やケガのように薬を飲んだり手術を受ける治療と違うので、戸惑いを感じるかもしれません。しかし、療育によって、子どもの苦しみをとりのぞくことができます。

療育

「治療教育」の略。子どもが社会で問題なく暮らしていけるように、教育的援助をすること。困難が減る

歯みがきを覚えて、ひとりでできるようになるのも、療育の一歩といえる

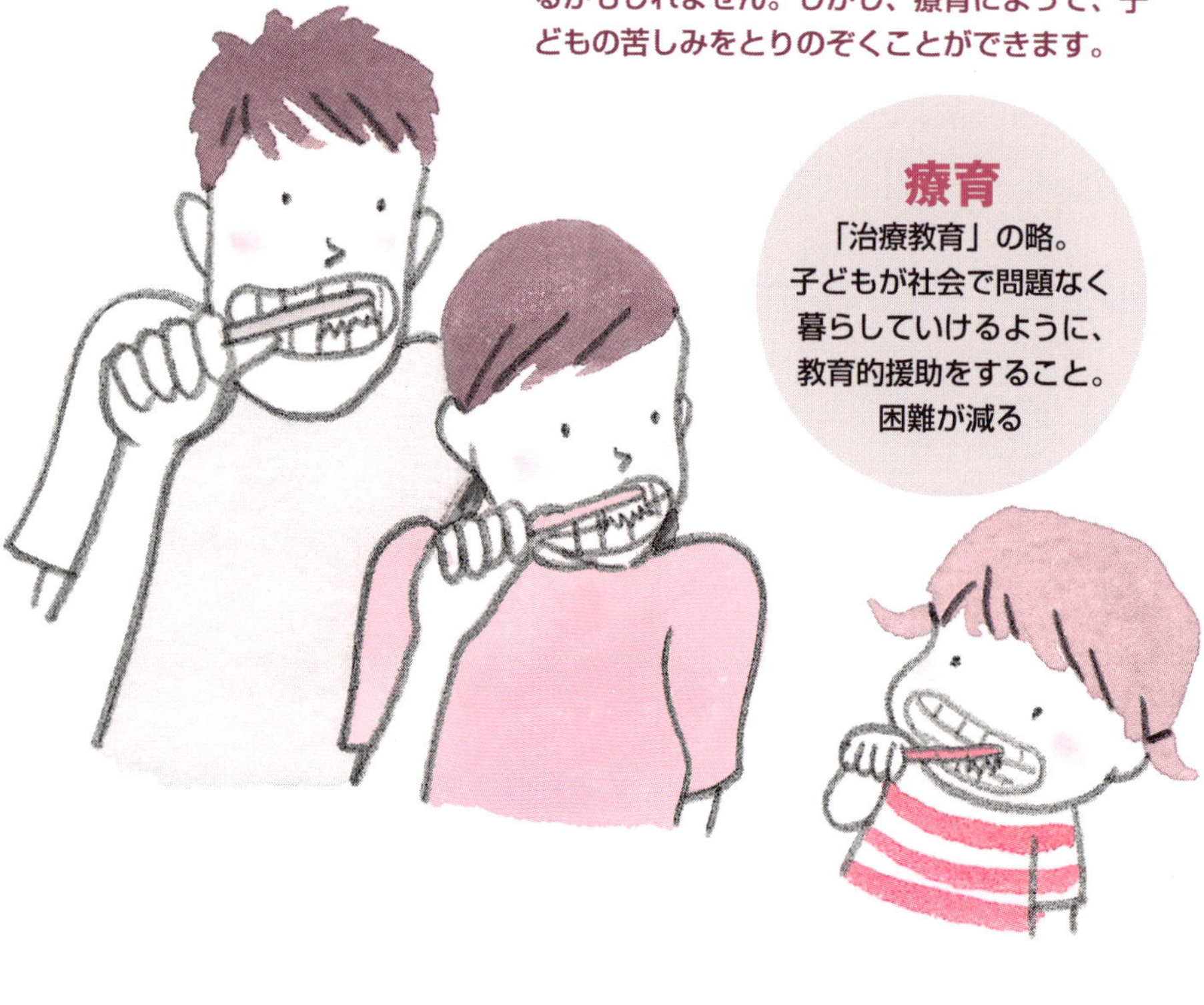

療育の流れ

問診や検査によって診断名を確定し、本格的な対応に入っていく流れは、ほかの病気や障害と変わりません。ただし療育の場合は長期的な対応になり、経過を見守って効果を確認することが大切です。

問診

主に両親への質問。
子どものふだんの生活、
行動、現在の悩みについて。
子どもの様子もみる

検査

診断基準や行動評価表を
使った検査。子どもの
行動パターンを調べて、
特性の有無を
調べる

療育

検査結果に応じて、
専門家の指示のもとで
療育をはじめる。両親も内容を
把握して、家庭でも
とりいれていく

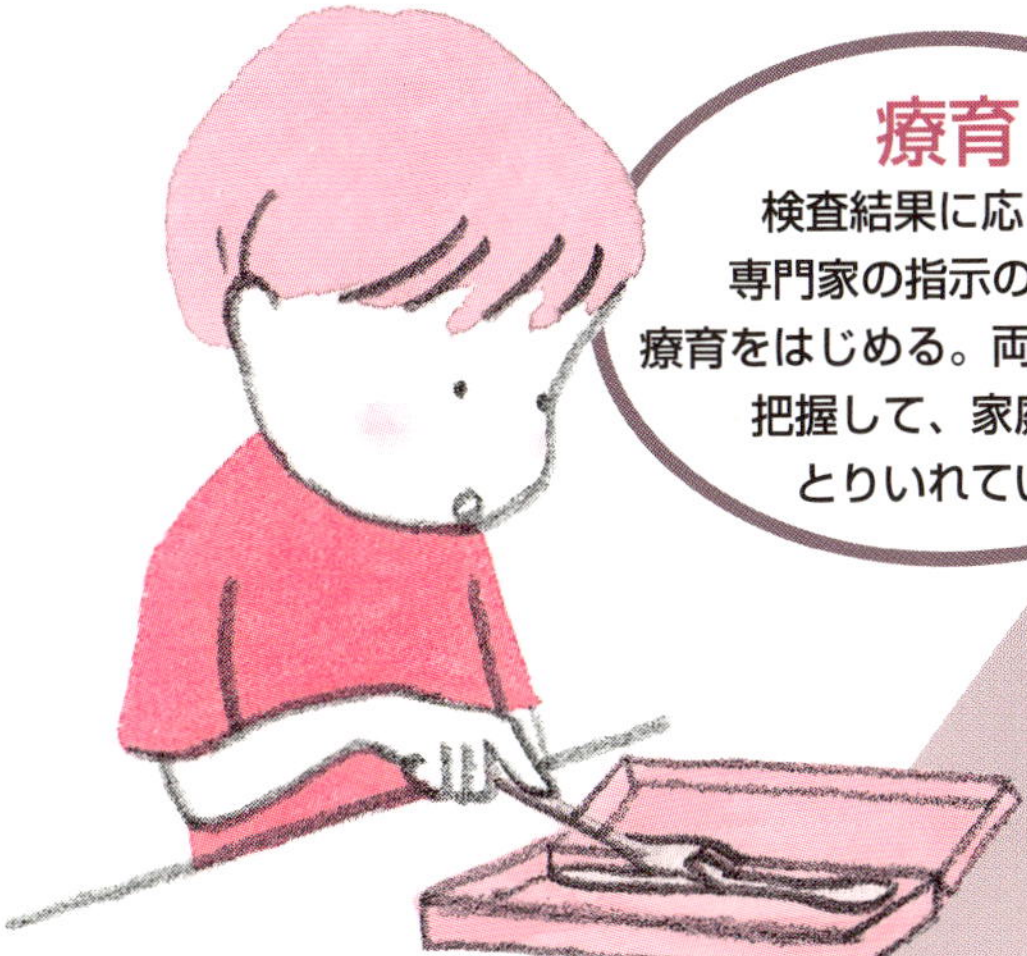

経過観察

療育の効果を確認して、
再度、医師の診察を受ける。
相談を定期的にくり返して、
子どもにあった指導を
模索する

療育

もののの名前や使い方を覚えて、使ったあとにしまえるように練習する

経過観察

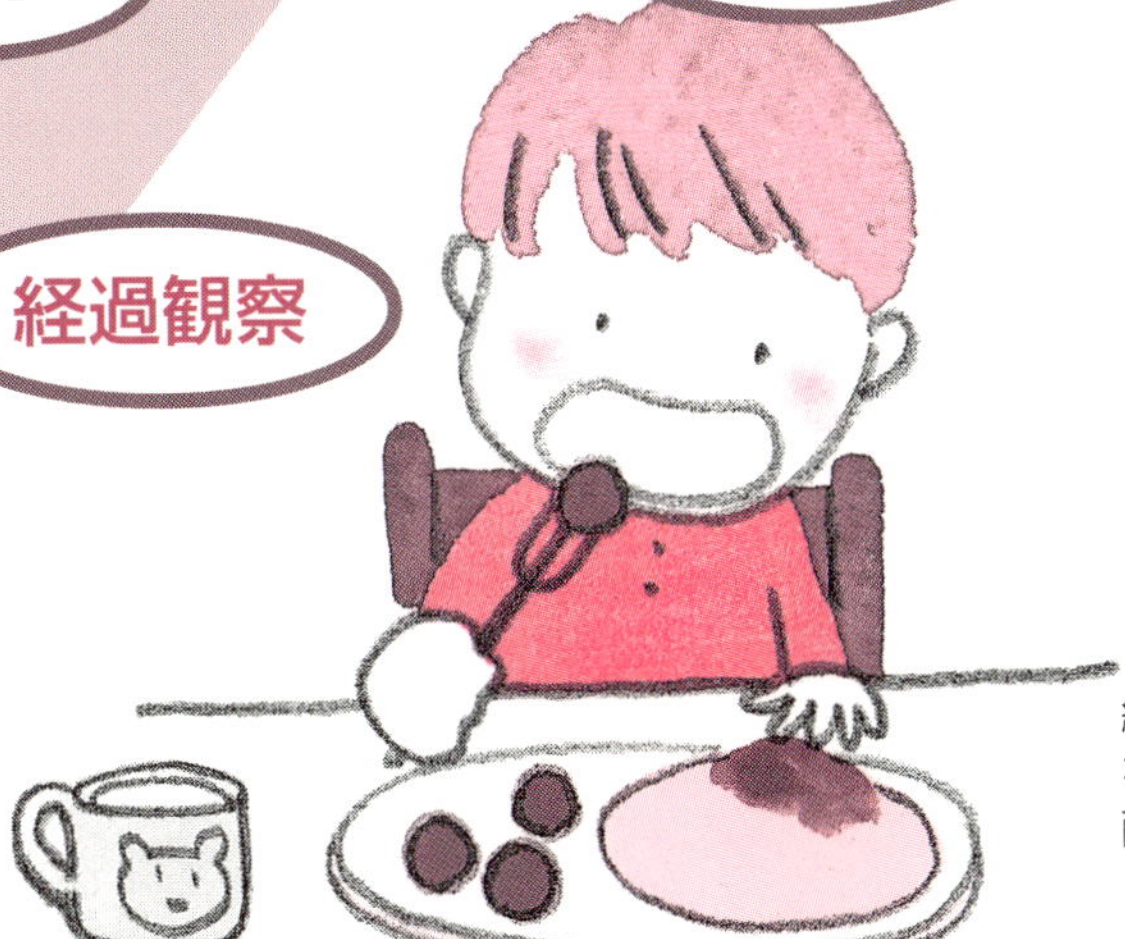

練習がどれくらいの成果をあげているか、本人や両親と話して確認する

対応

療育の中心はTEACCH《ティーチ》プログラム

療育の方法として、現在世界的にもっともさかんにとりいれられているのは、アメリカ・ノースカロライナ州で生まれた「TEACCH」モデルです。

TEACCHの考え方

　子どもはものごとをうまく理解できず、そのために周囲から誤解を受けて、苦しんでいます。TEACCHで子どもが暮らしやすい環境をつくり、子どもの理解や適応の手助けをします。

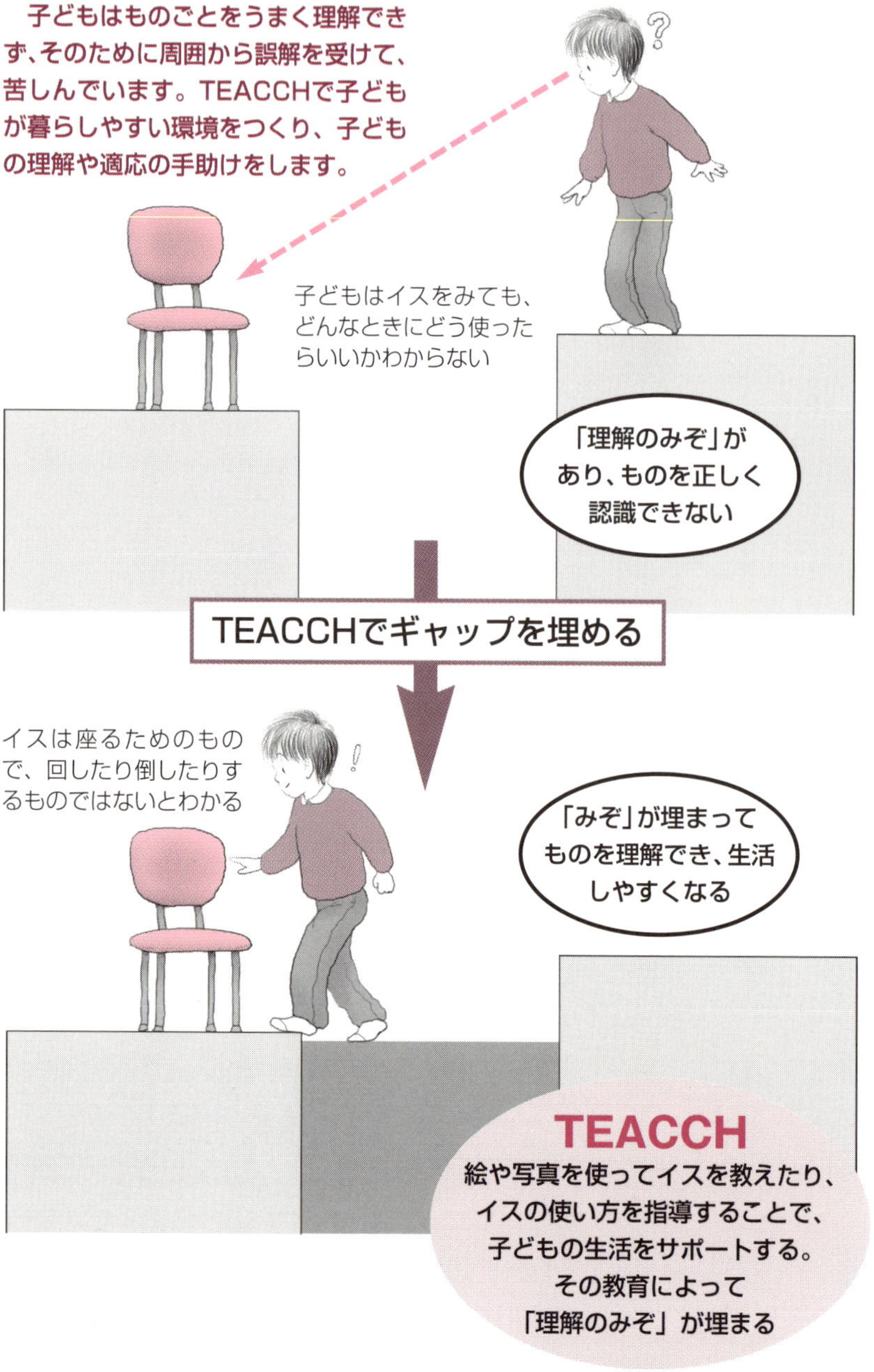

子どもはイスをみても、どんなときにどう使ったらいいかわからない
「理解のみぞ」があり、ものを正しく認識できない
TEACCHでギャップを埋める
イスは座るためのもので、回したり倒したりするものではないとわかる
「みぞ」が埋まってものを理解でき、生活しやすくなる
TEACCH
絵や写真を使ってイスを教えたり、イスの使い方を指導することで、子どもの生活をサポートする。その教育によって「理解のみぞ」が埋まる

アメリカで生まれた治療教育の方法

TEACCHは、一九六〇年代にアメリカで生まれた治療教育法です。実績が世界中で認められていて、日本でも自閉症療育の中心になっています。

自閉症児は、ものごとを認識する方法がほかの人と異なり、社会に入っていけないことがあります。TEACCHは、理解のギャップ（みぞ）を埋めて、子どもの理解を助けるための教育をします。

家族と医師が協力して、子どもに必要なサポートを模索し、様子をみながら実践します。子どもを一般的な枠組みに当てはめず、たったひとりの子として、性格や特徴を尊重して育てます。

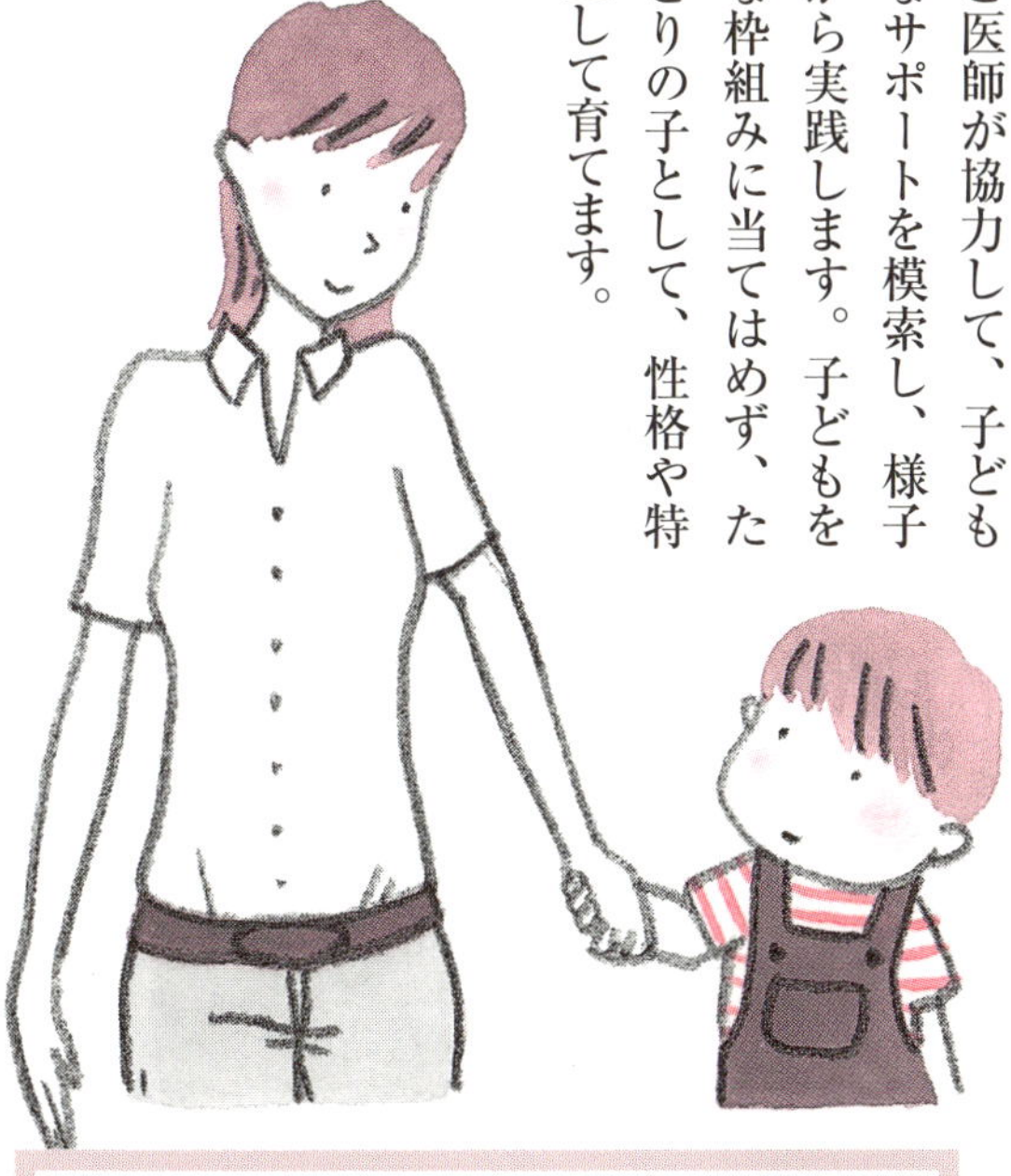

「健常児」でも「自閉症児」でもなく、ひとりの子どもだと考える

TEACCHの大事な4ヵ条

療育の手段として、さまざまな実践方法が確立され、たくさんの子どもの役に立っています。しかし療育が万能で、それだけで特性がおさまるわけではありません。療育の意義を理解して、長期的な視野に立っておこないましょう。

1 子どもを個人としてみる

TEACCHは一般に認められている方法ですが、人によって具体的方法に違いがあります。また、自閉症児をもつ両親の暮らしは人それぞれ異なります。ひとりひとりにあった方法を選び、調整していくことが大事です。

2 両親と専門家が協力する

両者の協力なしに、療育は成り立ちません。親が子どもの様子を見守ってトラブルを報告し、専門家がそれに対応を指示します。また、第三者が関係することで、親が孤立して悩むこともさけられます。

3 子どもの人生全体をみる

目の前の問題にとらわれず、将来を考えることが大事です。親が全面的な支援をしなくても自立して生きていけるよう、先をみすえた指導をします。

4 子どもを受け入れ、歩みよる

子どもの力を否定せず、どのような特徴があるのか、理解してください。その特徴を受け入れて、療育者である大人が子どもにあわせ、歩みよります。

対応

行動療法の活用で生活行動や習慣を改善

療育の方法には、学習理論による行動の習得があります。危険な行動がくせになっている場合に、そのくせを他の適正な行動に直すことができます。

悪いくせを直すための方法

自閉症の子どもは感情のコントロールをすることが苦手です。急に大声をあげたり、なにもしていないのに泣いてしまうことがあります。また、しかられたときにパニックを起こして、自分をたたくこともあります。

感情の爆発が、危険な行動につながることもあるのです。

こうした行動を少しでも減らし、トラブルを予防するためには、行動療法が有効です。適切なほめ方としかり方を理解して実践し、子どもの行動習慣をよい方向に変えていく方法です。すぐに効果が出るわけではないので、根気よく続けていくことが大切です。

行動療法の考え方

大声をあげたり、ものをかんだりするなど、社会生活のさまたげとなるような行動をおさえるためには、行動療法がおこなわれます。よくない行動を減らすことが目的です。

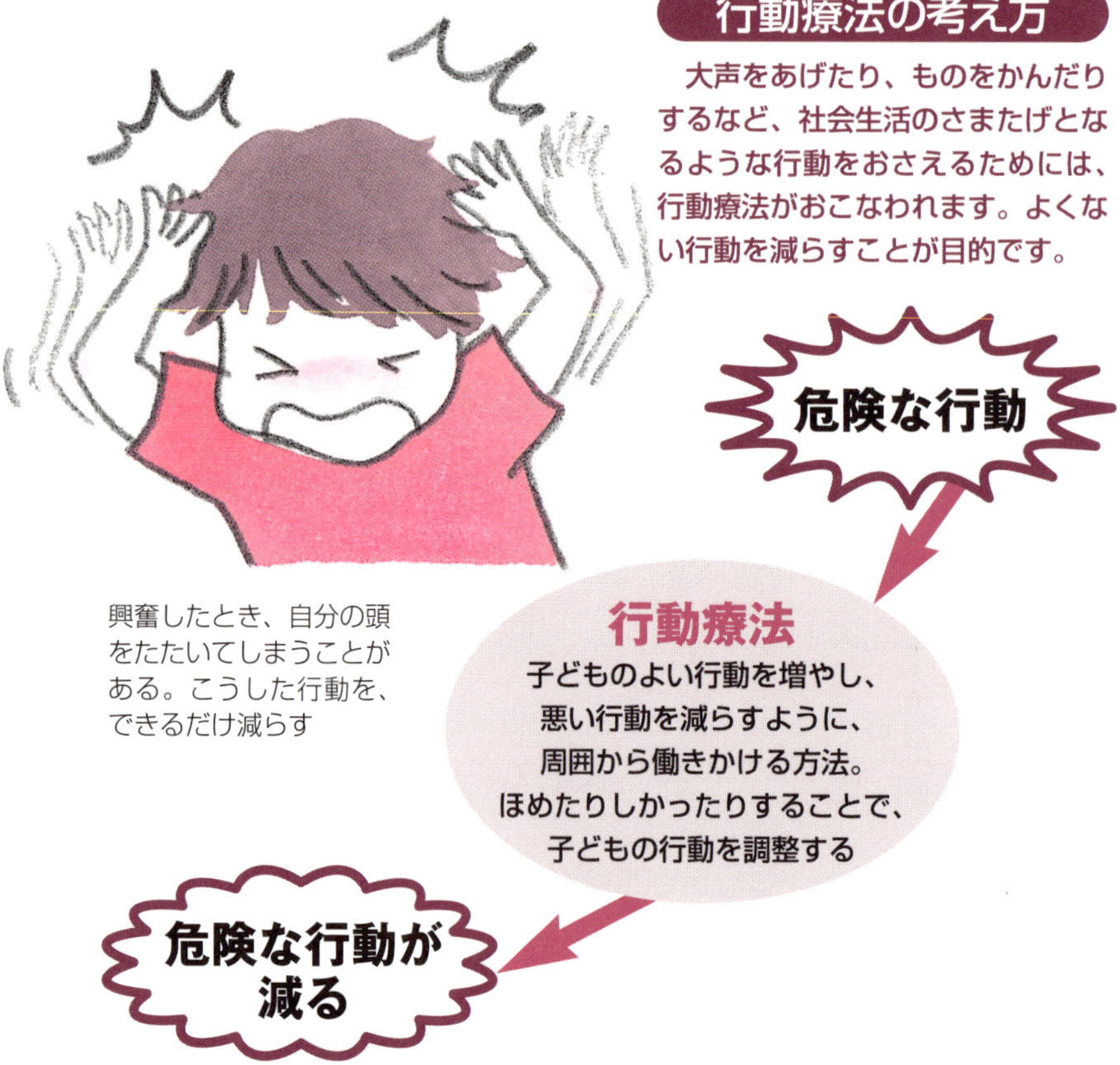

危険な行動
行動療法
子どものよい行動を増やし、悪い行動を減らすように、周囲から働きかける方法。ほめたりしかったりすることで、子どもの行動を調整する
危険な行動が減る

興奮したとき、自分の頭をたたいてしまうことがある。こうした行動を、できるだけ減らす

ほめるタイミングに注意

行動療法は、基本的にほめることでおこないます。しかし、いつもほめてばかりでは、効果がありません。どのようなタイミングでほめると子どもがよい行動を覚えるか、理解したうえでおこないます。

騒ぐ、泣く
子どもが、ケガやケンカをしたわけでもないのに、大声で泣きわめいている

↓

様子をみる
危険はないか、病気ではないか、様子をみる。異常がなければ、そのまま見守る

↓

おさまる、泣きやむ
子どもが泣きやんだり、騒ぐのに飽きておとなしくなるのを待つ

↓

ほめる ○
静かになってきたら、子どもをほめる。静かにするのがよいことだと伝わる

（騒ぐ、泣く →）

すぐ止める
悪いことだからと、すぐに子どもに声をかけ、泣きやむまでかまい続ける

↓

かえって騒ぐ ×
大声を出すと両親にかまってもらえたり、おやつをもらえると覚えてしまう

暴れていても、止めちゃだめ？

悪い行動をしているときは、基本的にかまわないほうがよいのですが、道具をもっていたり、火気のそばで暴れたりしている場合は、安全確保が先です。そのような状況では、まず子どもを抱きしめるようにして動きを止め、危険から遠ざけます。しばらく黙っていて、子どもが抵抗しなくなったら、優しく話しかけてください。

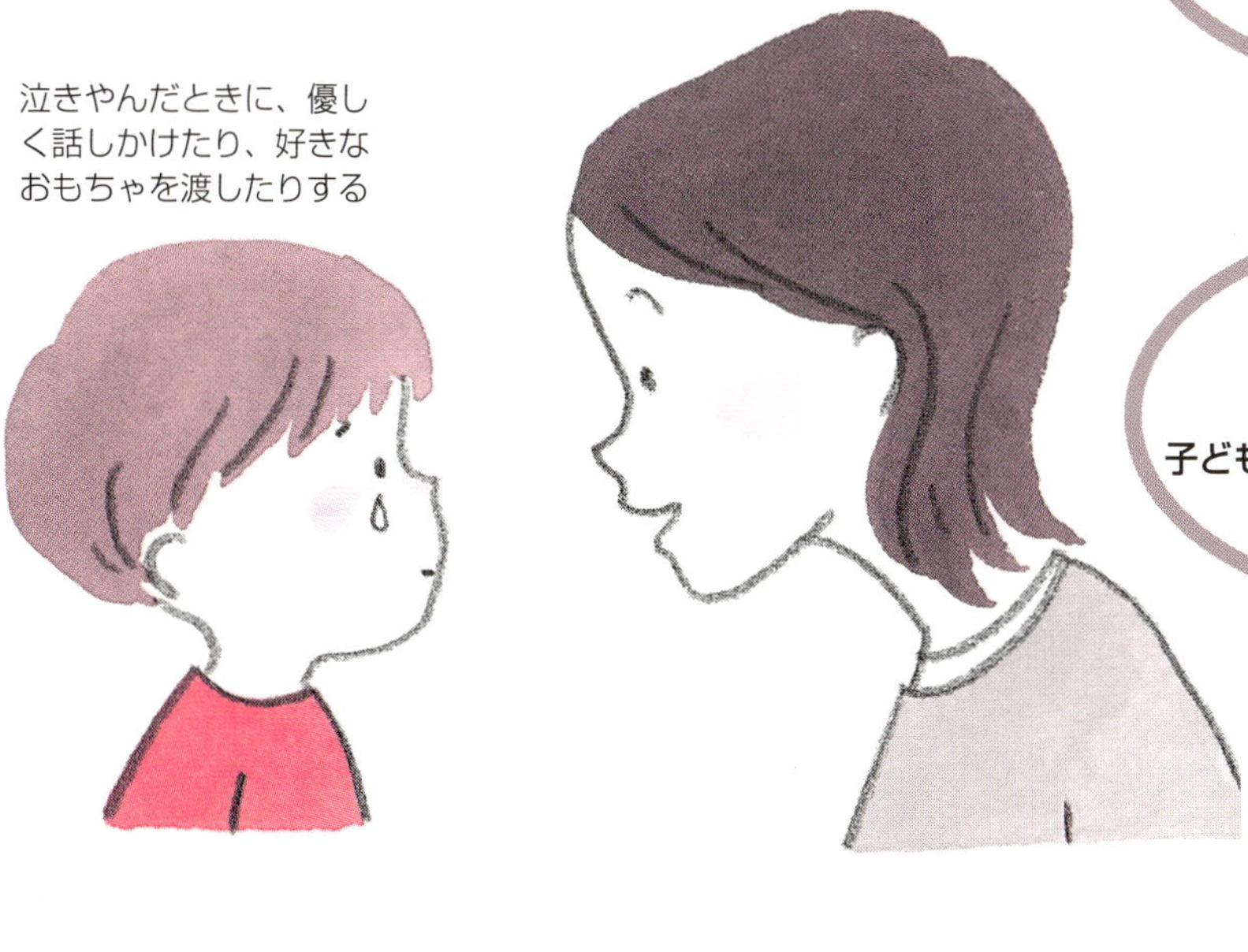

泣きやんだときに、優しく話しかけたり、好きなおもちゃを渡したりする

対応

薬物療法は基本的に用いられない

自閉症には、原則として薬物は用いません。薬物療法の適応となる二次症状があるときにのみ、薬を服用します。

原因治療としては使われていない

発達障害の一種であるＡＤ／ＨＤには、薬物療法が有効なことがあります。主な特性である多動性や不注意が改善します。

そのいっぽうで、自閉症には薬物療法の効果は期待できません。また、脳機能に対する原因治療にならず、コミュニケーションの障害やこだわりなどの特性を軽くする効果もありません。

自閉症の診断で薬を処方されるのは、二次症状が起きている場合にかぎられます。

気分障害や不安障害などがあって、治療教育をすることが難しい場合に、特性をおさえるために薬が使われることがあります。

薬物療法の考え方

薬物療法がおこなわれるのは、かぎられた場合です。多動やてんかん、睡眠障害などが生活に支障をきたしていたり、その影響で療育がうまくいかないときに、療育の補助的な方法として、薬の服用をとりいれていきます。

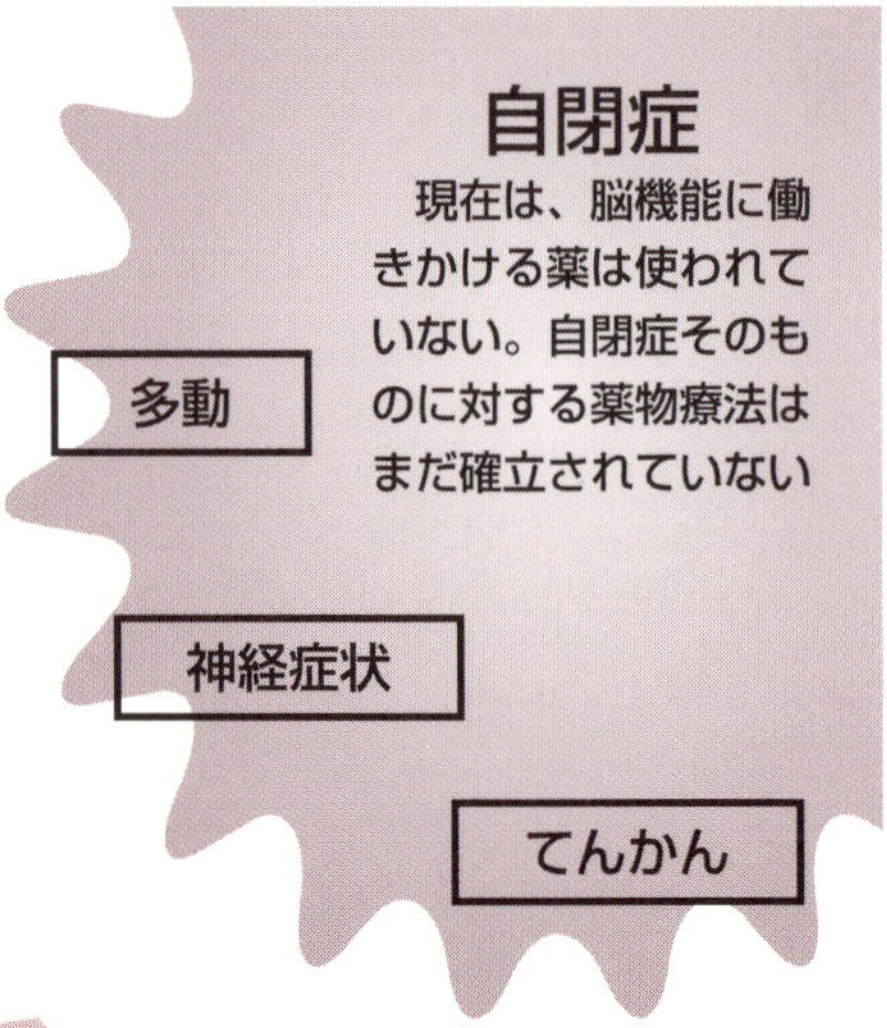

自閉症
現在は、脳機能に働きかける薬は使われていない。自閉症そのものに対する薬物療法はまだ確立されていない
多動
神経症状
てんかん

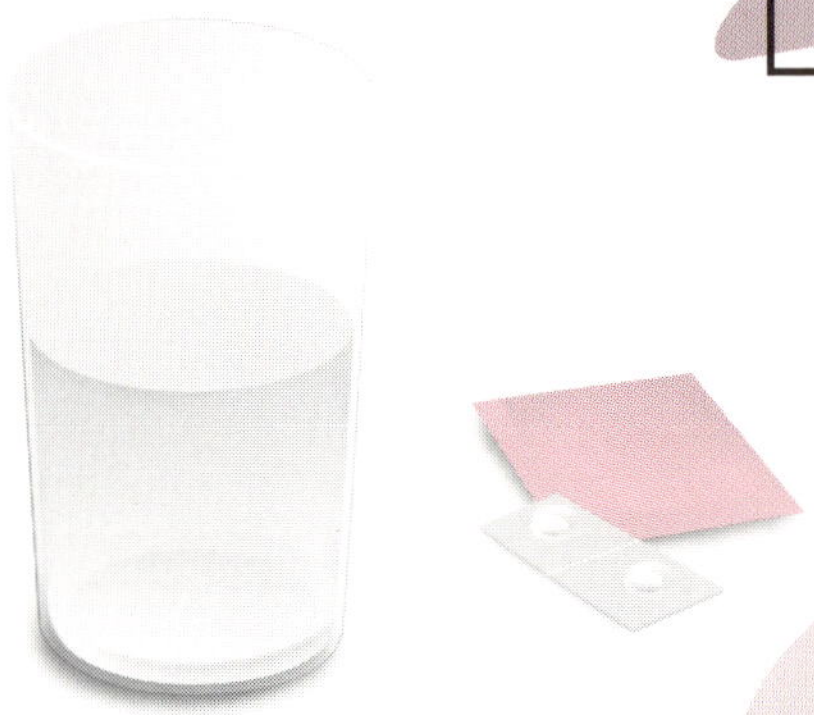

薬を飲むことで、トラブルのもとになる行動が、減る場合もある

薬物療法

自閉症の対応としてではなく、周辺症状の治療に使われる。薬物療法によっておさえられる行動に対して、場合に応じて薬を服用する

自閉症関連で使われる薬

自閉症そのものの治療薬は、現在はありません。関連する周辺症状に対しては、抗てんかん薬や抗うつ薬などを使います。対症療法として、薬物を使うことがほとんどです。

※この表はそれぞれの症状に対して、主に使われる薬をあげています。場合によって、異なる薬を使う場合もあります。

症状	薬名	効果
多動	メチルフェニデート	中枢神経を刺激して、多動性や不注意をおさえる
てんかん	抗てんかん薬（フェノバルビタールなど）	てんかんをおさえる。行動悪化などの副作用に注意
睡眠障害	抗精神病薬（フェノチアジン系など）	不眠症状をおさえる。副作用に注意
気分障害	抗うつ薬、抗不安薬など	うつや不安をとりのぞき、心を落ち着かせる
不安障害	抗うつ薬、抗不安薬など	不安による恐怖やパニックをおさえる。精神療法を併用
適応障害	抗精神病薬、抗不安薬など	ストレスによって起きる各種の症状をおさえる

脳機能障害を改善する、原因治療薬はない？

現在までに、自閉症の原因治療薬として開発され、広く認められているものはありません。特性の原因である脳の器質的な障害について、くわしいことがわかっていないためです。

脳のどこにどのような作用をする薬があれば、特性を軽くすることができるのか、いまも研究が続いています。子どもに対する薬物療法は、その後の成長に影響を与える可能性があるため、慎重におこなわれます。薬が開発され、対応として確立されるまでには、まだ時間がかかりそうです。

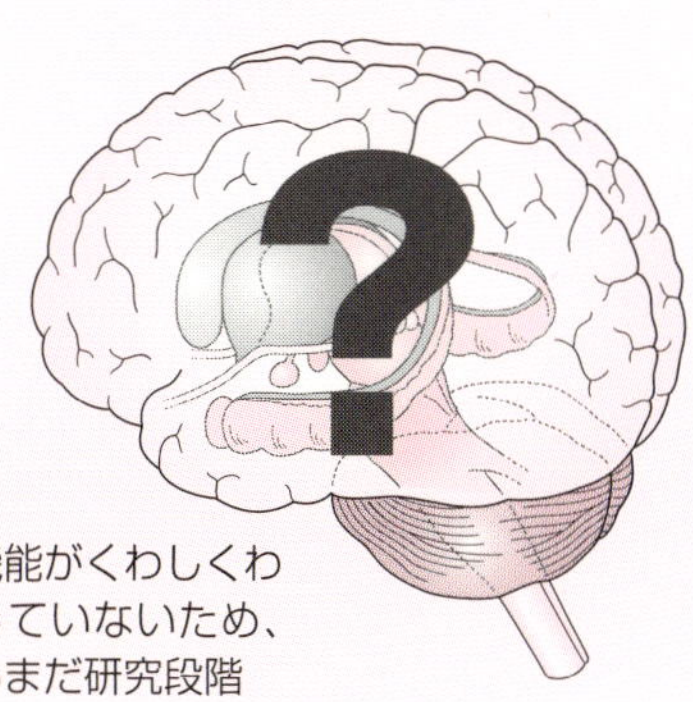

脳機能がくわしくわかっていないため、薬もまだ研究段階

対応

心理療法は、二次的な障害に有効

心理療法は、精神心理的疾患に苦しんでいる人を悩みや不安から救うために有効です。自閉症では二次症状に使われます。

心理療法の考え方

自閉症児が自立して社会生活をするなかで、周囲との衝突から心のトラブルに陥ったときに、心理療法が用いられます。ストレスによる不安や抑うつ症状を軽減することが期待できます。

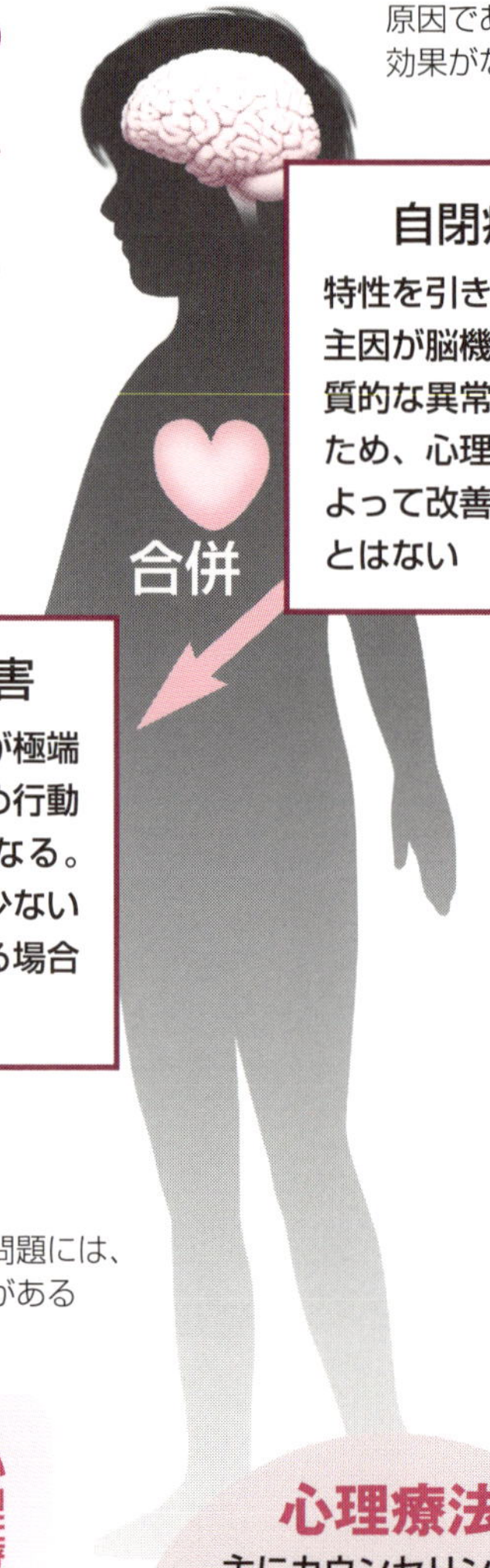

自閉症

特性を引き起こす主因が脳機能の器質的な異常であるため、心理療法によって改善することはない

不安障害

不安や恐怖を過剰に抱き、日常生活のささいなことにストレスやいらいらを感じてしまう

気分障害

気分の高低が極端で、そのため行動も不安定になる。子どもでは少ないが、発症する場合もある

心身症

不安やストレスによって、体に症状が出る。頭痛や腹痛、吐き気などをうったえる

心理療法

主にカウンセリングによっておこなわれる。
子どもと話をして、
悩みや不安の内容を聞く。
疎《そ》外感《がいかん》や罪悪感、
自己への悲観的な評価を
抱かないように、
子どもを受け入れる

心理療法を受ければ精神的に成熟する？

心理療法を受けることで性格がおだやかになり、急に大人びてみえる人がいます。考え方が変わって、精神的に落ち着くためです。摂食障害や強迫性障害など、考え方の問題で悩んでいる患者さんには、よくみられますが、自閉症ではその変化はあまりみられません。

原因療法としては使われない

心理療法とは、カウンセリングやグループ討論などの働きかけによって、患者さんの悩みや不安を解消する方法です。精神療法とも呼ばれています。

精神疾患に悩む患者さんには有効な方法ですが、自閉症にはあまり使われません。原因はあくまでも脳にあり、心理面への対応は原因療法にはならないからです。

不安や恐怖をとりのぞくたすけになる

自閉症以外に心のトラブルを併発している場合には、その二次症状をやわらげるために、心理療法がおこなわれます。

カウンセリングを受けて不安の原因を探ったり、集団での話しあいで他人と悩みを共有し、気持ちを楽にすることができます。

精神的に落ち着けば、療育を実践しやすくなり、自閉症への対応にもよい影響が出ます。

カウンセラーとの相談で気持ちを楽に

心理療法はカウンセリングを中心におこなわれます。困難に悩む人の心を落ち着かせて、生活に支障が起きないようにしていきます。自閉症の場合は、本人だけでなく、療育に悩む家族に対してもおこなわれます。

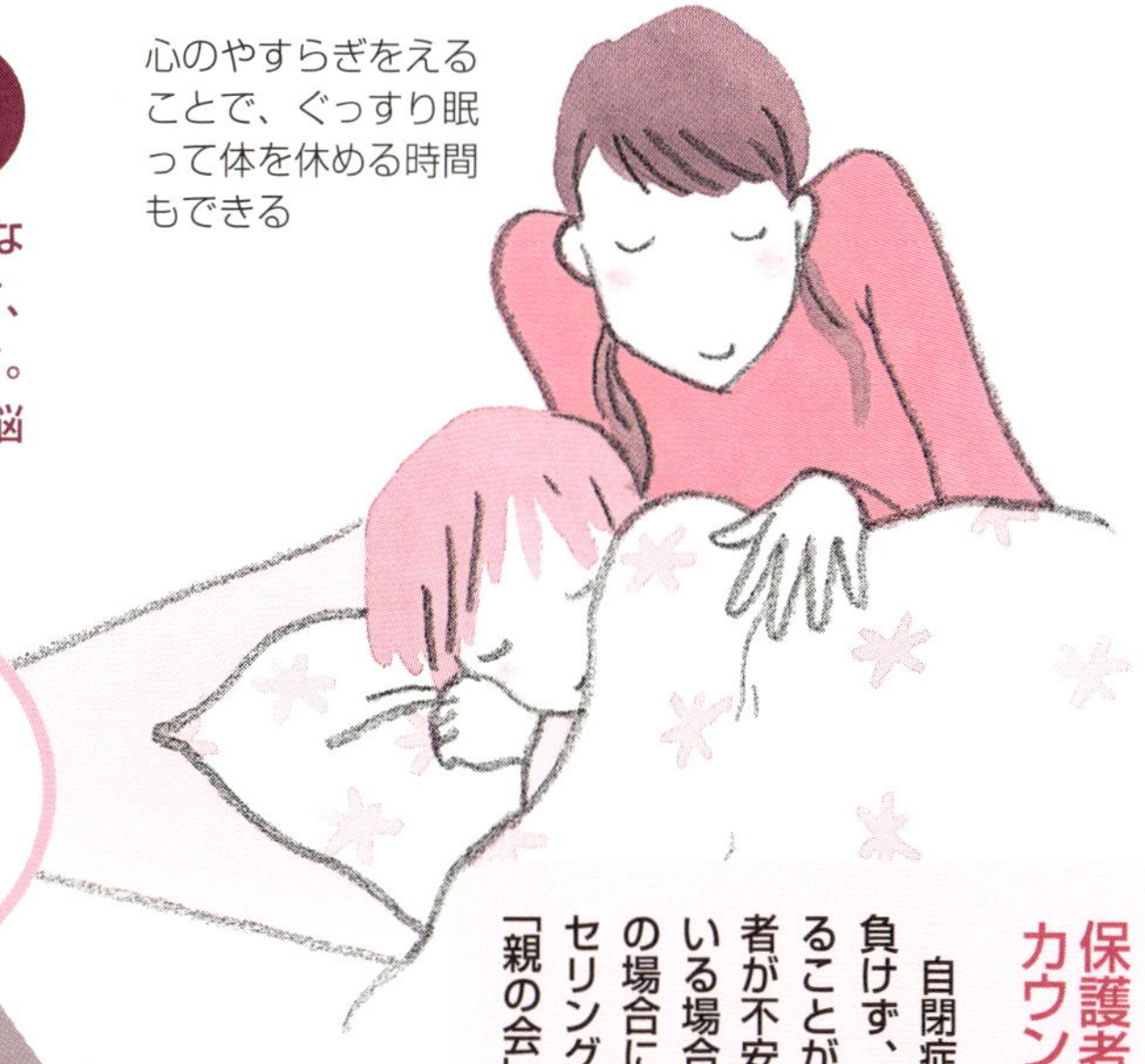

心のやすらぎをえることで、ぐっすり眠って体を休める時間もできる

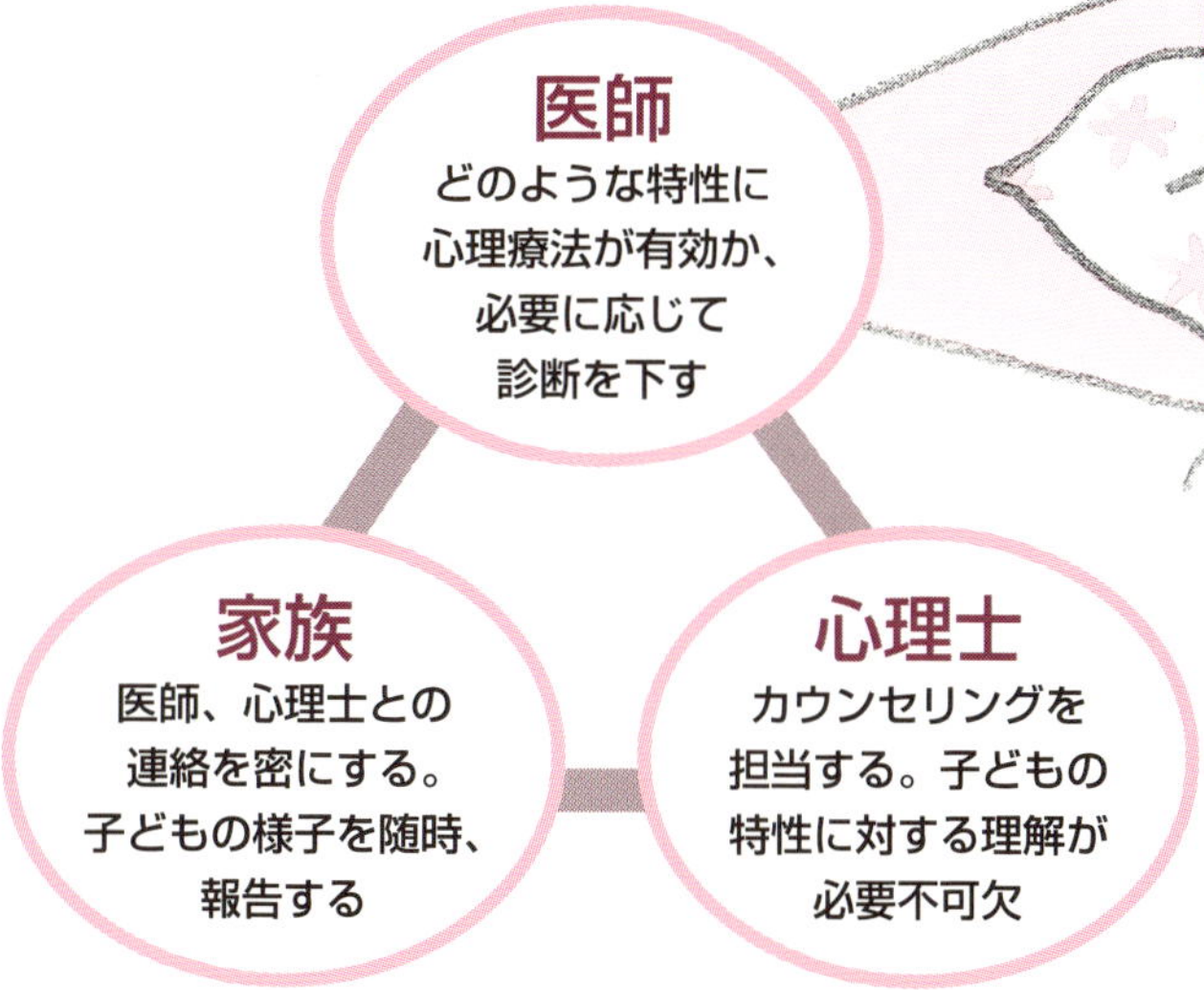
医師
どのような特性に心理療法が有効か、必要に応じて診断を下す
家族
医師、心理士との連絡を密にする。子どもの様子を随時、報告する
心理士
カウンセリングを担当する。子どもの特性に対する理解が必要不可欠

三者の連携が必要になる

保護者向けのカウンセリングもある

自閉症児を育てるには、不安に負けず、自信をもって療育にあたることが必要です。しかし、保護者が不安にたえきれず、苦しんでいる場合も少なくありません。その場合には、保護者向けのカウンセリングや、親同士で相談しあう「親の会」などが助けになります。

COLUMN

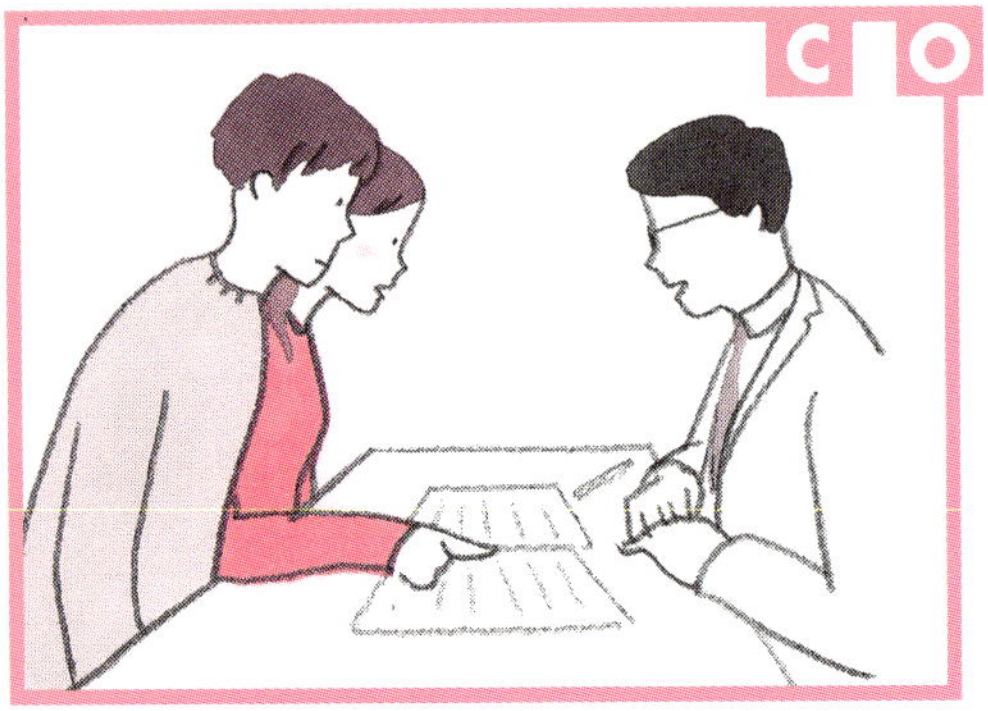

自閉症スペクトラムは自閉症とは違う？

自閉症スペクトラムとはどんな意味？

自閉症についてさまざまな資料を調べていると、「自閉症スペクトラム」という診断名を目にすることがあります。

これは、一見すると自閉症と似た別の障害のようにとらえることもできますが、そうではありません。自閉症のことをさします。

スペクトラムは、連続体という意味

自閉症スペクトラムは、自閉症という発達障害を「連続体」としてとらえる概念です。

連続体とは、はっきりとした境界線のない、大きな枠組みのことです。

自閉症は、アスペルガー症候群やAD／HDなど、ほかの発達障害と重なる部分が多く、区別が容易にはできません。

また、単独の障害としても、定義が難しい面があります。

自閉症は、周囲の対応ひとつで困難が重くなったり軽くなったりと変化するため、診断基準や主な特性など、一般的な枠組みに当てはめて考えると、ときおり無理が生じます。

「特性があるかないか」「自閉症かそうでないか」という両極端な考え方をするのではなく、自閉症という大きな枠組みの連続体のなかを、子どもがゆれ動いているイメージでとらえて考えるとよいでしょう。

発達障害には柔軟な対応が必要

自閉症が連続体であるように、AD／HDやアスペルガー症候群などの発達障害も、連続体として考えられています。

診断名にとらわれず、日々成長していく子どもの様子を見守って、その都度、柔軟に適切な対応をしていくことが大事です。

4

TEACCHで社会性を身につける

療育の中心になるのは
「TEACCH」という治療教育法です。
着替えや入浴などの生活習慣から、
勉強や作業、趣味や余暇活動にいたるまで、教育的な援助をして、
子どもが社会に適応できるように育てます。

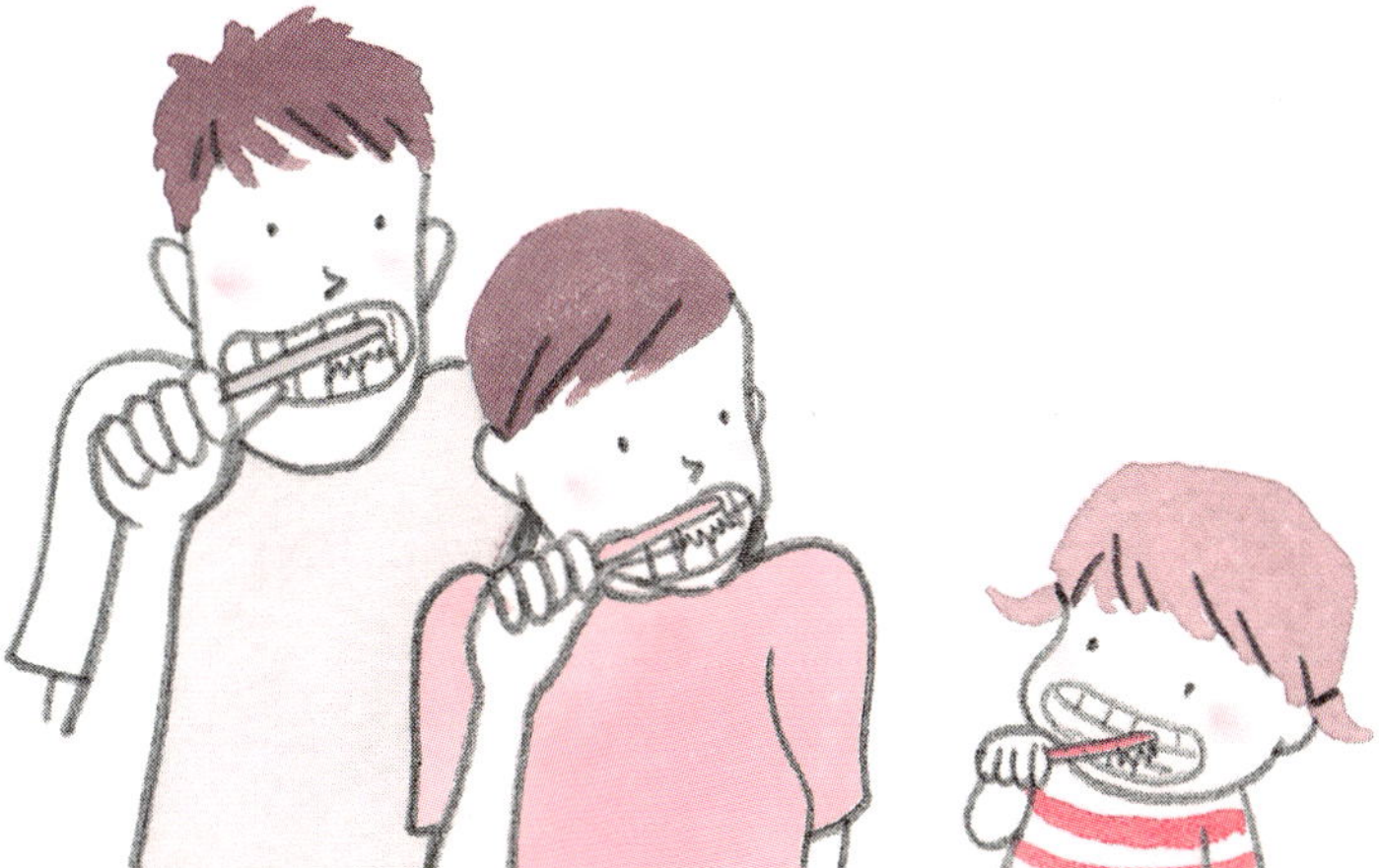

ストーリー

育て方を理解したい

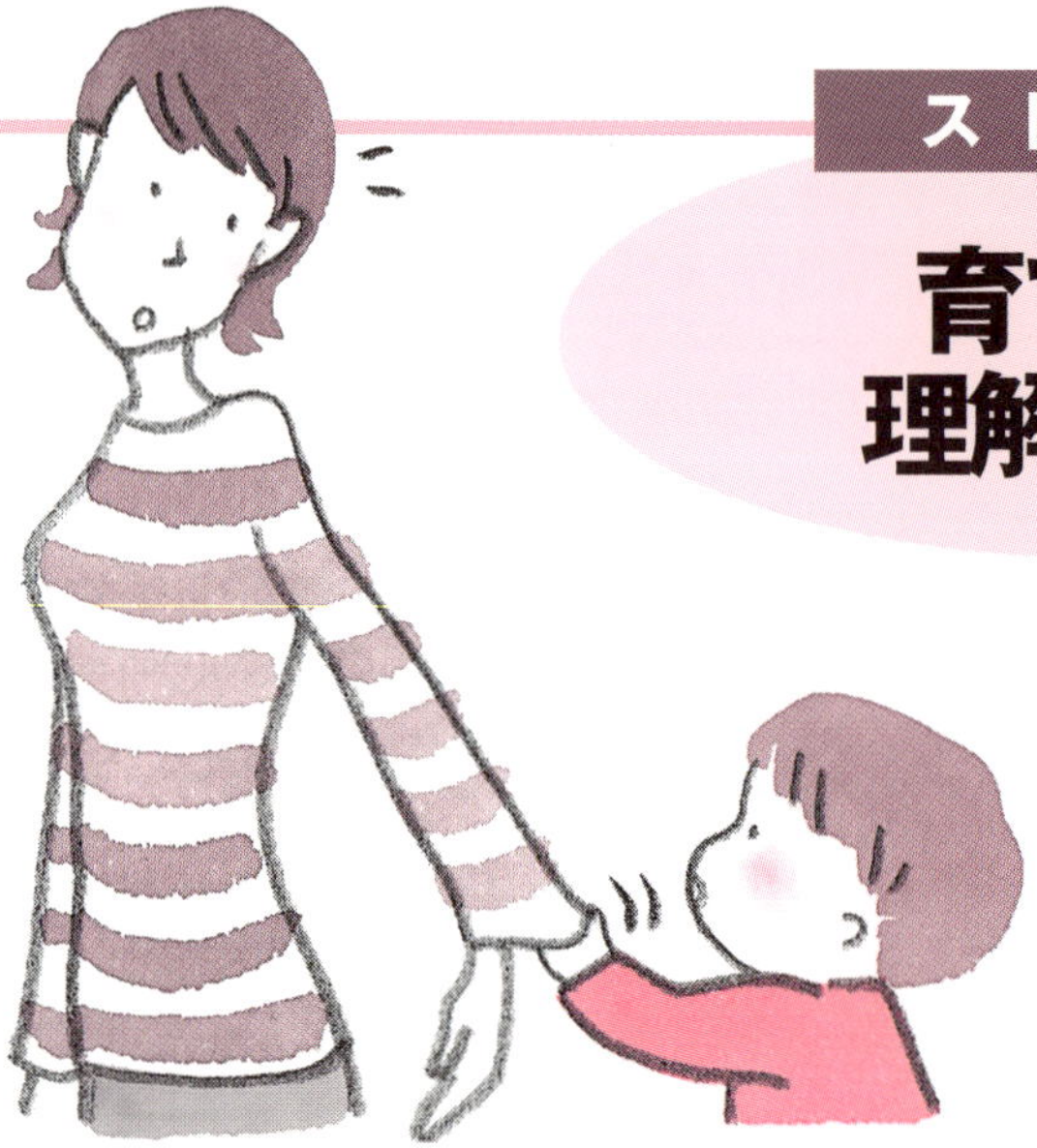

1 専門家と話をしたら、特性や子どもの気持ちがわかってきました。この子には、この子なりの感情表現があるのだと、知ることができました。

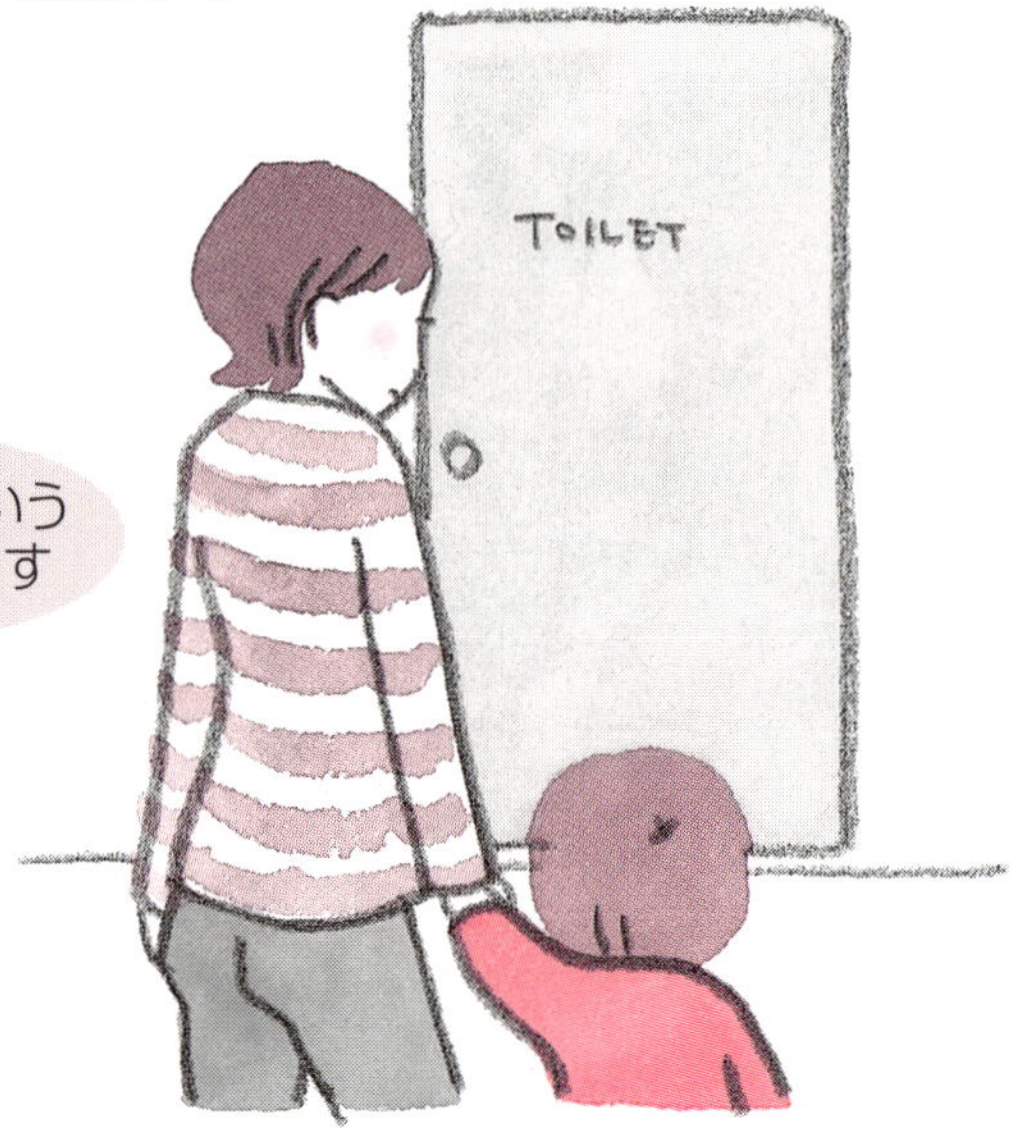
TOILET

2 自閉症という診断結果が出て、不安でもやもやしていた気持ちが、きちんと対応をしてあげたいという強い意志に変わってきました。

3 どんな治療法があるのか、家族はなにをしてあげられるのか、医師に話を聞きました。親の対応が大事だと聞いて、意欲がわいてきました。

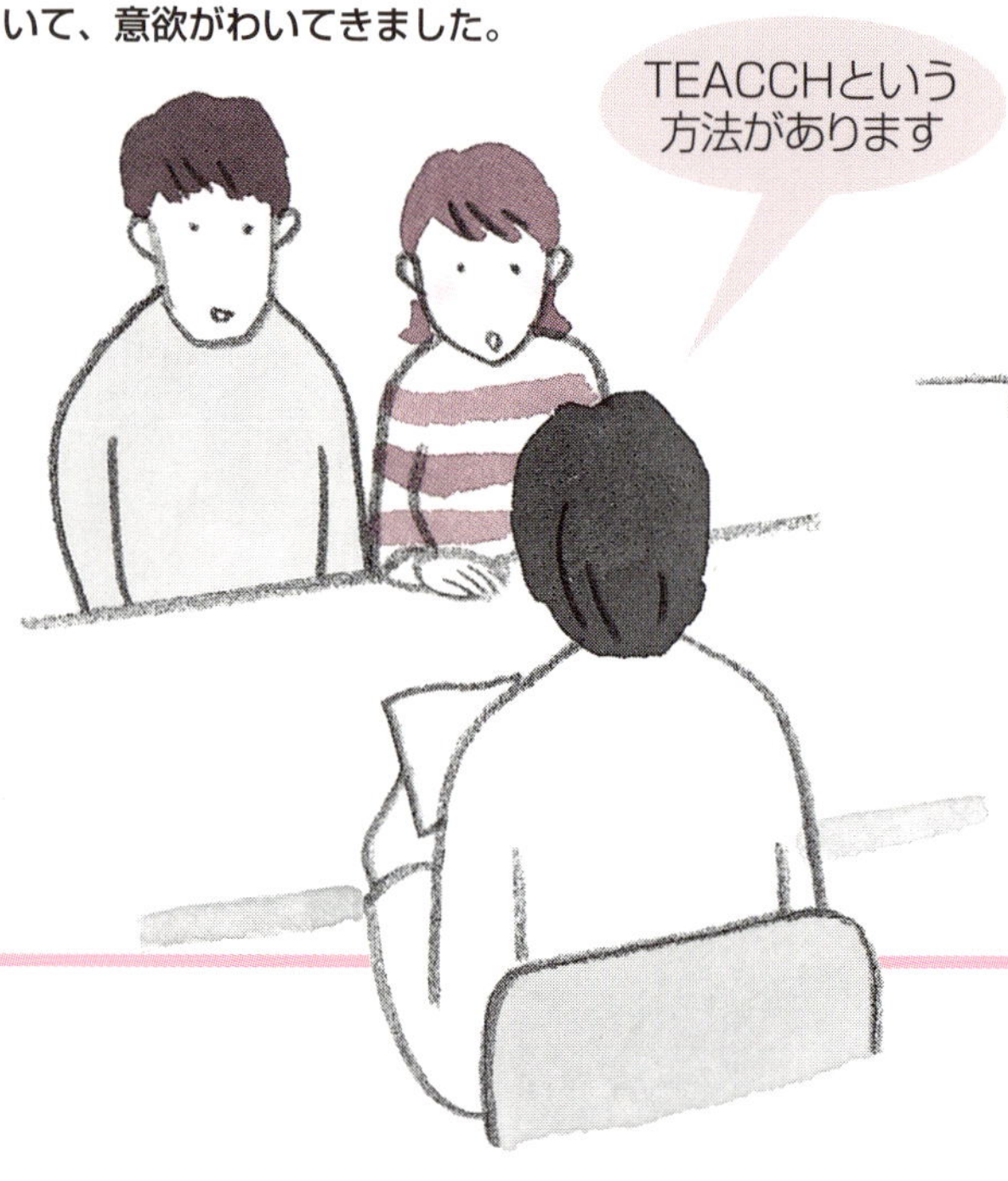
TEACCHという方法があります

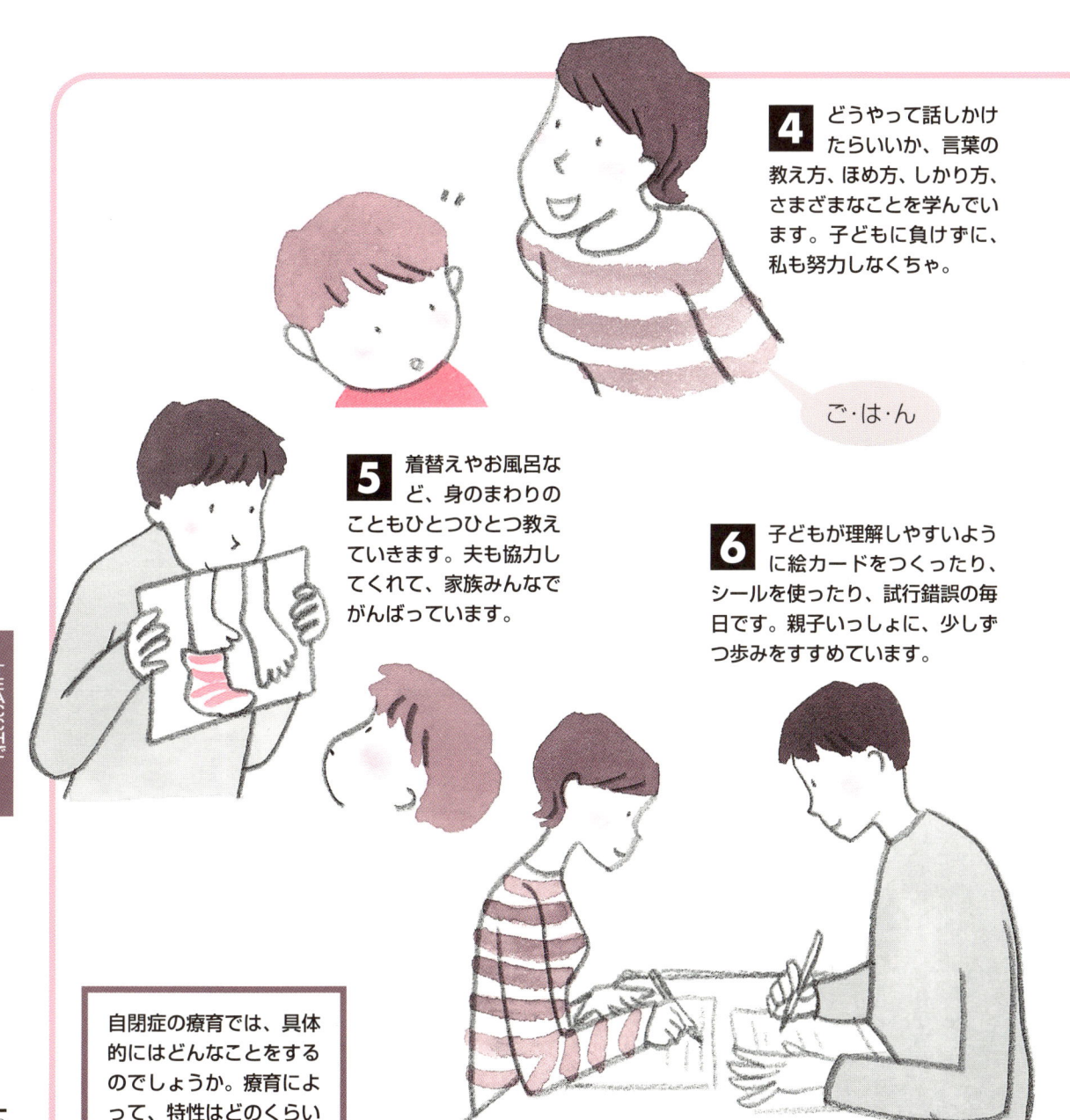

4 どうやって話しかけたらいいか、言葉の教え方、ほめ方、しかり方、さまざまなことを学んでいます。子どもに負けずに、私も努力しなくちゃ。

5 着替えやお風呂など、身のまわりのこともひとつひとつ教えていきます。夫も協力してくれて、家族みんなでがんばっています。

6 子どもが理解しやすいように絵カードをつくったり、シールを使ったり、試行錯誤の毎日です。親子いっしょに、少しずつ歩みをすすめています。

自閉症の療育では、具体的にはどんなことをするのでしょうか。療育によって、特性はどのくらい改善するのでしょう。

TEACCHとは

生活習慣を体で覚える

TEACCHは、学習や生活する術を支援する方法です。障害があっても困難なく適応していくことができるように、支援や指導をしていきます。

TEACCHでここを変えていく

TEACCHの方法と目的は、まず弱点を補うように環境を整えて、それから子どもの適応性を上げることによって、さまざまな技能を向上させることです。困難な生活をしいられている子どもが、安定して暮らせるよう、生活術を教えます。

コミュニケーション

言葉を覚えるのが難しければ、カードや身振りで意志表示することを覚える

時間

スケジュールや時計の見方、課題の所要時間を理解する。時間の感覚を身につける

身のまわりのこと

着替えやトイレ、入浴など、日常生活をひとりでおこなえるように練習する

社会性

場面に応じた行動を可能にする。保育園や外出先での不適応をなくしていく

勉強・作業

将来の仕事に結びつくような作業を覚えたり、言葉や計算を学んだりする

遊び

自由時間をじょうずにすごす。料理やスポーツなど、余暇活動の喜びをみつける

計画を立てて練習をすることで、不適応を克服して生活技能を身につけることができる

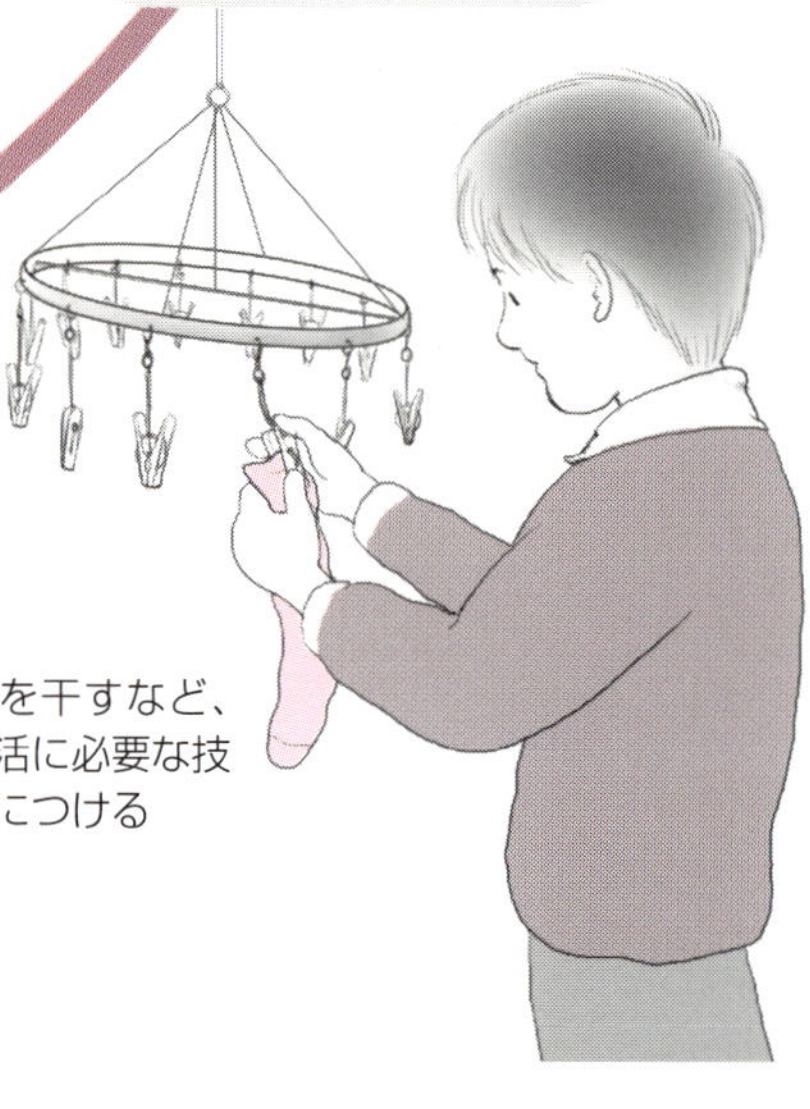

洗濯物を干すなど、家庭生活に必要な技能を身につける

子どもに教育的援助をする

ＴＥＡＣＣＨの目的は、子どもをサポートすることです。

自閉症の子どもは、認知のギャップを抱えているため、なにかを学ぶときにも大なり小なりの困難をともないがちです。それをできるだけ軽くするために、子どもが学習しやすい環境をととのえることを重視して、療育をします。

できるだけひとりで生活することをめざす

療育のゴールは、子どもに単に作業やコミュニケーションを教えることではありません。

重要な目標は、それらの技能を使って、子どもがより自立的に社会に適応することです。

最初は大人が作業を手伝ったり、子どもにあわせた教え方をしますが、子どもの技能が上達したら、援助はじょじょに高度なことをめざして、周囲の人々と共生の質や内容を高めていきます。

両親と専門家の協力が必要

療育をすすめるときには、大人たちのチームワークが必要不可欠です。大人がそれぞれ別々の指示を出していたら、子どもは混乱します。また、両親と専門家の間で、情報交換をひんぱんにおこなうことも大切です。

専門家

自閉症をいちばんよく知っている。専門知識で療育を指導できる

両親

子どものことをいちばんよく知っている。行動の特徴を把握している

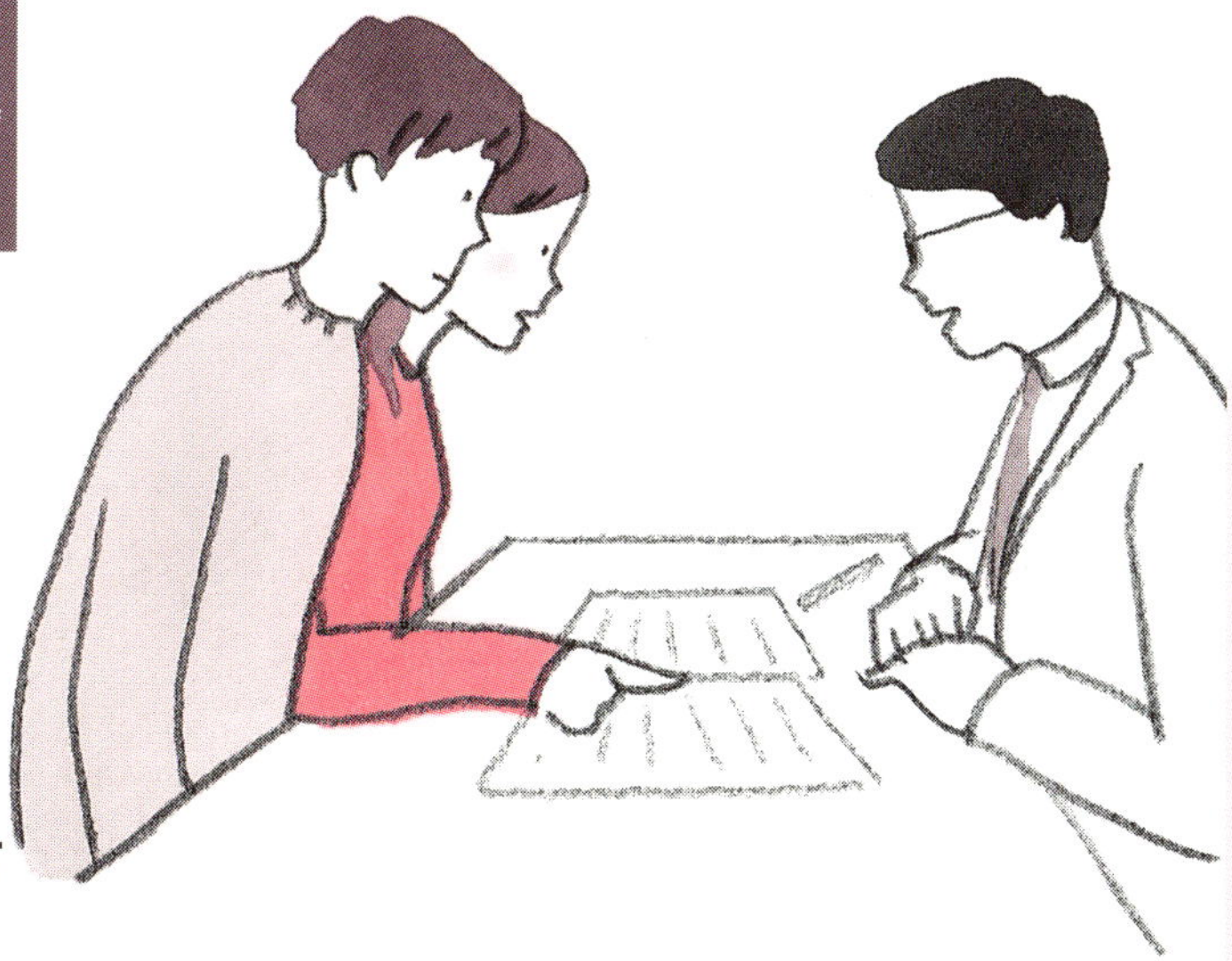

両親と医師とで子どもに関する情報を共有し、どんな療育が必要か話しあっていく

専門家はスペシャリストではなくジェネラリスト

自閉症の療育には、家庭環境を知ること、子どもとコミュニケーションをとることなど、自閉症に関する広い知識が必要です。ですから、医学だけを知っているスペシャリストではなく、自閉症に関することはなんでも相談にのってくれるような人が、もっともたよれる専門家といえます。

家庭では

部屋を使いやすく「構造化」する

TEACCHの実践方法としてよく知られているのが「構造化」です。部屋や空間にそれぞれの意味をもたせて、子どもが行動しやすい環境をつくります。

ねらい

部屋ごとの意味をはっきりさせる

自閉症児は、多目的で自由な空間での行動が苦手です。なにをすべきか判断できず、かえって混乱を起こします。各部屋に特定の意味をもたせることで、そうした混乱をさけることができます。

- 落ち着いて活動できる
- 目的をもてる
- 混乱しなくなる

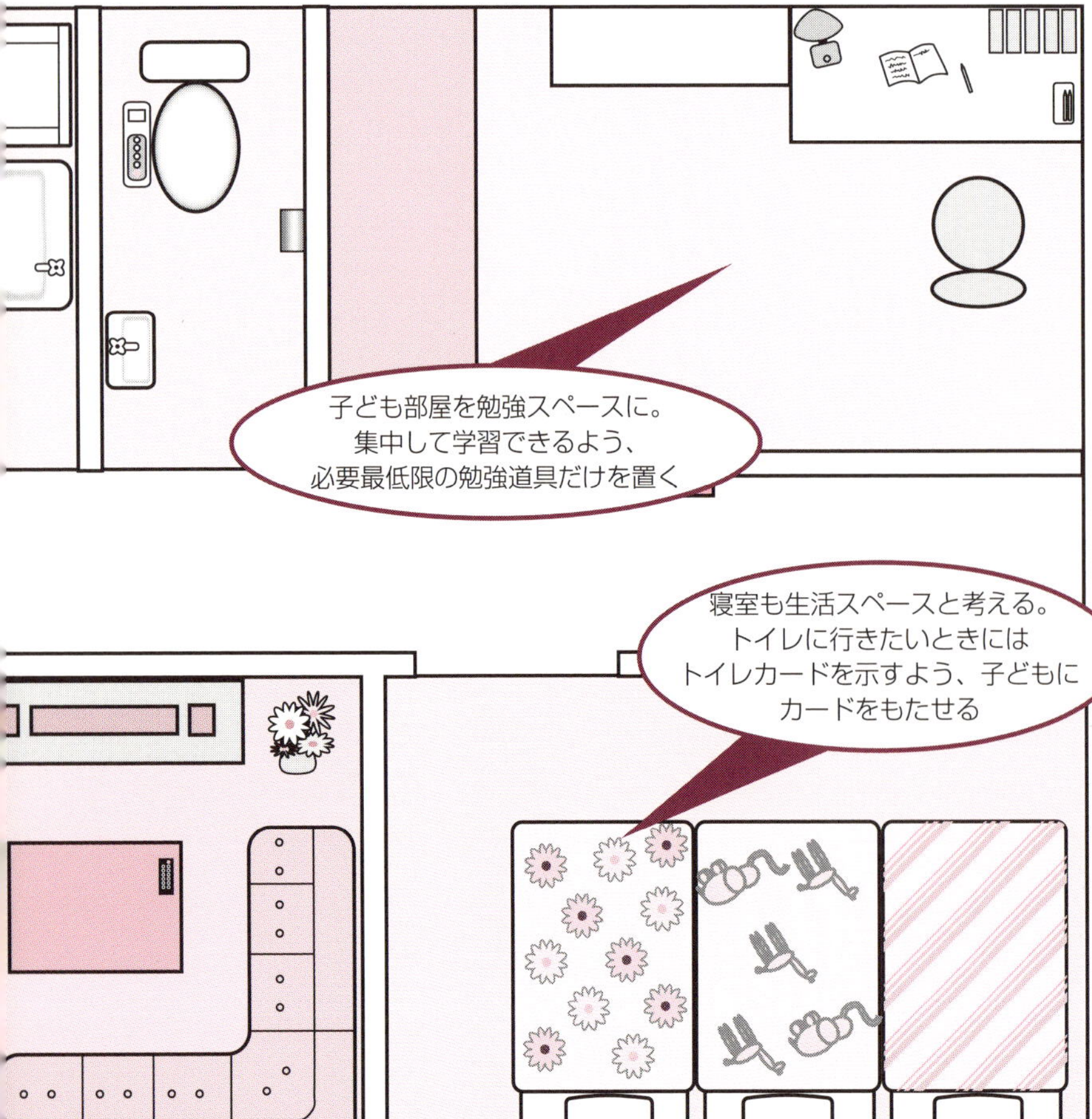
子ども部屋を勉強スペースに。
集中して学習できるよう、
必要最低限の勉強道具だけを置く
寝室も生活スペースと考える。
トイレに行きたいときには
トイレカードを示すよう、子どもに
カードをもたせる

用事がわからず混乱することが減る

自閉症児には認知の機能不全がありますが、それは物質だけでなく、時間や空間を認識することにもかかわっています。いつ、どこで行動をすべきか、自分で判断するのが苦手です。自由な空間では判断に迷い、混乱しがちです。

その問題を解消するために、TEACCHモデルを実施します。各部屋に固有の意味づけをして空間を視覚的・物理的に「構造化」すると、子どもにとって暮らしやすい環境ができあがります。

勉強と遊びをわけて、中継地点をつくる

自宅をひとつの大きな空間として考え、子ども部屋は勉強エリア、居間は遊びエリアなど、各部屋に役割をもたせます。それらの部屋をつなぐ中心点にスケジュールボードをつくって、中継地点にします。部屋の意味がはっきりすると、子どもは安心します。

各部屋の入り口にカード入れをつくる。台所には「お手伝い」カードをもっていくなどの決まりをつくり、部屋と行動をセットにする

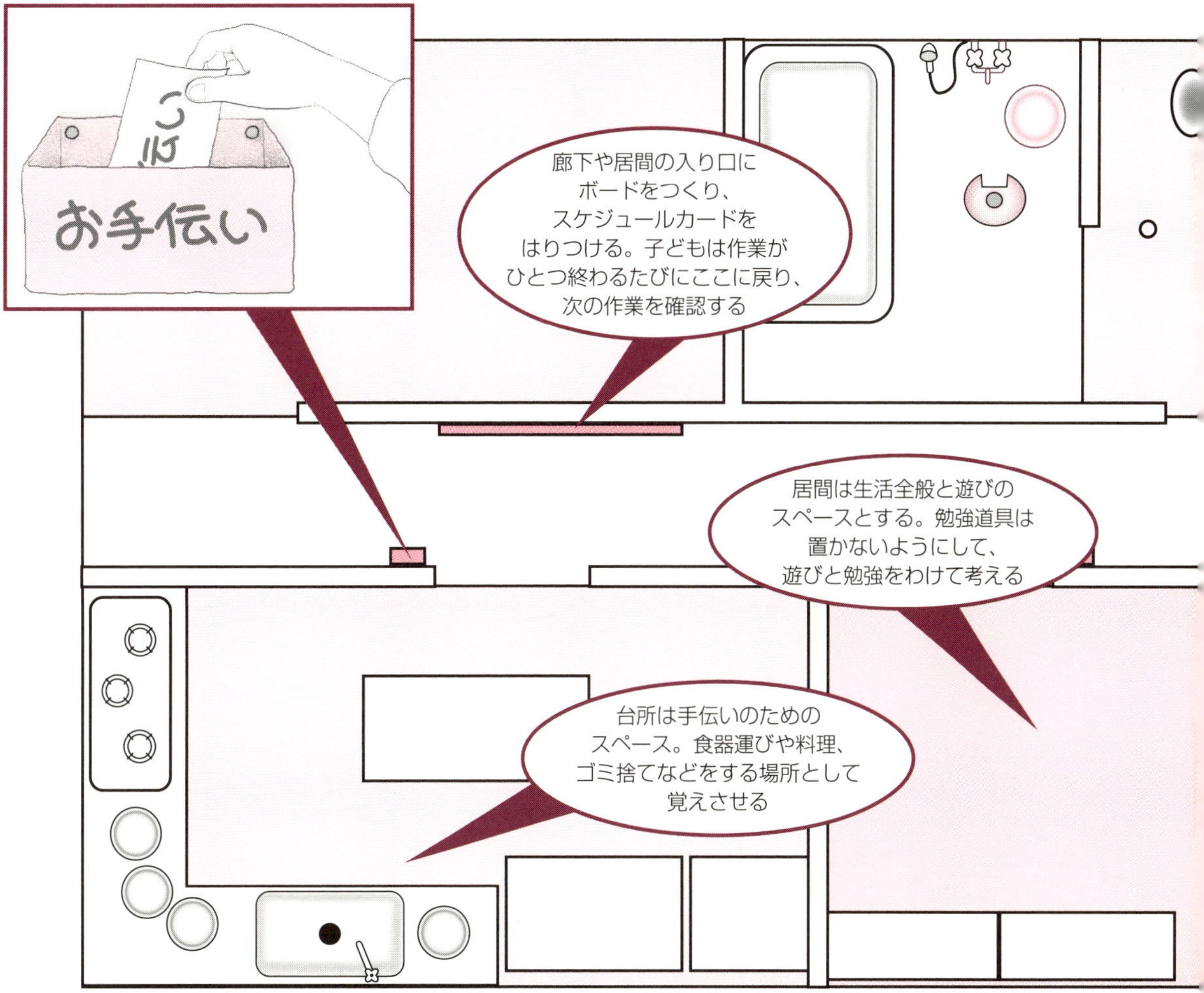

お手伝い
廊下や居間の入り口にボードをつくり、スケジュールカードをはりつける。子どもは作業がひとつ終わるたびにここに戻り、次の作業を確認する
居間は生活全般と遊びのスペースとする。勉強道具は置かないようにして、遊びと勉強をわけて考える
台所は手伝いのためのスペース。食器運びや料理、ゴミ捨てなどをする場所として覚えさせる

家庭では

視覚で理解しやすい環境づくり

発達障害児の多くが、話し言葉よりも絵や文字で説明したほうがよく理解できます。TEACCHも、イラストを活用した指導法が重視されます。

カードやシールを活用する

発達障害のある子どもの多くは、言葉を使う能力には秀でていません。しかしそのかわりに、視覚を使ってものごとを理解することは得意です。イラストを工夫して使いましょう。

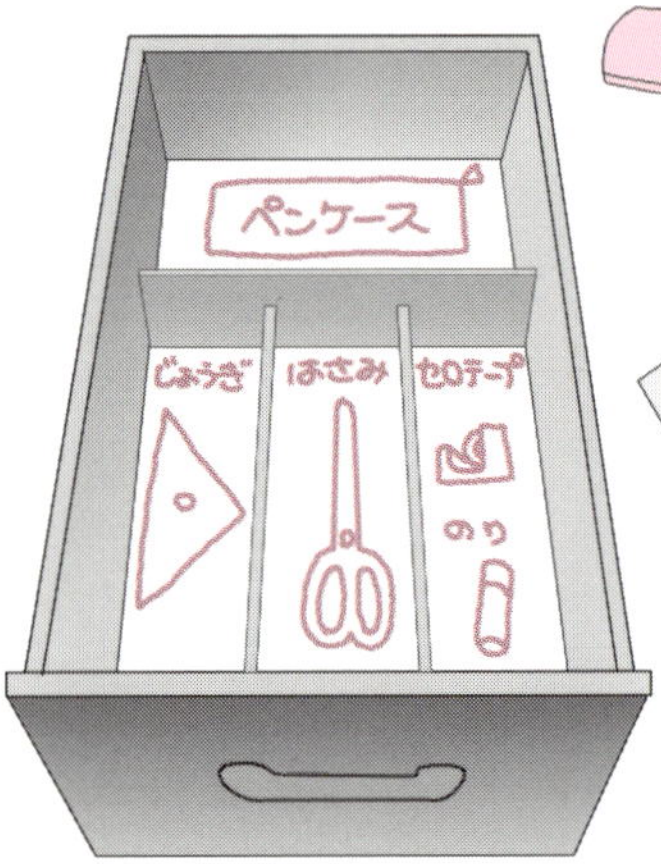

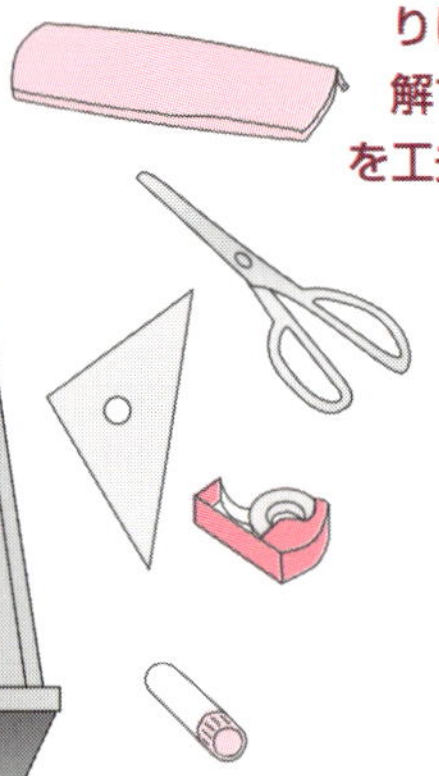

引き出しにイラストをはり、どこになにをしまうか図示する

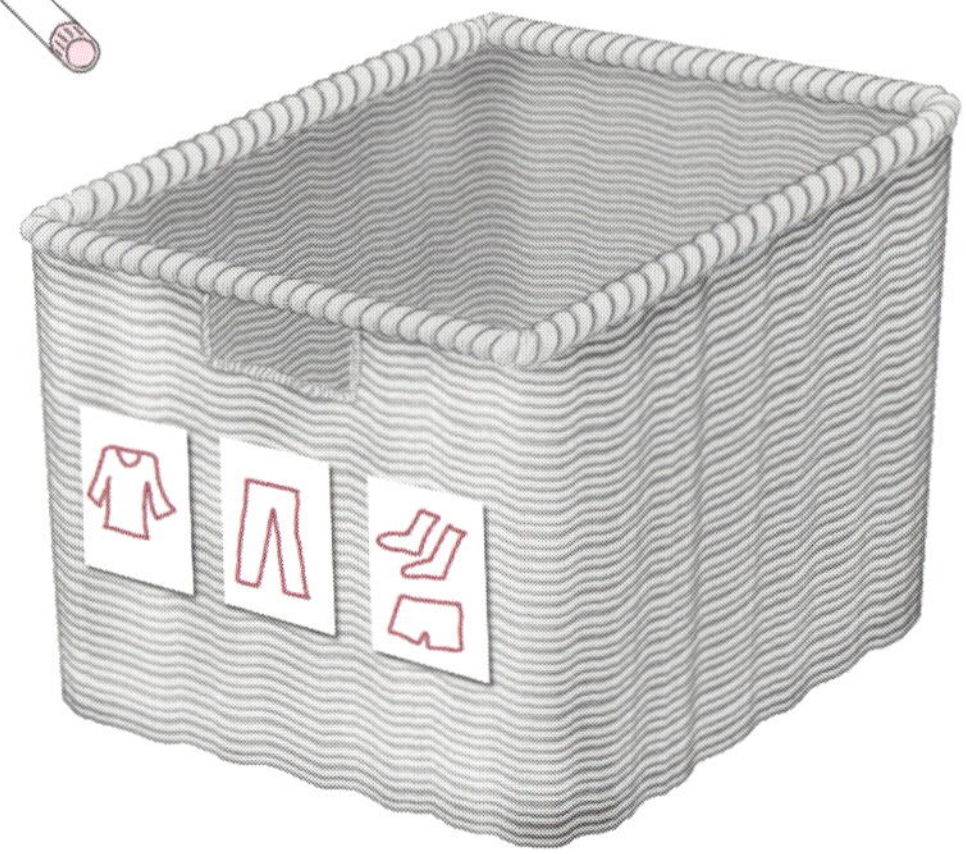

風呂場の脱衣かごに服のカードをはる。服を入れるかごだと認識できる

言葉で言い聞かせるのが難しい場合は、絵を活用して伝えることが有効です。

ねらい　ものの名前を覚えやすくする

言葉の遅れがあり、単語を使うことも苦手な子どもの場合、話しかけるだけでは、ものごとをなかなか教えられません。絵や図、記号を活用して、子どもが理解や反応をしやすいやり方で伝えましょう。

- 単語を覚えられる
- 複数のものを区別できる
- 意志表示が身につく

子どもがなにかをしたいと考える

↓

意志表示の仕方がよくわからない

↓

- ●人の食べ物に手を出す
- ●おもちゃを投げ出す
- ●急に泣き出してしまう

→ ふだんからカードを使っている

→ 自分の希望にあてはまるカードがあれば、それを周囲にみせる

カードで意志表示できるようになる

絵や図を使った療育を続けていくと、子どもはカードが特定のものを示すことを覚えて、それを自分から使うようになります。カードを使って食べたいものを表現したり、トイレに行きたい気持ちを伝えたりすることを覚えます。コミュニケーションがはじまります。

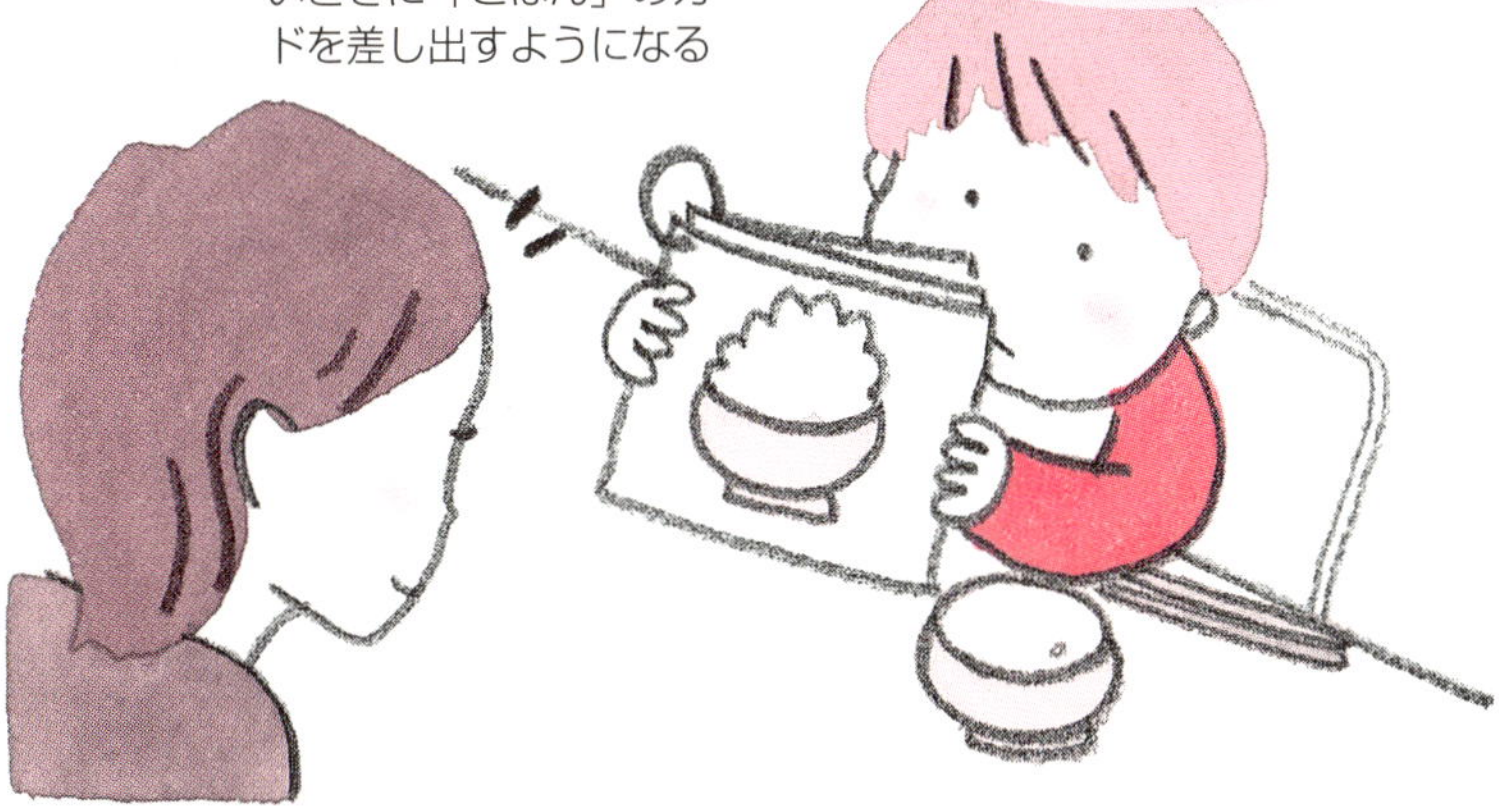

カードを使って「ごはん」を覚えると、おかわりしたいときに「ごはん」のカードを差し出すようになる

カードひとつで理解度がアップ

言葉の遅れがある子どもは、言葉を使えないだけで、理解力がないわけではありません。言葉で何度いい聞かせても覚えられないことが、イラストや写真をみせながら説明すると、とたんに理解できる場合があります。

ビジュアルを活用することが、生活のサポートにつながります。イラストや写真をきっかけに、ものの名前を覚えることもあります。

ビジュアルを得意としない子どももいる

ただし、すべての自閉症児が視覚を使った理解を得意としているわけではありません。子どもによって、理解しやすい方法はさまざまです。まれには絵よりも音を好む子どももいます。

視覚化することが絶対の方法とは考えず、子どもの理解度をみながら、必要に応じてとりいれるようにしてください。

家庭では

着替えや歯みがき、入浴の工夫

子どもが着替えに苦労しているのをみると、手助けをしたくなるかもしれませんが、身のまわりのことは自分でできるように教えましょう。

ねらい　身のまわりのことを自分でやらせる

歯みがきやトイレなど、生活に欠かせない技能は、ひとりでこなせるように教えていきます。いずれはひとりでできなければ困るからです。

視覚的構造化のアイデアを工夫して、根気よく教えます。

- ●生活上のトラブルが減る
- ●家族の必要以上の負担が減る
- ●自主性をうながすことができる

成人後をみすえて教えていく

療育は、長期的な視野に立っておこないます。将来的にどのような技能が必要になるか、それぞれの時期に考えて、教育していきます。より自立度の高い生活ができることをめざして、本人の力を引き出します。

幼児期

日常生活に必要な技能を身につける。不適切な手だし、口だしによって、子どもの成長のさまたげにならないよう注意

学童期

日常生活の動作から、コミュニケーションや学習能力を教えていく

成人後

それまでに身につけたことを、できるだけ社会的な場に広げて活動できるようにしていく

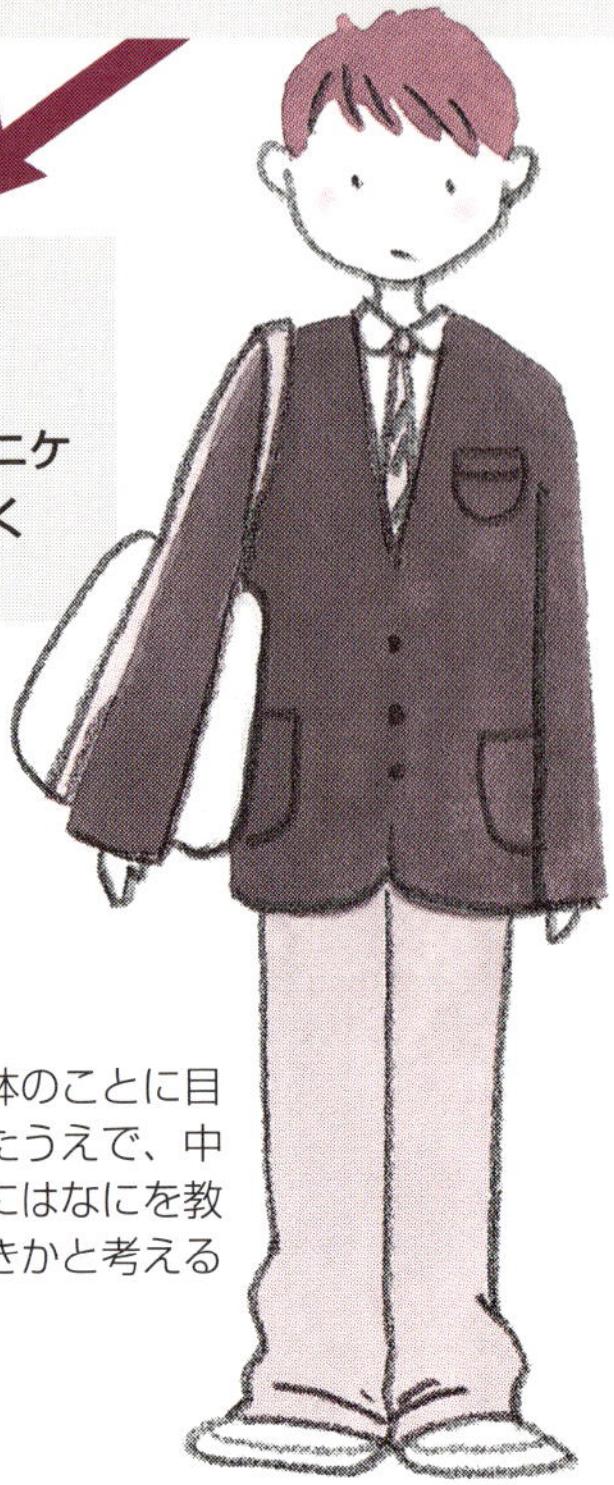

人生全体のことに目を向けたうえで、中学時代にはなにを教えるべきかと考える

手順と回数を伝える

子どもは人のまねをして行動を覚えていくものですが、自閉症児は人まねをするのが苦手です。ただ歯みがきをしてみせたり、話して説明するだけでは、うまく伝わりません。どういう順番で、どれだけの回数をくり返せばよいのか、具体的に提示してください。

トイレや洗面所、台所などには、はり紙をしておくとよい

歯のどの部分からみがきはじめて、何回みがいたら次の部分にいくか、どこまでみがいたら終わりにするか、一覧表にする

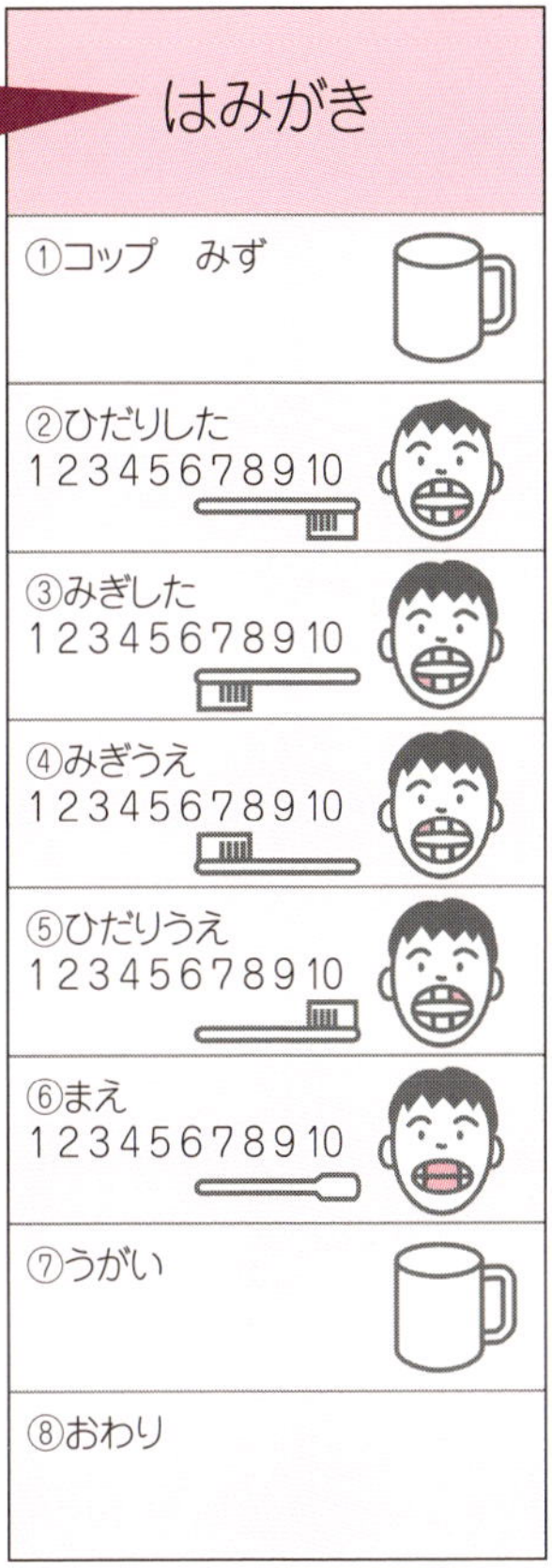
はみがき
①コップ　みず
②ひだりした
12345678910
③みぎした
12345678910
④みぎうえ
12345678910
⑤ひだりうえ
12345678910
⑥まえ
12345678910
⑦うがい
⑧おわり

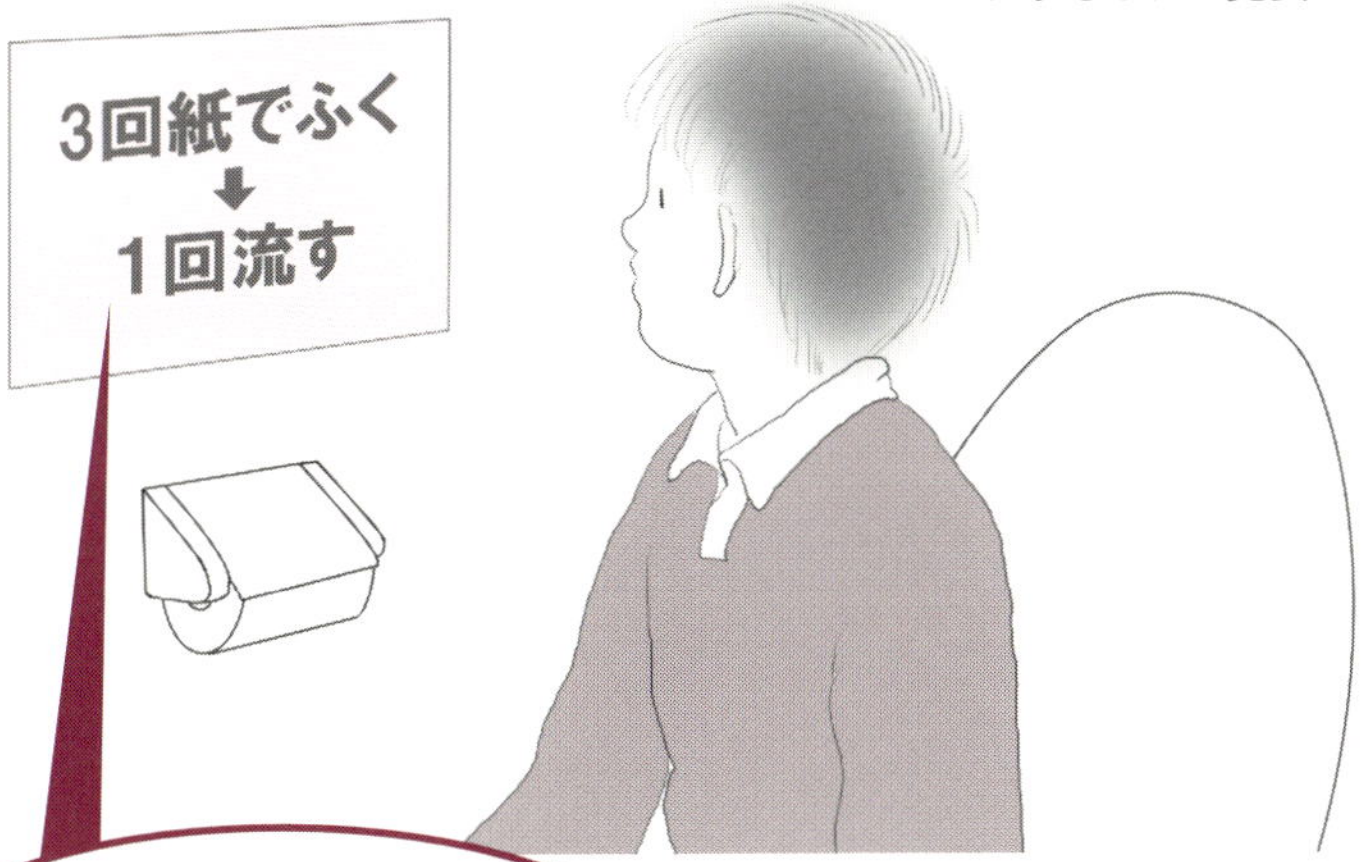
3回紙でふく
↓
1回流す

「1回流す」と書く。回数を書かないと、水の流れる音を気に入って、何度も流し続けてしまうことがある

手順を示すはり紙があると、作業の順番がわかって戸惑わない

作業ひとつひとつを具体的に教える

子どもが歯みがきやトイレ、入浴などをじょうずにできないのは、「歯みがきをする」という抽象的な表現を理解できないからです。歯ブラシを何度どのように動かせばよいか、目でみてわかるように教えると、理解できます。

トイレや入浴も同じです。作業の内容をひとつひとつ、イラストや写真で説明すると、ずっと理解しやすくなります。

自信がついて本人のためにもなる

自閉症児は生活のさまざまな場面で、戸惑いを感じたり、苦労をしています。しかし、それを心配しすぎて一方的な介入ばかりの育て方をすると、本人の自立をさまたげることになってしまいます。

視覚的構造化のアイデアを工夫できるようになると、子どもの自立的活動が発展して、親子の共生が楽しくなってきます。

家庭では

ひとりで学べる「ワーク・システム」

いつも親がそばについていることを、子どもは望みませんし、ひとりだちもできません。ひとりで作業をすることも、じょじょに教えていきます。

先がみえると安心して作業できる

TEACCHの目標は、子どもが「自分でできる」ように育てていくことです。それを子どもが望むからです。なにごとも最初のうちは手とり足とり教えていく必要がありますが、理解がすすんできたら、ひとりで作業できるように、教え方を変えましょう。

「ワーク・システム」といって、子どもが自主的に学べるような環境をつくる教育法があります。

勉強や書類の整理、洗濯の手伝いなどを頼むときに、なにをどれだけやればよいか具体的に伝えて、親がついていなくてもできるようにします。

ねらい　自主的な学習をうながす

子どもがなんらかの作業や課題をこなすとき、人の助けを借りずにできるように、自主性を育てます。勉強や仕事にかぎらず、家事にもあてはまることです。問題にひとりでとりくむ力をつけます。

- ●自習ができるようになる
- ●落ち着いて作業ができる
- ●練習によって技能が身につく

作業の見通しがつくようにする

先のみえない作業には、強い不安がともないます。子どもに作業の内容や規模を具体的に伝えましょう。

なにをする?
洗濯物をたたむ、掃除機をかける、新聞をとりにいくなど、行動を教える

どれくらいする?
どこまで小さくたたむか、部屋のどこを掃除するかなど、回数や規模を示す

いつまでする?
どこまでやったら作業が終わりになるか、目安を最初に伝えておく

作業が終わったら次になにがあるかということまで、できるかぎり具体的に伝えて、不安をとりのぞく

スタートからゴールへの流れをみせる

ひとりで作業をさせるとき、大事なのは作業の流れをみせることです。言葉で説明しても子どもにとっては理解しにくいので、数字で順番を示したり、手順をイラストで描き表したりします。

左から右	色を使う	記号を使う
左に洗濯物をつみ、右に入れ物を置く。作業のスタートとゴールをみた目で理解できる。スタート地点から順番に番号を示すと、よりわかりやすい	シャツと靴下をわけてしまう場合には、作業を色分けする。テープやクリップを使って、シャツは白い入れ物、靴下は黒い入れ物など、色ごとに仕分けする	色分けと同じようにして、A・B・Cや1・2・3の記号を使って、区分けをすることもできる

作業の流れ

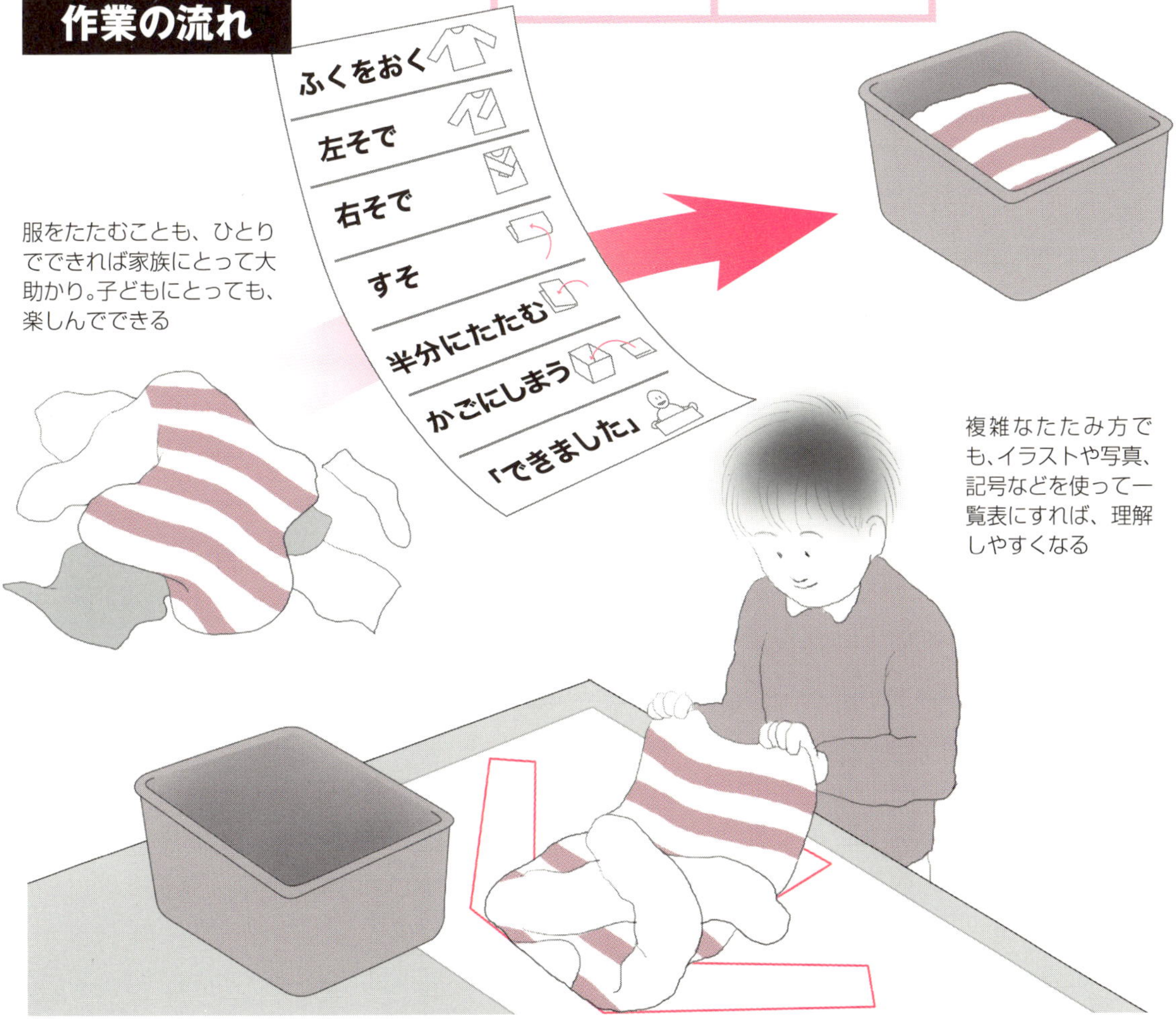

ふくをおく
左そで
右そで
すそ
半分にたたむ
かごにしまう
「できました」

服をたたむことも、ひとりでできれば家族にとって大助かり。子どもにとっても、楽しんでできる

複雑なたたみ方でも、イラストや写真、記号などを使って一覧表にすれば、理解しやすくなる

家庭では

音楽や絵で遊ぶことにも意義がある

勉強や作業だけでなく、遊びや、遊びをつうじて友達と交流することを教えることも、TEACCHの指導内容のひとつです。

遊びのはばを広げる

自閉症児は独特の感性で遊ぶため、周囲の子どもと興味の対象があわないことがあります。そのままでは友達との交流が少なくなってしまいます。人と交流できる遊びも教えていきましょう。

もともと好きな遊び

ものを並べたり、積み木をくみたてるなど、ひとり遊びが好き。意味のない行為をくり返すことも好む

●おもちゃを並べる
●水滴をみつめる
●イスを回転させる

さまざまな活動を教えて、選択肢を増やす

ボール遊び

音楽

絵を描く

スポーツ

おもちゃ

社会的な遊びを覚えると、コミュニケーション能力のアップにつながる

ねらい　自由時間のパニックを防ぐ

自閉症児は、決められた作業を好みます。判断をまかされたり、未知の場面にさらされるのは苦手です。作業の後で自由時間を与えられると、なにをすべきかわからず、混乱を起こすことがあります。

●余暇の使い方を覚える
●生活を充実させる
●社交性を身につける

遊びながら学習できる

自閉症児はひとり遊びを好みます。積み木をひたすら並べたり、回転する家具をながめるなど、社会性のない遊びに没頭することがよくあります。

本人が楽しんでいるのを止める必要はありませんが、それだけでは遊びのはばが狭く、社交性を養うチャンスを逃してしまいます。ほかの遊びも教えましょう。絵を描くことや音楽、スポーツなどをして、ほかの人と交流をもつことが、成長や適応の助けになります。

競いあう遊びはひかえる

集団のなかに入って遊ぶ体験は、療育の一環になります。基本的には子どもにとってよいことですが、ほかの子と真剣に競いあうことはあまり好ましくありません。

子ども同士をくらべることは、勝つことにこだわりすぎて、楽しく遊べないことがあります。

場所と時間を決めて遊ばせる

遊びは、課題や作業をこなしたあとのボーナスとしておこないます。作業をおこなう部屋とは別の場所で、時間を決めて遊ばせるとよいでしょう。スタートとゴールがわかれば、子どもは安心して遊べます。

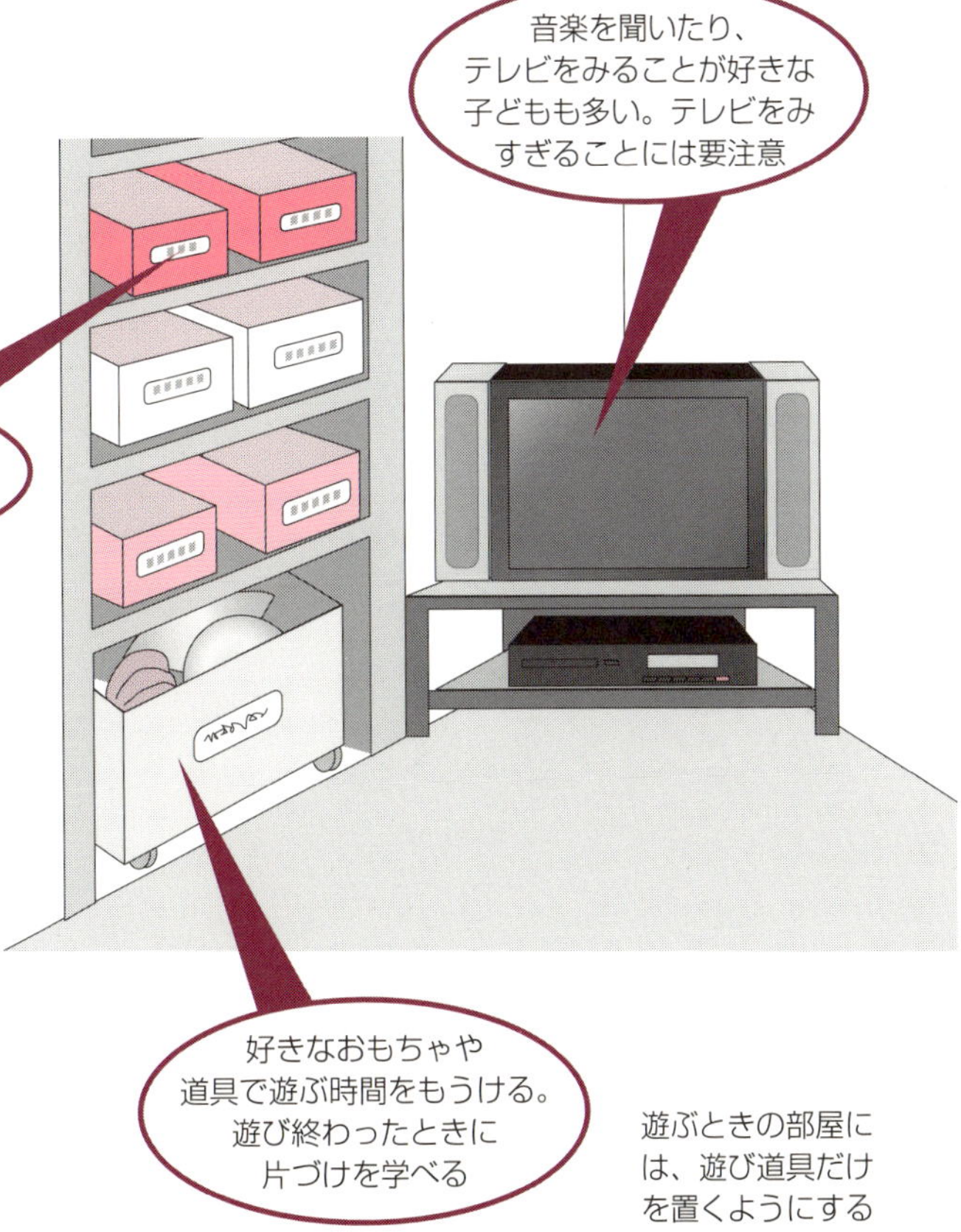

音楽を聞いたり、テレビをみることが好きな子どもも多い。テレビをみすぎることには要注意
地図や図鑑、写真集、料理の載っている本を好む子が多い。絵や写真をみるのはよいこと
好きなおもちゃや道具で遊ぶ時間をもうける。遊び終わったときに片づけを学べる

遊ぶときの部屋には、遊び道具だけを置くようにする

テレビゲームで遊ばせてもだいじょうぶ？

テレビゲームで遊ぶこと自体には大きな問題はありませんが、実物の玩具を手にして遊ぶほうが、脳の発達に有意義でしょう。

遊ぶ内容を絵や実物でいくつか並べて示し、そこから子どもに選ばせます。そのようにして、明確に意図してから遊ぶとよいでしょう。また、遊んだあとの活動を予告しておくと、時間を守れます。

家庭では

言葉よりコミュニケーションを身につける

言葉の遅れがある子どもに対して、言葉を無理に教えることは、苦痛につながります。言葉にこだわらずに教育しましょう。

ねらい　子どもの気持ちを理解する

言葉の遅れがあると、子どもとのコミュニケーションがうまくいかず、本人の希望を理解するのが簡単ではありません。その場合は、言葉以外の要素もどんどん使って、意志の疎通をはかってください。

- 子どもが意志表示をする
- 絵から言葉を覚える
- 親からの意志伝達も可能に

言葉の理解力は子どもによって違う

自閉症の症状には個人差があります。とくに違うのが知的障害の程度で、人によっては、会話ができるほどの言語能力をもっていることもあります。それぞれの力に応じた療育をする必要があります。

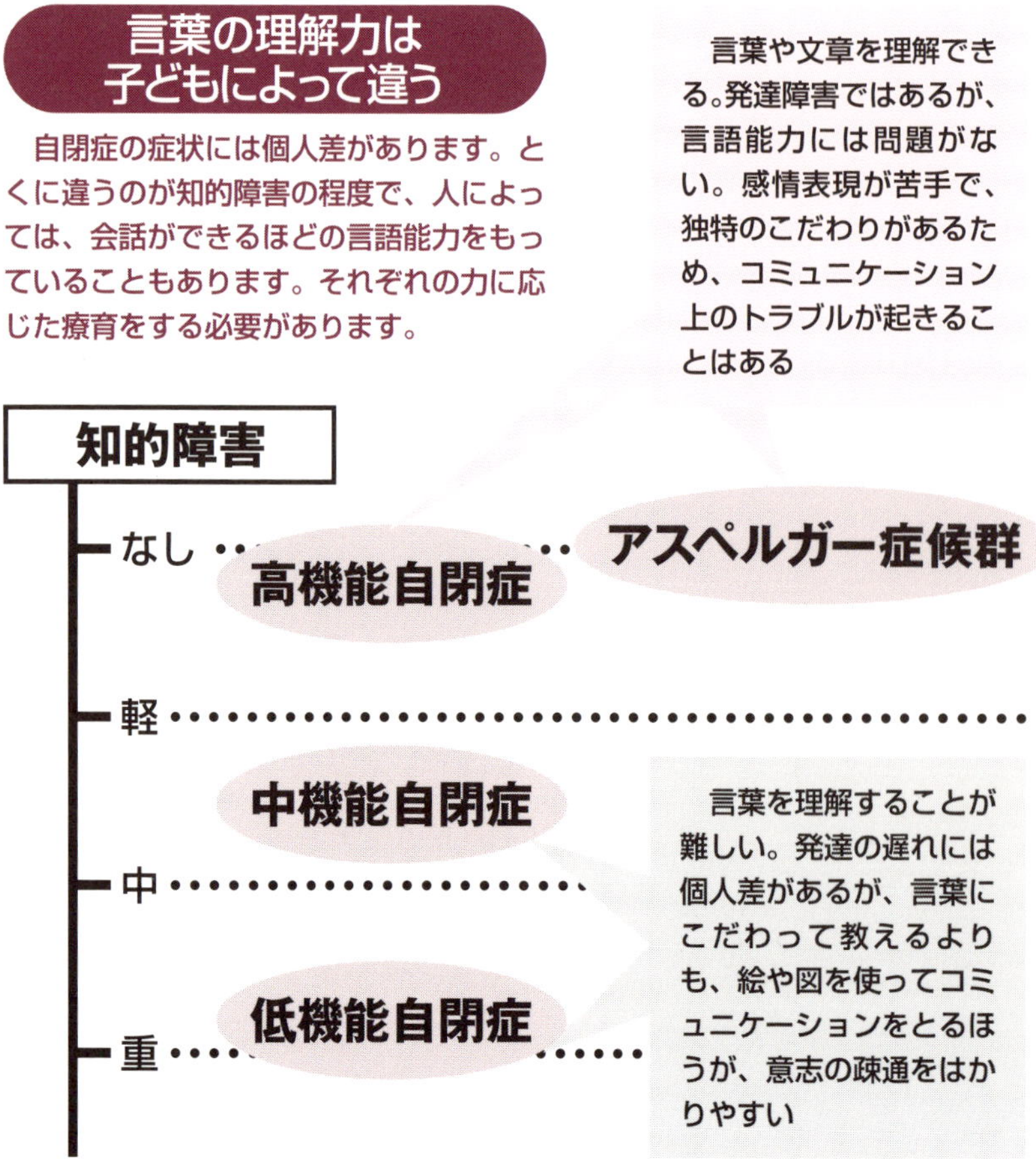

言葉や文章を理解できる。発達障害ではあるが、言語能力には問題がない。感情表現が苦手で、独特のこだわりがあるため、コミュニケーション上のトラブルが起きることはある
知的障害
なし
高機能自閉症
アスペルガー症候群
軽
中機能自閉症
中
低機能自閉症
重
言葉を理解することが難しい。発達の遅れには個人差があるが、言葉にこだわって教えるよりも、絵や図を使ってコミュニケーションをとるほうが、意志の疎通をはかりやすい

絵や記号を使ってやりとりする

言葉以外のコミュニケーション手段として、もっともよく使われるのはイラストです。視覚にうったえかけると、子どもは比較的反応しやすくなります。なかには、動作で表現したり、大きな音で希望を伝えようとする子もいます。

言葉
単語を覚えられる子どもは多い。イラストや写真を使って学ぶと、いっそう早く身につけられる

絵や写真
人の写真に名前を書いて覚えさせたり、ものをイラストで教えたりする

動作
子どもの動作から、要求の有無をみわける。カードを使わせるのもよい

記号
「A」や「B」などの記号を使って、ものの区別をつけさせる

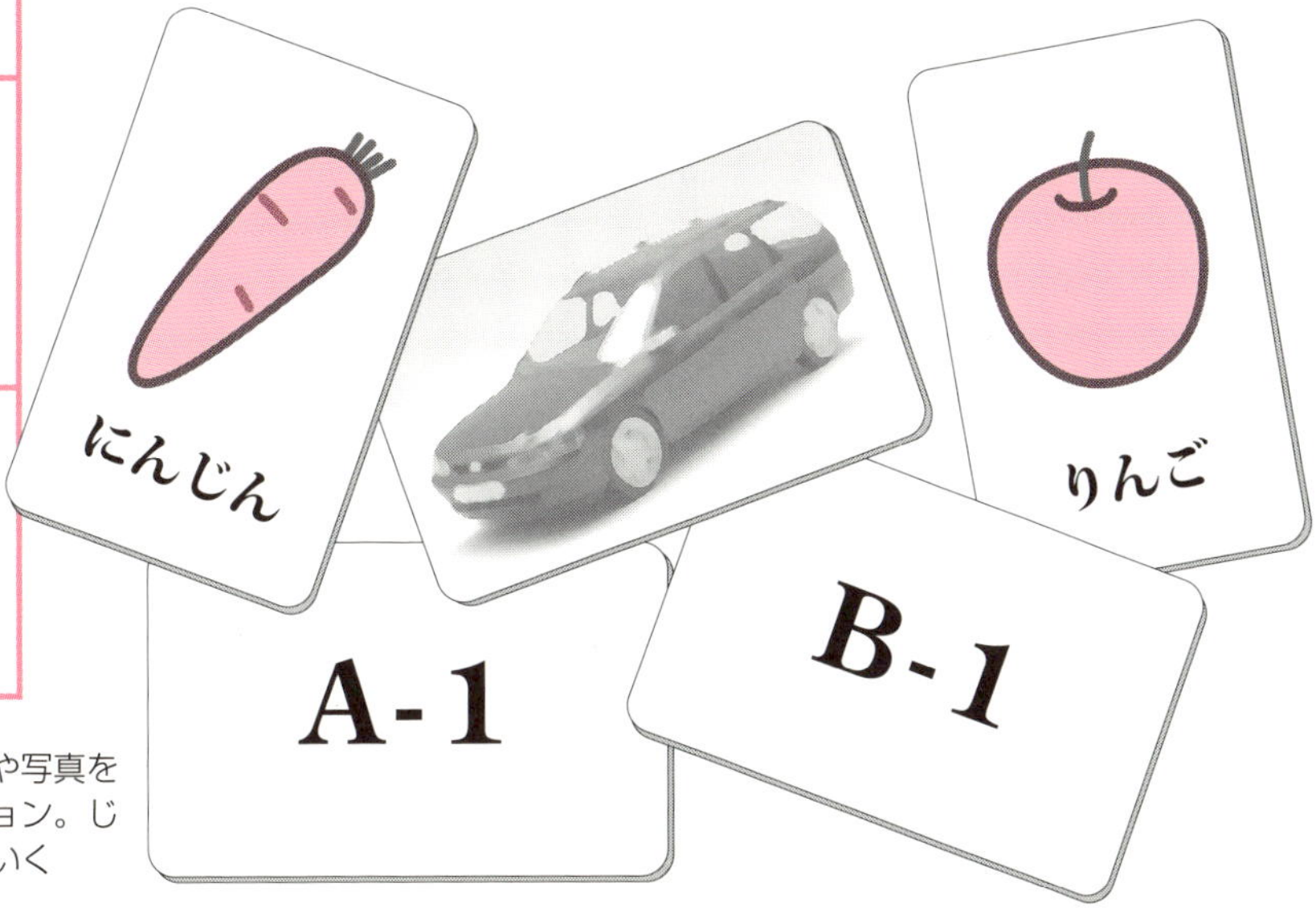

イラスト入りのカードや写真を使ってコミュニケーション。じょじょに言葉を覚えていく

言葉にこだわって教えるのは逆効果

子どもに早く言葉を覚えてほしい、「パパ」「ママ」と呼びかけてほしいと願うのは当然ですが、その願いを強くもちすぎると、子どもに負担をかけてしまいます。

自閉症児のなかには、言葉を覚えやすい子と、なかなか覚えられない子がいます。言葉の遅れがある子に発語を強く求めると、その重圧からかえって発達が遅れることもあります。ほかの子とくらべないで、本人の特徴にあわせた療育をしていくことが大事です。

コミュニケーションをとることが第一

言葉を教えるのも大事なことではありますが、それが難しい場合には、言葉にかぎらずコミュニケーション全般を教えます。もっとも大切なのは、子どもの気持ちを理解することです。そのために、言葉以外が役に立つ場合は、どんどん活用していきましょう。

ストーリー

外出できるよう育てたい

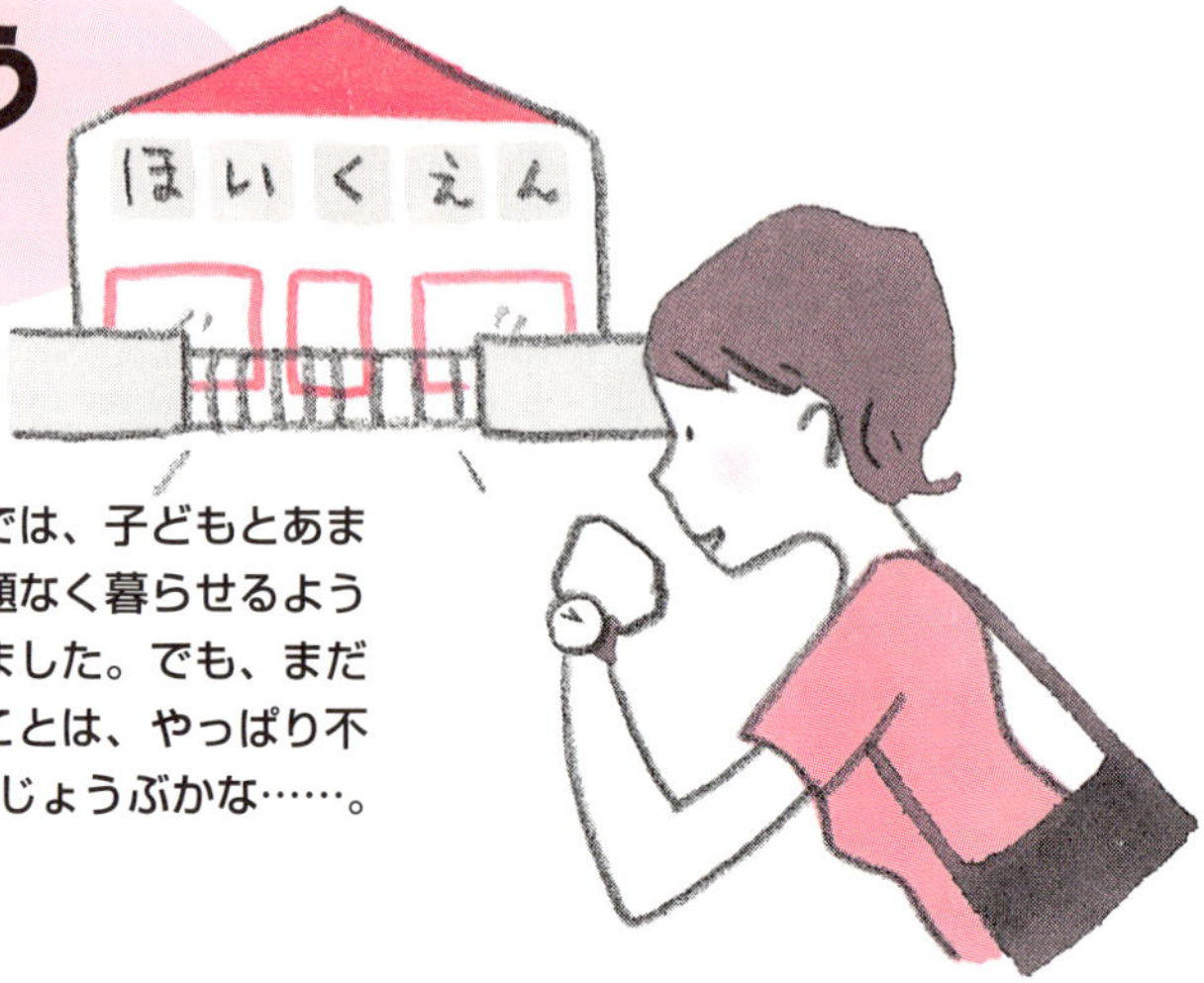

1 家庭では、子どもとあまり問題なく暮らせるようになってきました。でも、まだ外出先でのことは、やっぱり不安です。だいじょうぶかな……。

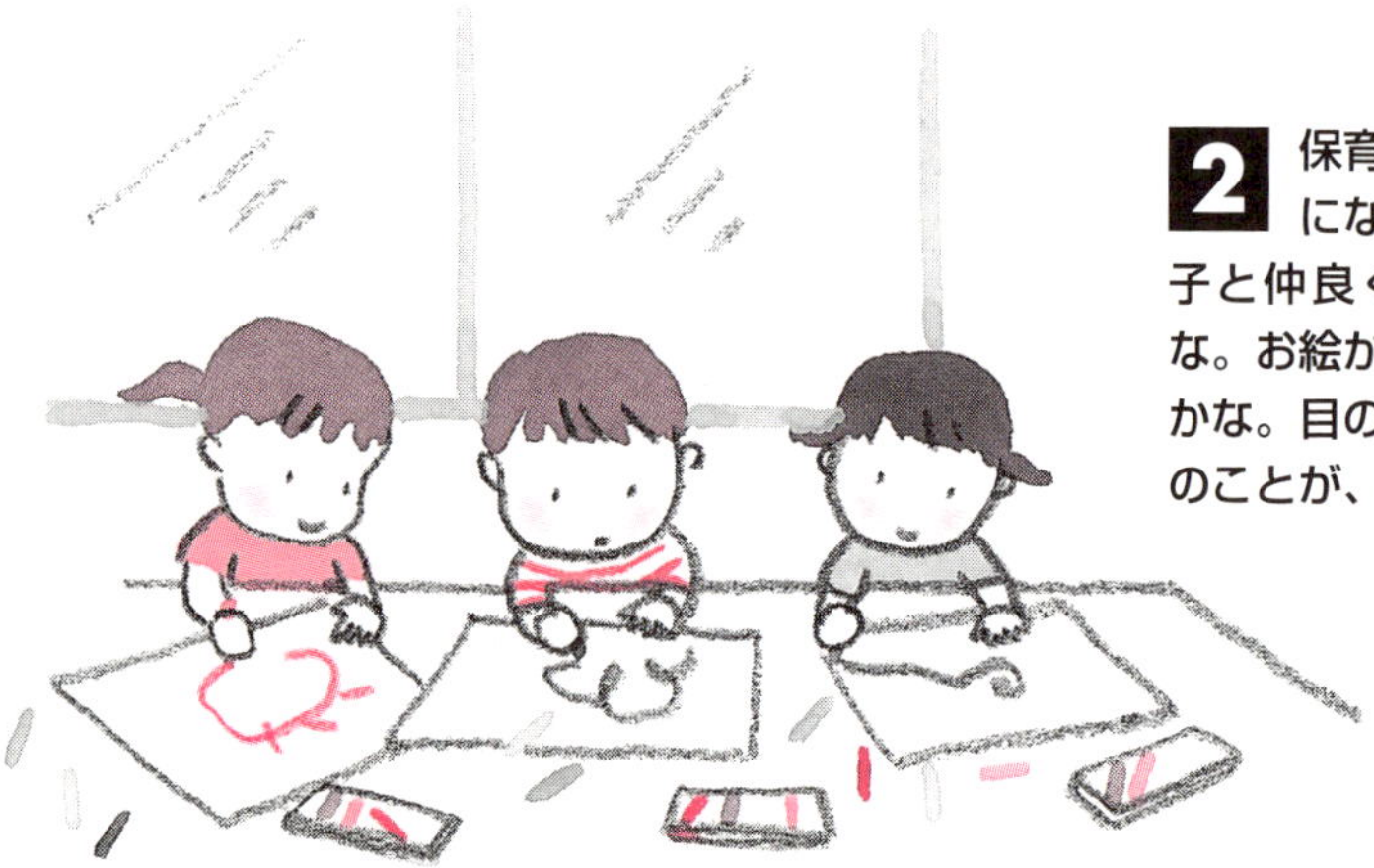

2 保育園での様子が気になります。ほかの子と仲良くできているかな。お絵かきや歌はできるかな。目のとどかないときのことが、心配です。

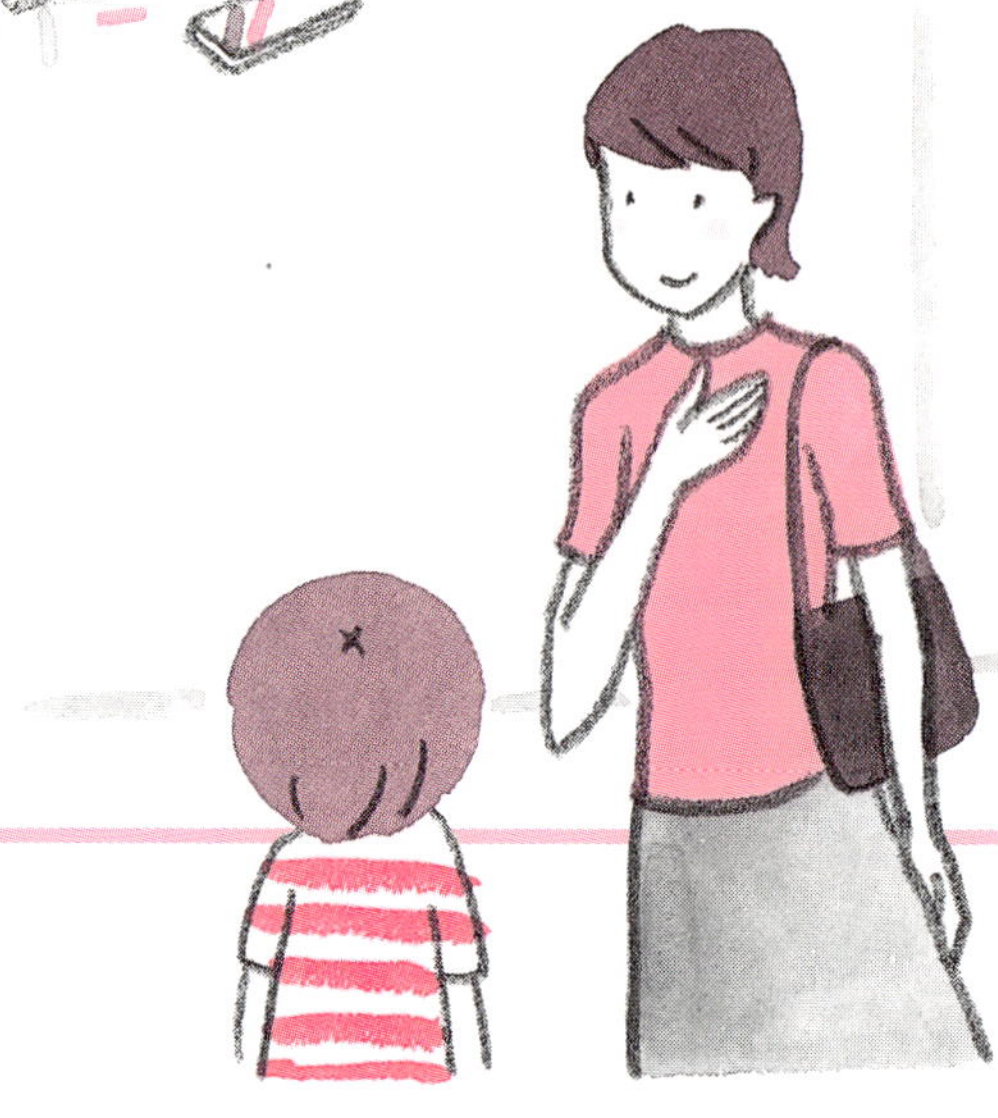

3 保育士さんにきちんと説明しているためか、なにごともなく、一日をすごせたみたいです。少しずつ成長しているようで、ひと安心しました。

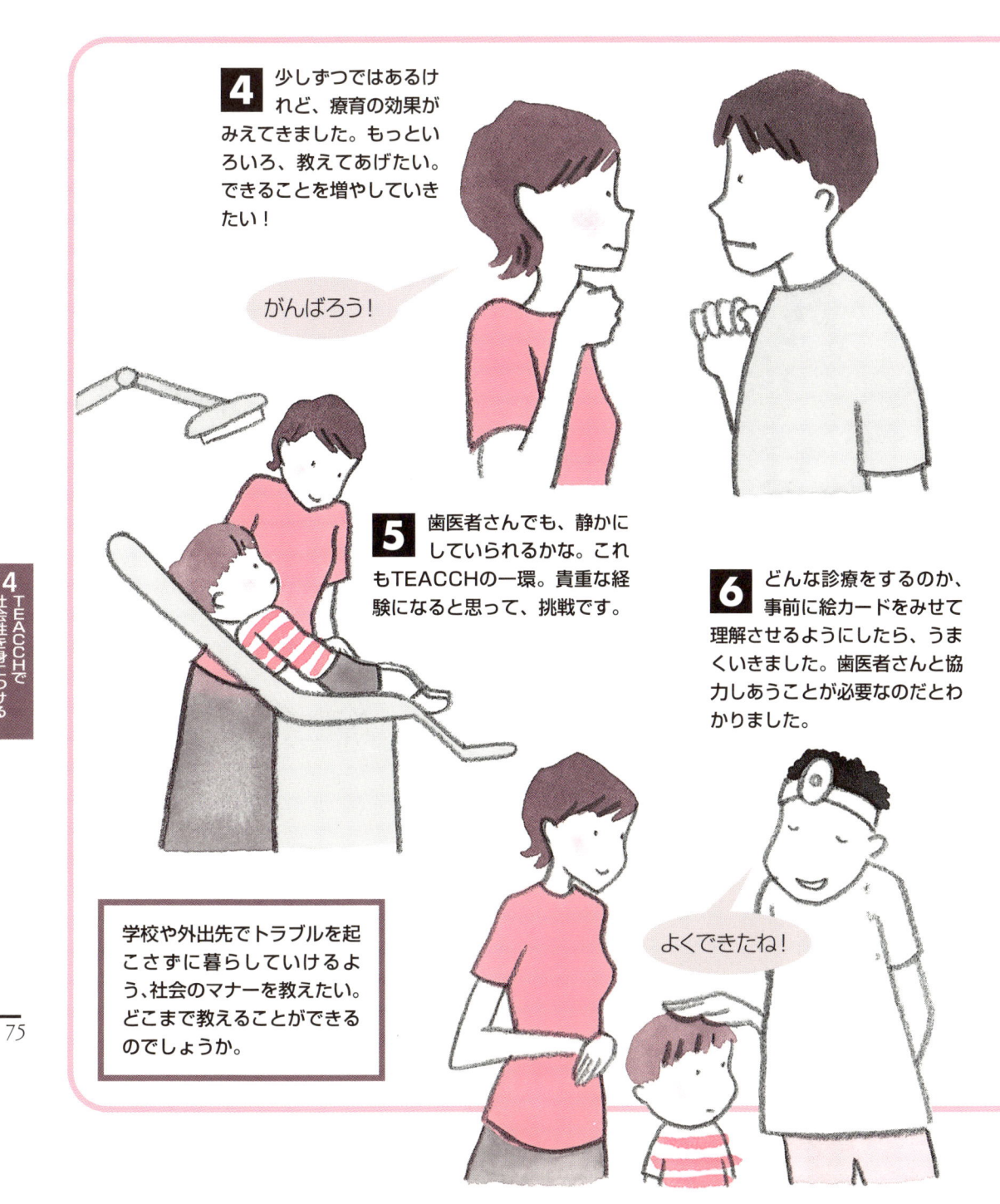

4 少しずつではあるけれど、療育の効果がみえてきました。もっといろいろ、教えてあげたい。できることを増やしていきたい！

5 歯医者さんでも、静かにしていられるかな。これもTEACCHの一環。貴重な経験になると思って、挑戦です。

6 どんな診療をするのか、事前に絵カードをみせて理解させるようにしたら、うまくいきました。歯医者さんと協力しあうことが必要なのだとわかりました。

学校や外出先でトラブルを起こさずに暮らしていけるよう、社会のマナーを教えたい。どこまで教えることができるのでしょうか。

TEACCHとは

社会的なスキルを身につける

家庭での習慣や、身のまわりのことを覚えたら、次は社会での行動を身につけていきます。

TEACCHで自立をめざす

療育の最終目標は、子どもがより社会的に自立することです。自立にはさまざまな段階があります。なかには経済的に自立した生活を送れる人もいますが、いきなりその段階をめざすのは難しいでしょう。できることから、少しずつはじめてください。

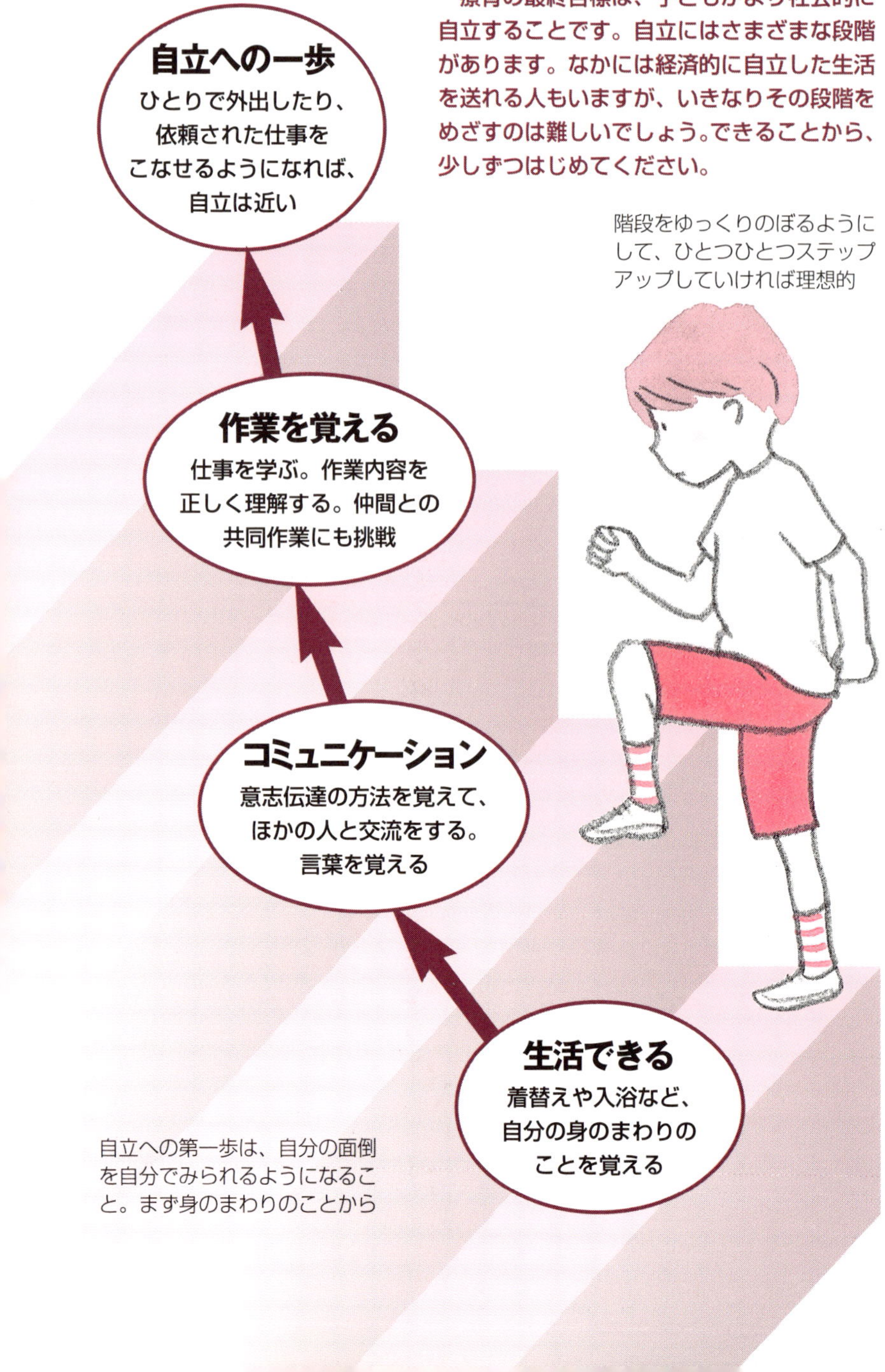

自立への一歩
ひとりで外出したり、依頼された仕事をこなせるようになれば、自立は近い
作業を覚える
仕事を学ぶ。作業内容を正しく理解する。仲間との共同作業にも挑戦
コミュニケーション
意志伝達の方法を覚えて、ほかの人と交流をする。言葉を覚える
生活できる
着替えや入浴など、自分の身のまわりのことを覚える

階段をゆっくりのぼるようにして、ひとつひとつステップアップしていければ理想的

自立への第一歩は、自分の面倒を自分でみられるようになること。まず身のまわりのことから

できることを少しずつ増やしていく

療育がうまくすすめば、子どもは新しい行動をひとつひとつ覚えていきます。

家の中でのことだけでなく、外出先でのマナーや、保育園での決まりごと、友達とのコミュニケーション、医院の受診なども教えて、できることを増やしていきましょう。

実際に役立つことを教えていく

子どもには、社会生活に役立つ行動を教えていきます。

しかし子どもは場所と行動をむすびつけて身につけるため、ほかの場面で応用させることは、やさしくありません。

たとえば買い物をしたり、電車に乗ることに挑戦する場合は、どの店で、どの路線で、というように教えます。そこで必要なぶんだけお金を渡して、その使い方を教えます。具体的な目的と実践的な知恵を重視してください。

知識よりも実用性を重視

TEACCHの目的は、子どもが社会に適応していけるよう、サポートをすることです。掃除機という名前を覚えさせることよりも、掃除の仕方を教えるほうが、役立ちます。実用的な技能を重視してください。

機能性

生活に役立つことを教える。掃除や洗濯、料理など、生涯にわたって必要になることがもっとも重要

＋

自主性

手伝いを必要とせず、ひとりでできるように教える。最初は手伝ってもよいが、じょじょに減らす

＋

家庭環境

両親の生活パターンによって、子どもに教えるべきことは変わる。家事のどこで自立を必要とするか、各家庭で異なる

＋

子どもの特徴

本人がなにを得意としているか、どんなことに興味をもつかによって、教えやすさが決まってくる

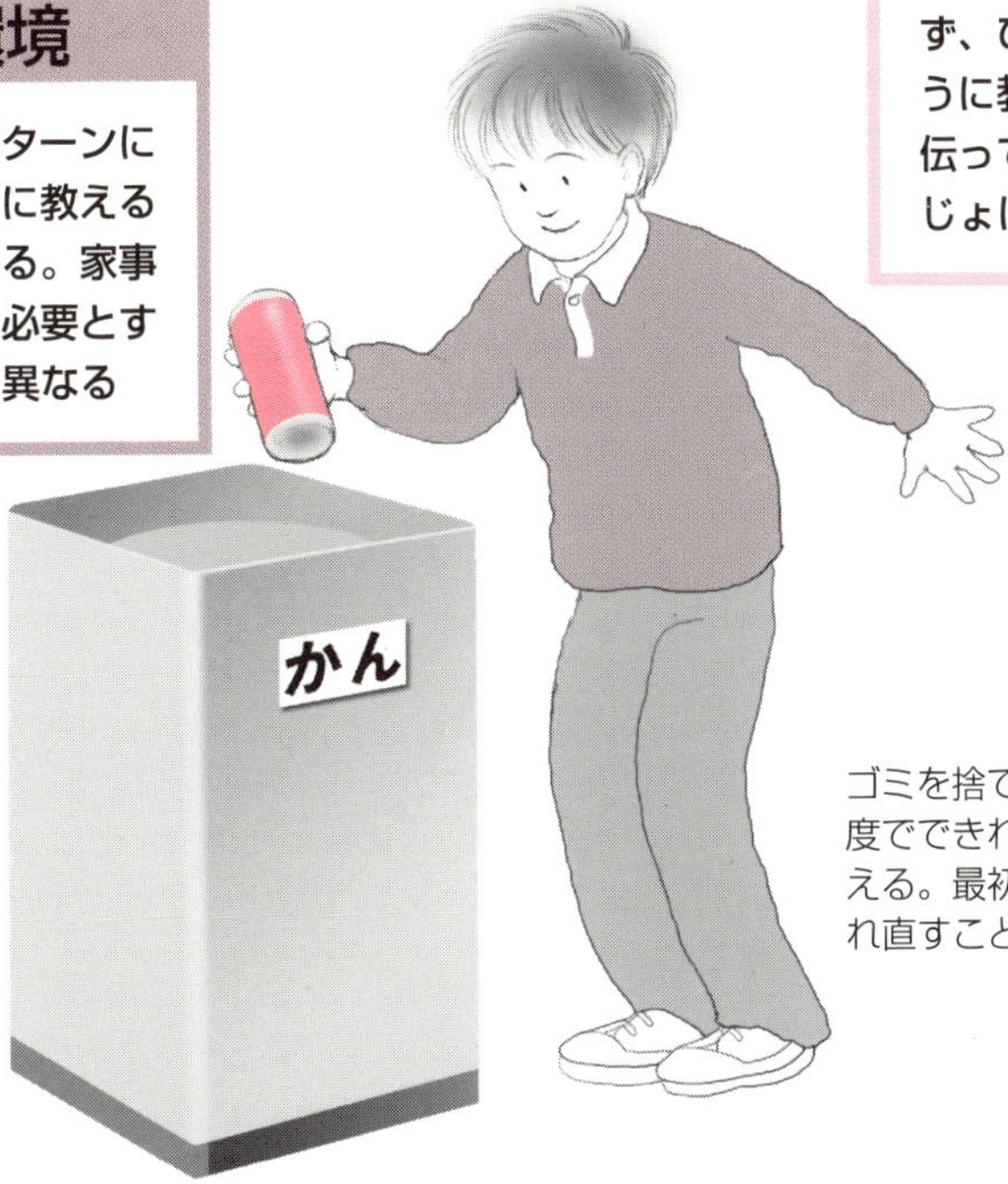

ゴミを捨てるとき、一度でできれば成長といえる。最初は何度も入れ直すことがある

学校では

興味のある科目をいかしていく

子どもの学習能力には個人差がありますが、好きな科目に重点をおいて育てていくことが、ひとつの原則になります。

ねらい　学習能力をきたえる

自閉症児は、慣れている場所や体験したことのある作業を好み、未知のものごとを恐れます。そのままでは、できることがかぎられ、学習が発展しません。本人の興味や能力をみい出して、学ぶ力を育てましょう。

- ●興味をきっかけに世界が広がる
- ●新しいものごとを学べる
- ●学習する習慣がつく

理解力に応じた教育をする

感情表現や理解のギャップについてはみんな同じ程度の特性がありますが言葉の遅れは、人それぞれ程度が違います。ひとりひとりの理解力をふまえて、できることから出発して、失敗をさせないように指導する必要があります。

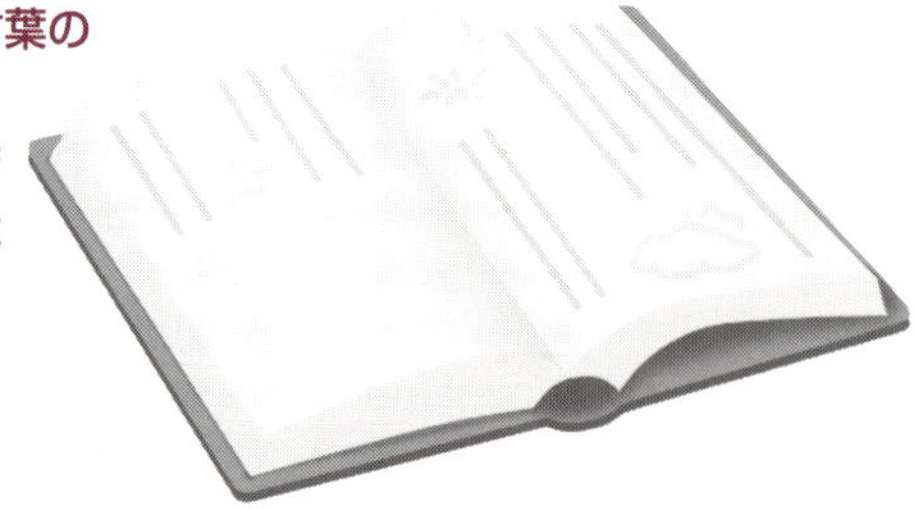

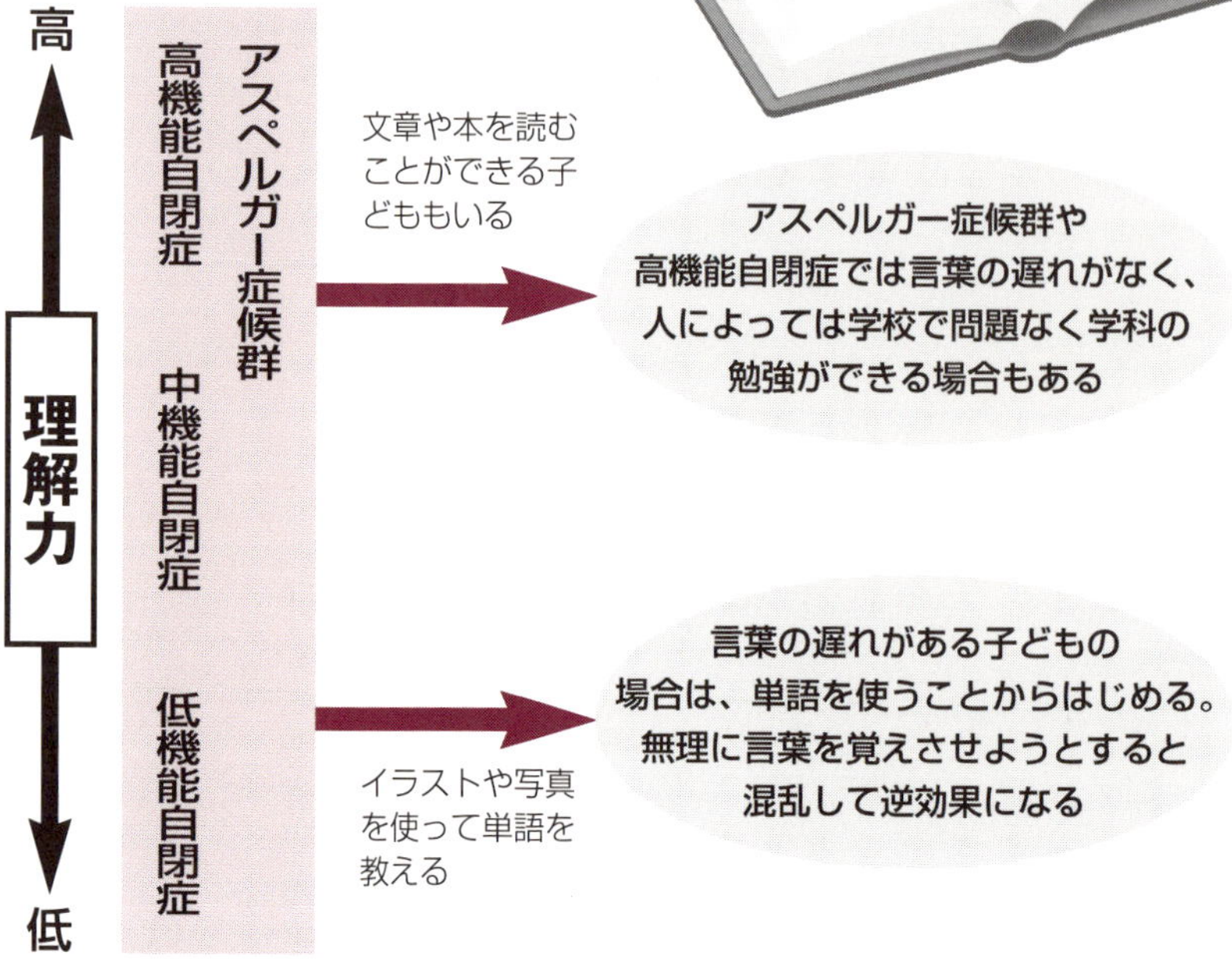
高
理解力
低
アスペルガー症候群
高機能自閉症
中機能自閉症
低機能自閉症
文章や本を読むことができる子どももいる
アスペルガー症候群や高機能自閉症では言葉の遅れがなく、人によっては学校で問題なく学科の勉強ができる場合もある
イラストや写真を使って単語を教える
言葉の遅れがある子どもの場合は、単語を使うことからはじめる。無理に言葉を覚えさせようとすると混乱して逆効果になる

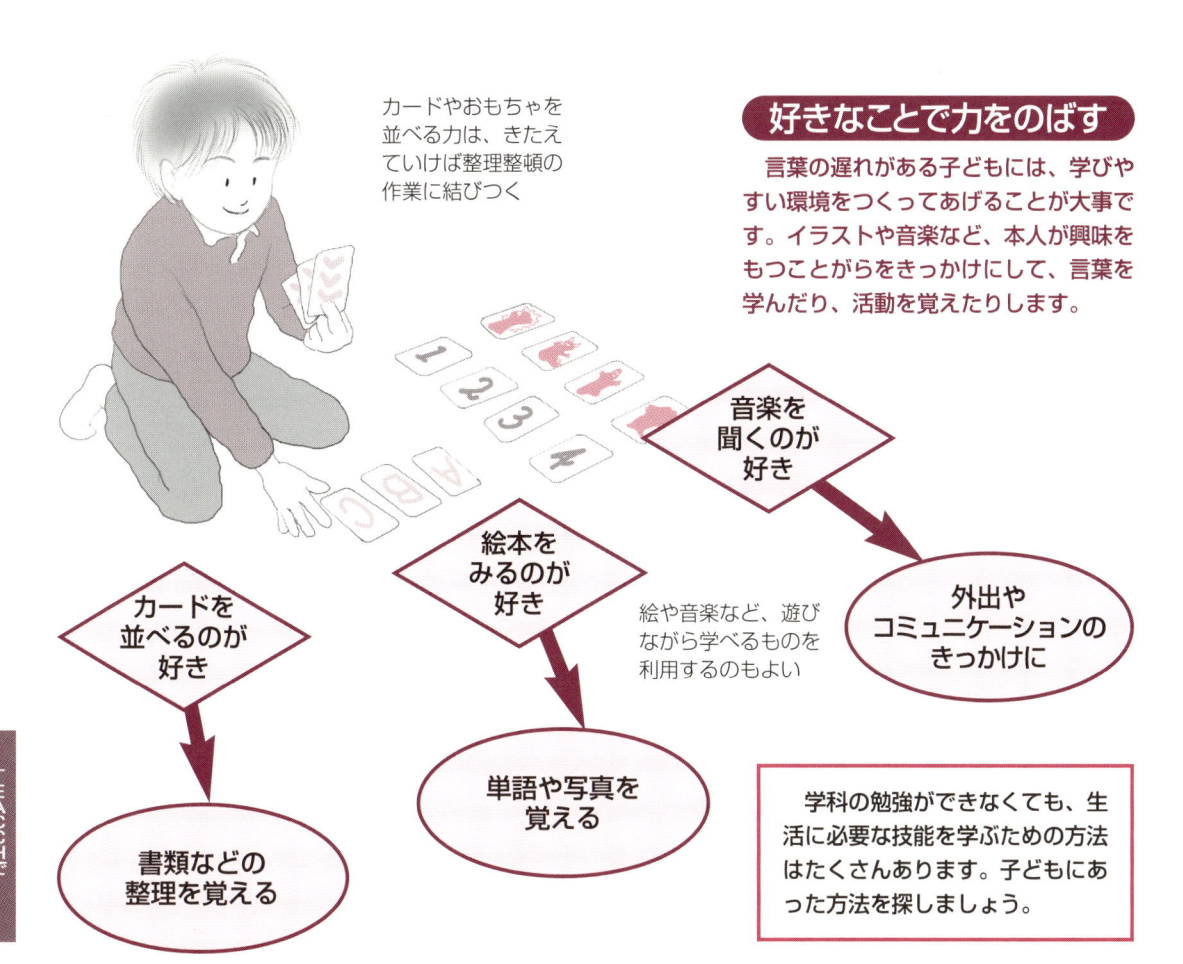

カードやおもちゃを並べる力は、きたえていけば整理整頓の作業に結びつく

好きなことで力をのばす

言葉の遅れがある子どもには、学びやすい環境をつくってあげることが大事です。イラストや音楽など、本人が興味をもつことがらをきっかけにして、言葉を学んだり、活動を覚えたりします。

- 音楽を聞くのが好き → 外出やコミュニケーションのきっかけに
- 絵本をみるのが好き → 単語や写真を覚える
- カードを並べるのが好き → 書類などの整理を覚える

絵や音楽など、遊びながら学べるものを利用するのもよい

学科の勉強ができなくても、生活に必要な技能を学ぶための方法はたくさんあります。子どもにあった方法を探しましょう。

勉強の得意、不得意は人それぞれ

勉強の面では、同じ自閉症児でも、大きな個人差があります。主に知的発達の程度によって違いが生まれてきます。

言葉の理解ができる子どもは、通常学級での授業に対応できることが多く、なかには大学を卒業する人もいます。いっぽう、言葉を覚えにくい子どもの場合は、高度な勉強をこなすことは難しく、特別な教育を受けるのが一般的です。

個々に目標をもうけてがんばっていく

子どもによって学習能力が異なるため、目標も変わります。それぞれのやり方で力をのばしていくことが大切です。

言葉の遅れがあっても、音楽や絵本など、興味のあるものをいかして学習していけば、子どもの力はのびます。学ぶ習慣がついて、生活全般を幸福なものにしていけます。

学校では

時間割りで、時間の感覚を身につける

空間を「構造化」すると理解しやすくなるのと同じで、時間割りをつくると、子どもは暮らしやすくなります。

スケジュールを視覚化する

自閉症児は、頭のなかでスケジュールを立て、なにをすべきか判断することが、うまくできません。「今日はプールの日」などと覚えることが苦手です。そういった予定はイラストや図にして、理解しやすい形にまとめましょう。

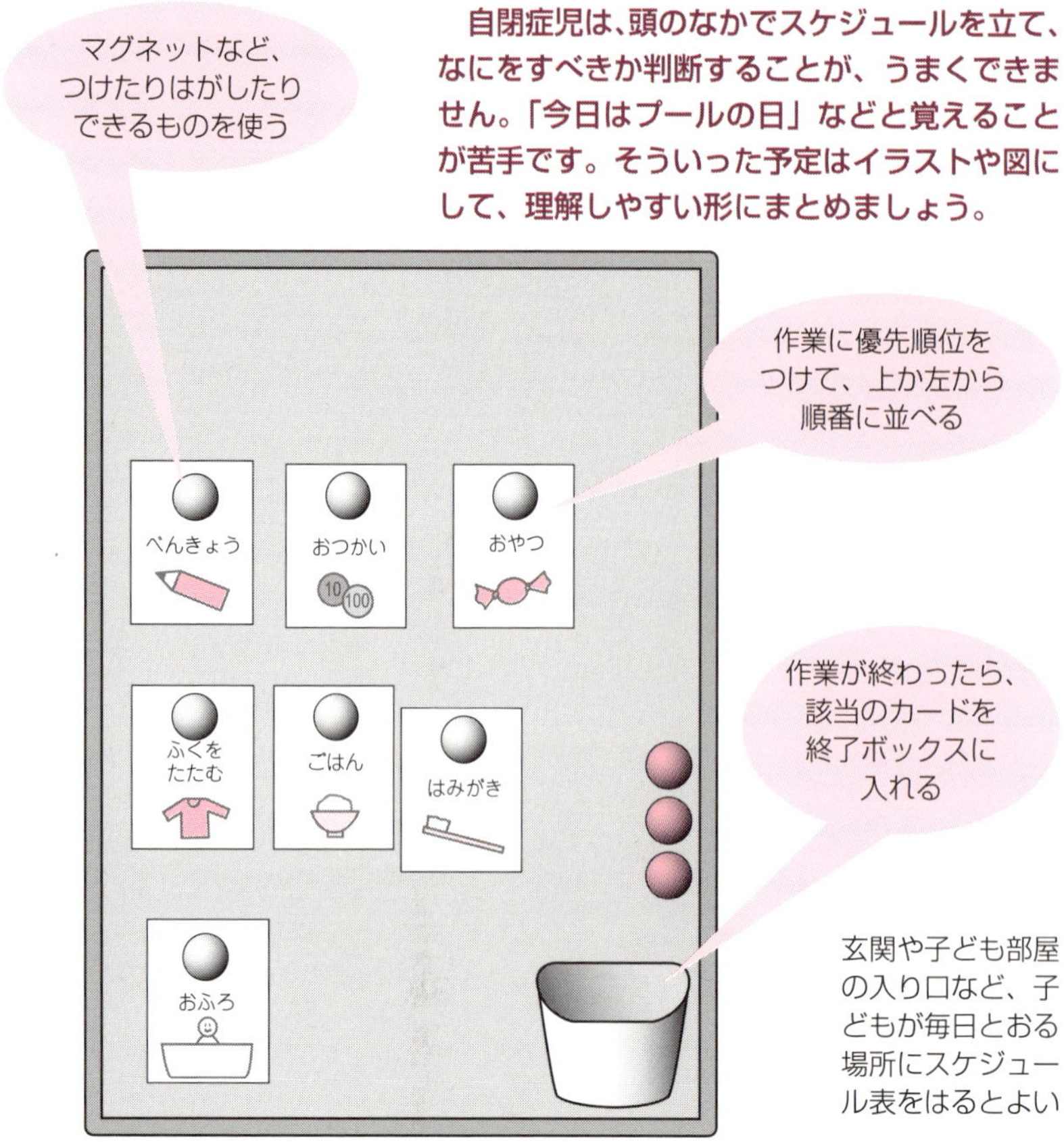

マグネットなど、つけたりはがしたりできるものを使う
作業に優先順位をつけて、上か左から順番に並べる
べんきょう
おつかい
10
100
おやつ
ふくをたたむ
ごはん
はみがき
作業が終わったら、該当のカードを終了ボックスに入れる
おふろ

玄関や子ども部屋の入り口など、子どもが毎日とおる場所にスケジュール表をはるとよい

ねらい　時間の感覚を身につけさせる

子どもは、ひとつひとつの作業を覚えることができても、それをくみあわせてスケジュールを立てたり、時間で区切っておこなうことは、なかなかできません。予定をビジュアル化することで、その補助をします。

- 時間の流れの感覚を覚える
- 先をみる習慣ができる
- 予定を立てる力がつく

予定がみえると子どもは安心する

自閉症児にとって困ることのひとつが、時間の概念がわかりにくいことです。ものごとを時間で区切って考えることが苦手で、一時間や三〇分といった単位も、感覚として理解することが困難です。そのため、なにをするにも先がみえず、不安を感じてしまいます。

この問題を解決するためには、時間割りが役立ちます。時間の長さや行動スケジュールを表にしてみせると、理解がよくなります。

スケジュールを通じて時間を覚える

最初は、行動の優先順位だけを示した表や、簡単な時間割りを使って教えます。イラストやカード、シールなどをまじえて、わかりやすい表をつくりましょう。

スケジュールを理解できるようになってきたら、時間の単位をふくめた表に変えて、時間の感覚も教えていきます。

こまかいスケジュールにもチャレンジ

作業の内容や順序が理解できるようになったら、ほかの要素を教えることにも挑戦しましょう。ただし、要素をつめこみすぎると混乱をまねきます。ひとつずつ、できる範囲で教えていきます。

いっぺんに複雑化するのは難しい。これらの要素のどれかひとつから試してみよう

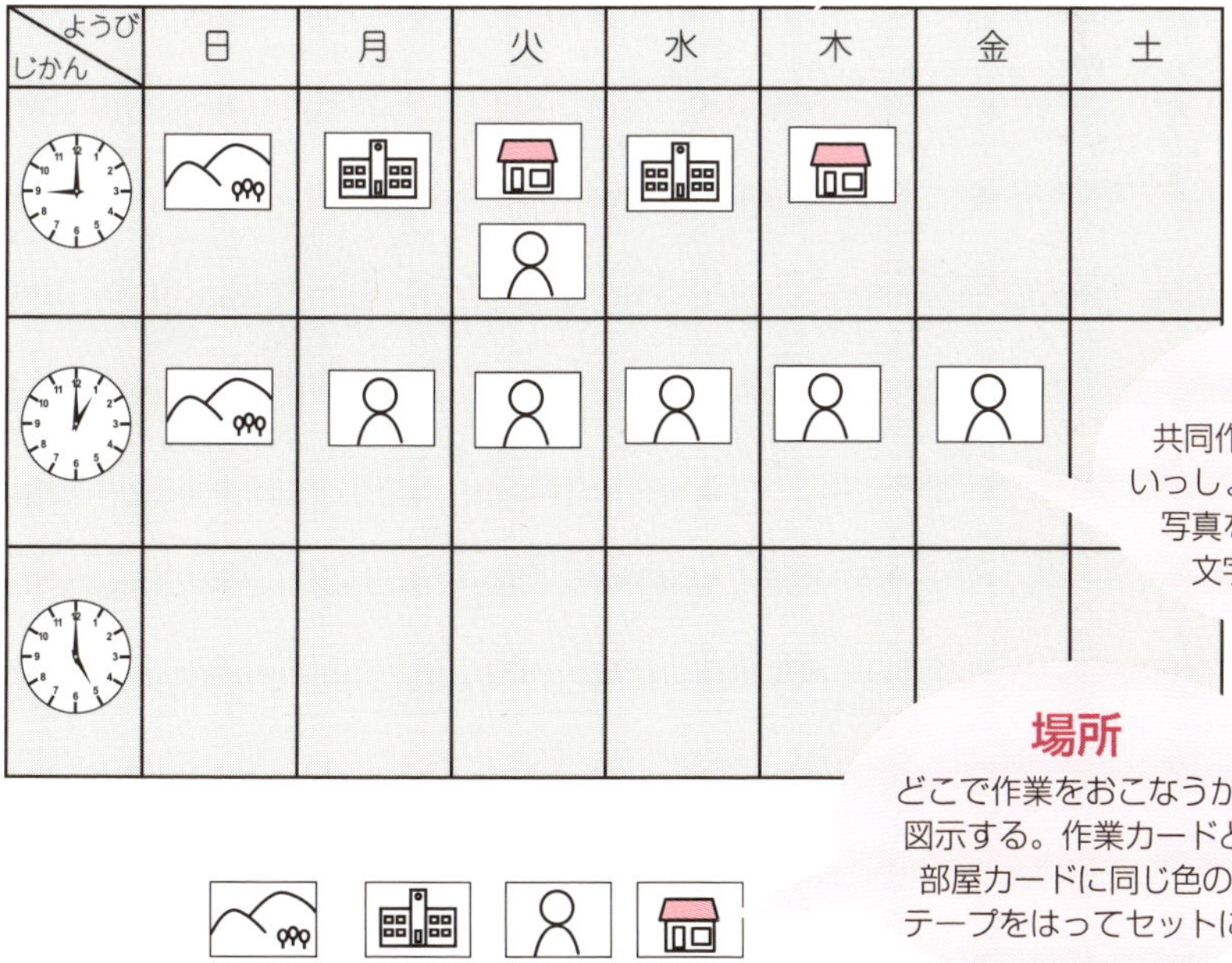

曜日
1日の予定がわかるようになったら、1週間を教える。色や記号でわけると理解しやすい

時間
作業時間の目安をビジュアル化する。カードの大小で時間をわけたり、時計の針のイラストで説明する

相手
共同作業ができる場合は、いっしょに作業をする相手の写真をはる。イラストや文字で示してもよい

場所
どこで作業をおこなうか、図示する。作業カードと部屋カードに同じ色のテープをはってセットに

地域では

場所を変えて、練習をする

自宅ではできることが外出先でできなくなるなど、場所が変わるだけで混乱する子がいます。さまざまな状況での練習が必要です。

ねらい　外出先でのトラブルを減らす

TEACCHによって身につけたはずの作業が、急にできなくなってしまうことがあります。外出先や道具が異なる環境など、慣れないところでは、本来の力を発揮しにくくなるからです。自宅の外でも練習をつむようにしましょう。

- 不安やストレスが減る
- 環境の変化に慣れる
- 作業効率が安定する

変化に慣れれば混乱しなくなる

自閉症児は環境の変化に敏感です。家具がひとつ変わっただけでも、部屋に不安を抱き、緊張することがあります。

自宅でTEACCHによる訓練をつみ、さまざまな行動を身につけた子でも、保育園や病院など、自宅の外では同じ行動をできないことがあります。環境の違いによって混乱してしまい、潜在する力を発揮できないことがふつうです。

どこに行っても社会的な行動ができるよう、外出先でも練習をしましょう。

さまざまな環境に慣れることも、社会に適応するための大事なステップのひとつです。

環境の変化が苦手

自閉症児は、生活空間の変化に敏感です。部屋の一部を模様替えしただけで混乱してしまうこともあります。自宅ではできることが、外ではできないのも、最初は仕方がありません。

自宅

慣れた環境で、
部屋ごとの役割も
わかっているため、
安心できる

↓

学校

人が多く、
部屋も無数にあって、
とるべき行動がわからず
不安を感じる

家の外でも同じTEACCHをおこなう

家の外でも同じTEACCHをおこなう

場所によるトラブルを防ぐために、もっともよい方法は、自宅以外でもTEACCHをおこなうことです。教育機関やよく利用する店などに協力を求めることができるなら、家と同じような対応をしてもらうよう、頼んでみましょう。

両親

家庭

専門家の指示にしたがって、自宅の構造化やスケジュールのイラスト化を実践。子どもも少しずつ適応していく

専門家

各機関

専門家として、家族や先生、第三者に具体的な指示を出す。様子をみながら、療育の方向性を確認する

関係者全員が統一見解をもつと、上達が早くなる

先生

学校

養護学校や特別支援学級で、TEACCHによる指導を受けられれば、家での作業の延長として、比較的理解しやすい

協力者

外出先

小児科や歯科、買い物をする店などから理解がえられたら、教育のために力を借りて、説明を視覚化してもらう

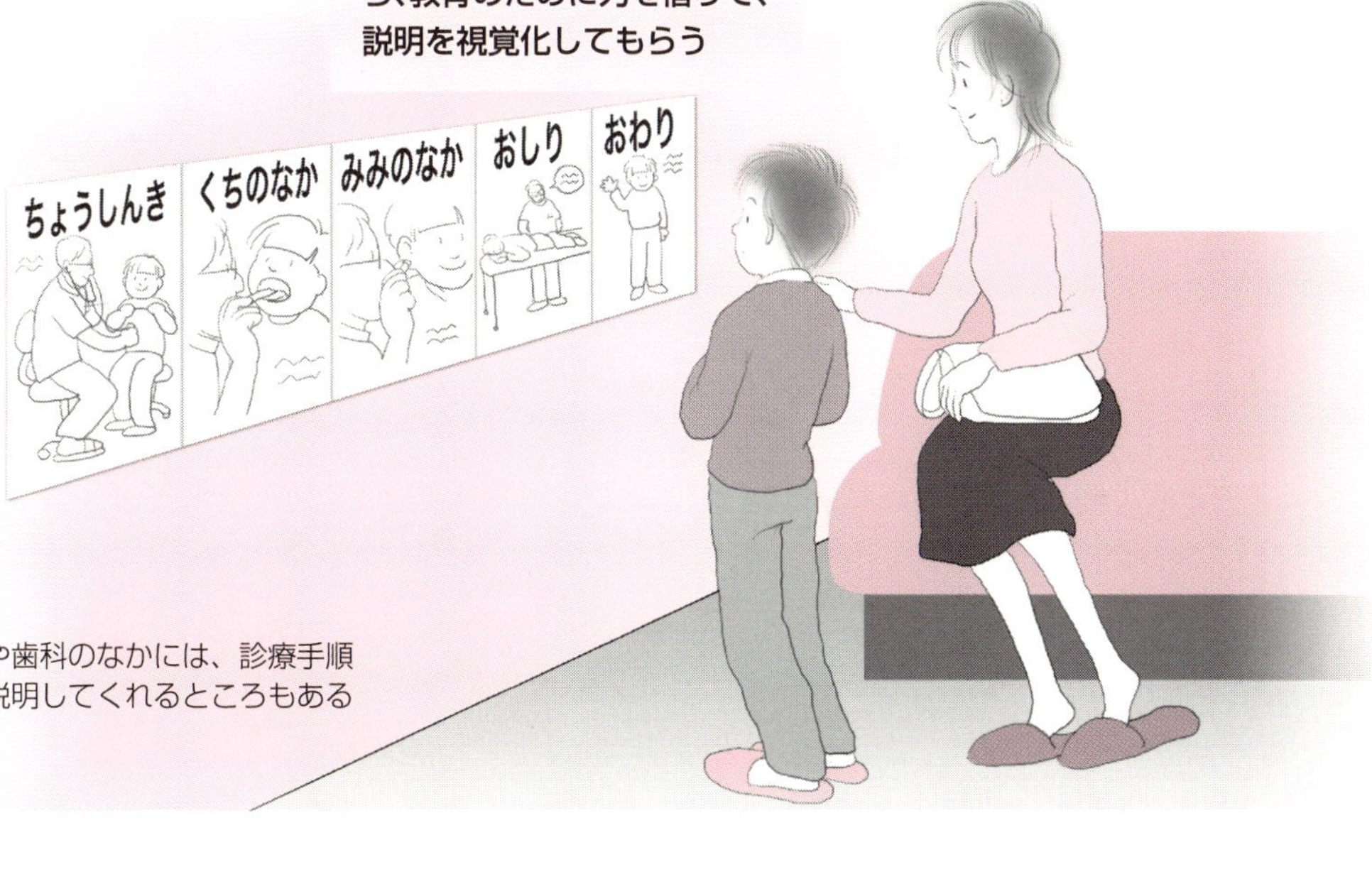

小児科や歯科のなかには、診療手順を図で説明してくれるところもある

地域では

町全体を使って活動をする

TEACCHの効果が出て、外出先でも混乱しなくなってきたら、買い物やお使いを経験させてみましょう。

ねらい　社会のルールを覚えさせる

TEACCHの究極の課題は、子どもの自立を援助することです。そのためには、ひとりで外出して、用事をすませる技能を教えることは、大切です。最初は難しいかもしれませんが、町に出ていくことも教えましょう。

- 道路の歩き方、危険性を知る
- 見知らぬ人との対話を経験
- お使いを覚えることができる

ひとりでお使いに行く

町でおこなう作業として、練習しやすいのは買い物です。近所の店に行ってジュースやおやつを買うことを、目標にしましょう。目標が本人の好きなものであれば、買い物をする意味を感じやすくなります。

道路
車道や十字路など、危険をともなう道路には、最初はひとりで行かせない

おかいもの
レジにならぶ
レジでまつ
1
2
3
おかね
おつり
レシート入れる

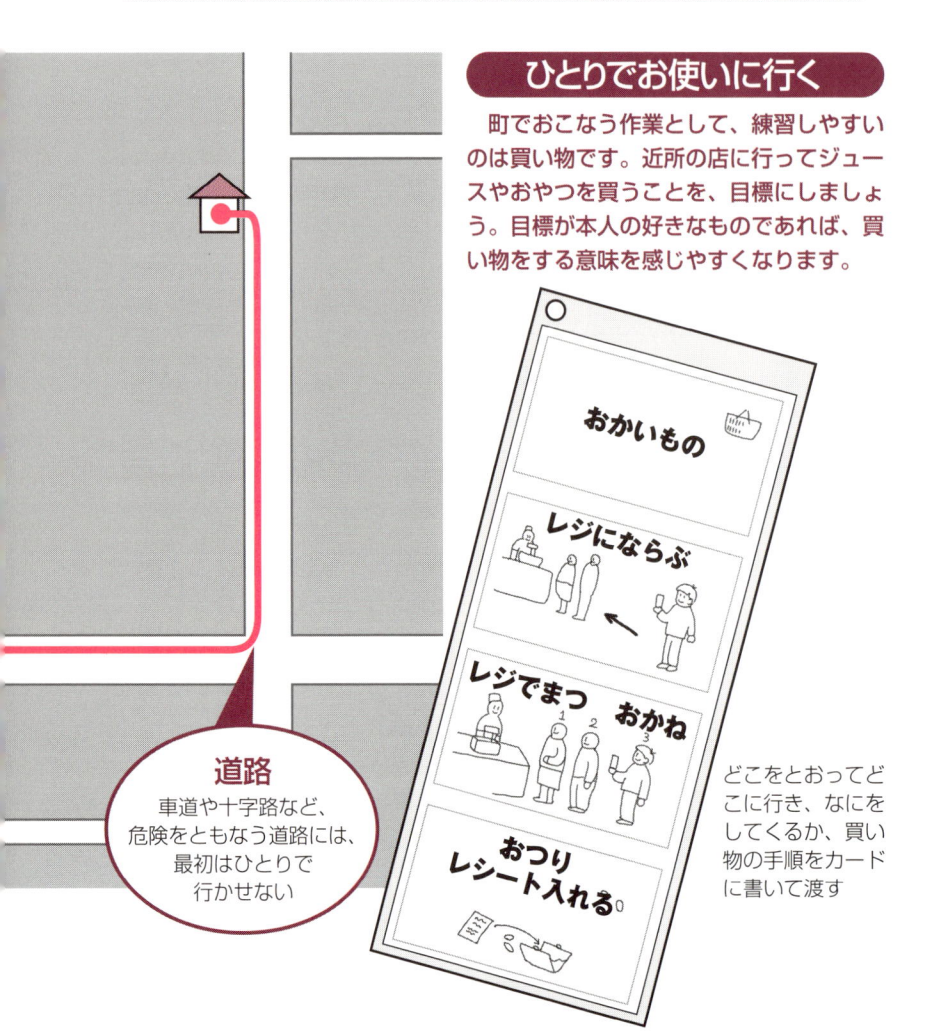

どこをとおってどこに行き、なにをしてくるか、買い物の手順をカードに書いて渡す

協力者をみつけて買い物にチャレンジ

子どもをひとりで外出させることには、心配で抵抗があるかもしれません。

しかし、安全を確認しながら新しい経験をさせて、子どもの暮らす世界を広げていくのは、本人の幸福のためによいことです。少しずつでも、チャレンジすることが大切です。

はじめのうちは同行して教える

いきなりひとりでお使いに出すのは、やはり危険です。道路の歩き方や信号の意味、目的地への道順など、教えるべきことがたくさんあります。はじめは同行して、それらの情報を教えます。

子どもがほかの行動も上達して、不安がなくなってきたら、お使いに挑戦しましょう。

相手先にあらかじめ話をして、子どものサポートをお願いしてください。

レジで店員と１対１でコミュニケーションをとり、買い物をすます練習をする

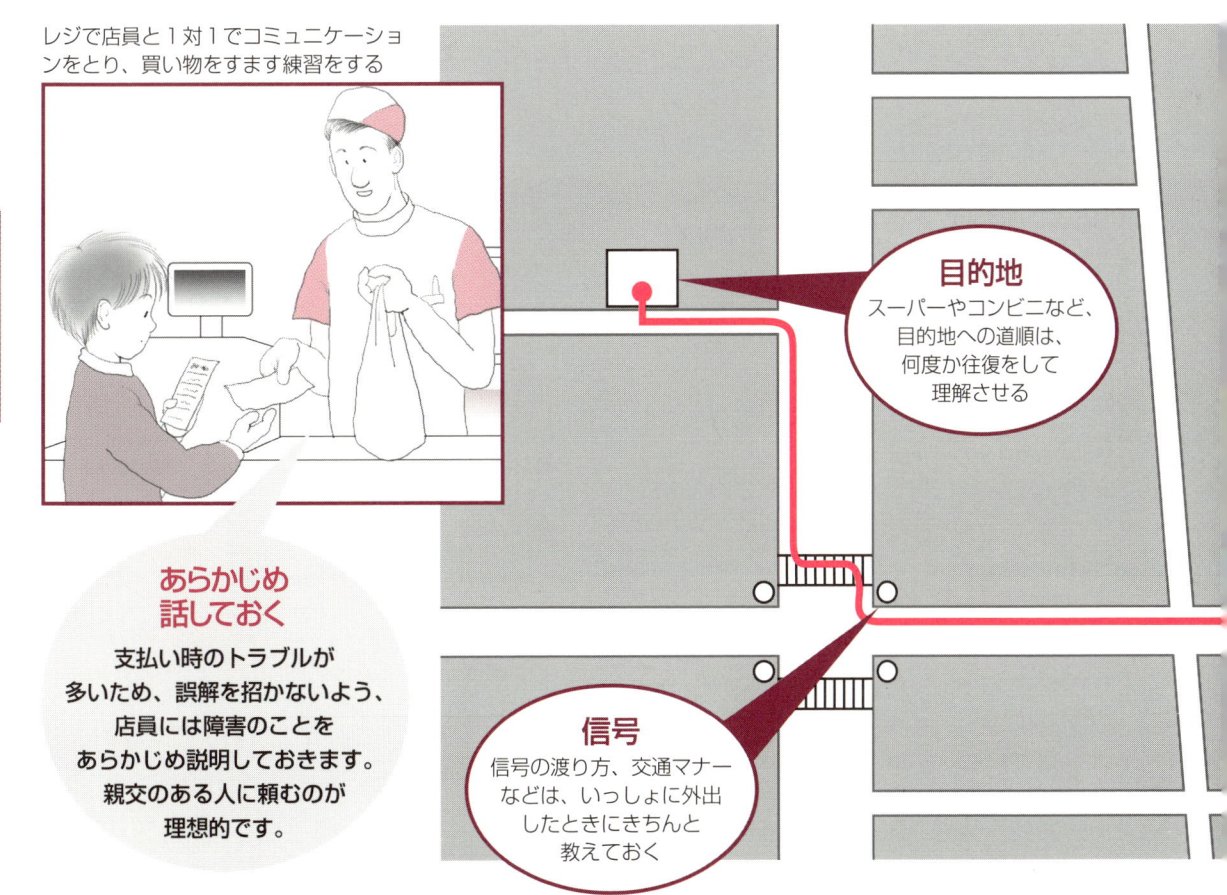

あらかじめ話しておく

支払い時のトラブルが多いため、誤解を招かないよう、店員には障害のことをあらかじめ説明しておきます。親交のある人に頼むのが理想的です。

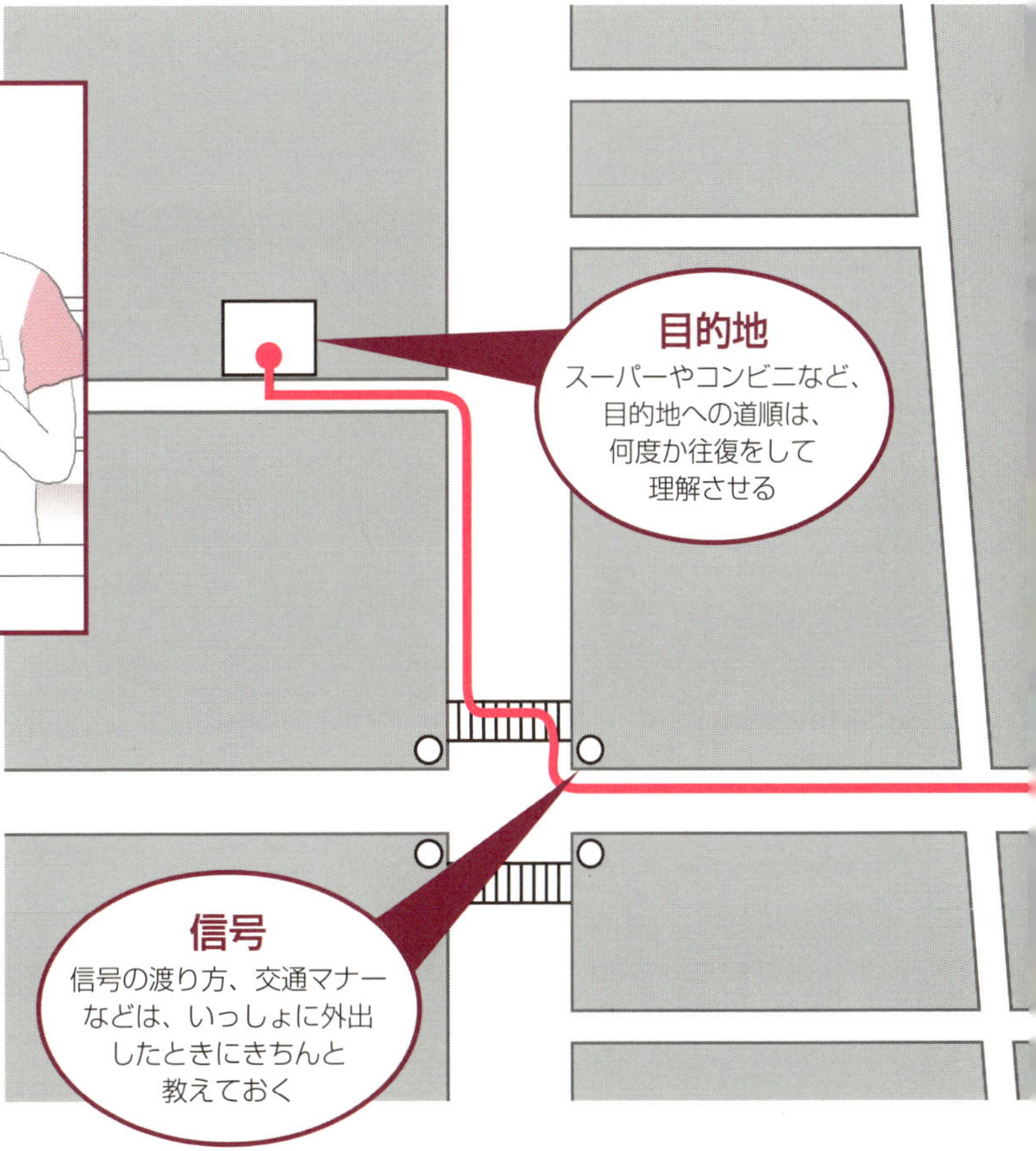
目的地
スーパーやコンビニなど、目的地への道順は、何度か往復をして理解させる
信号
信号の渡り方、交通マナーなどは、いっしょに外出したときにきちんと教えておく

地域では

スポーツ教室、習い事を利用する

外出することに慣れて、外での活動が療育に好影響を与えている場合は、さらに行動範囲を広げて、習い事をしてみるのもよいでしょう。

なにを習ってもよい

危険なことや、競いあいをすることをさければ、どんなことでもよいでしょう。

- 陶芸教室
- ダンス教室
- 手芸教室
- スイミング
- 音楽教室
- 料理教室

習い事は社会経験のチャンス

生活に必要なことが身についてきたら、今度は自由時間の使い方を考えていきます。ふだんの作業では経験できないことをためしてみるとよいでしょう。余暇をじょうずに使えれば、生活が充実して療育全体によい効果が出ます。

知らない町
遠くの町を訪れることは、それだけでも大きな課題。学べることがたくさんある

交通機関
近くの町よりも、遠くの町に行くほうが、ひとつの作業として落ち着いてできる

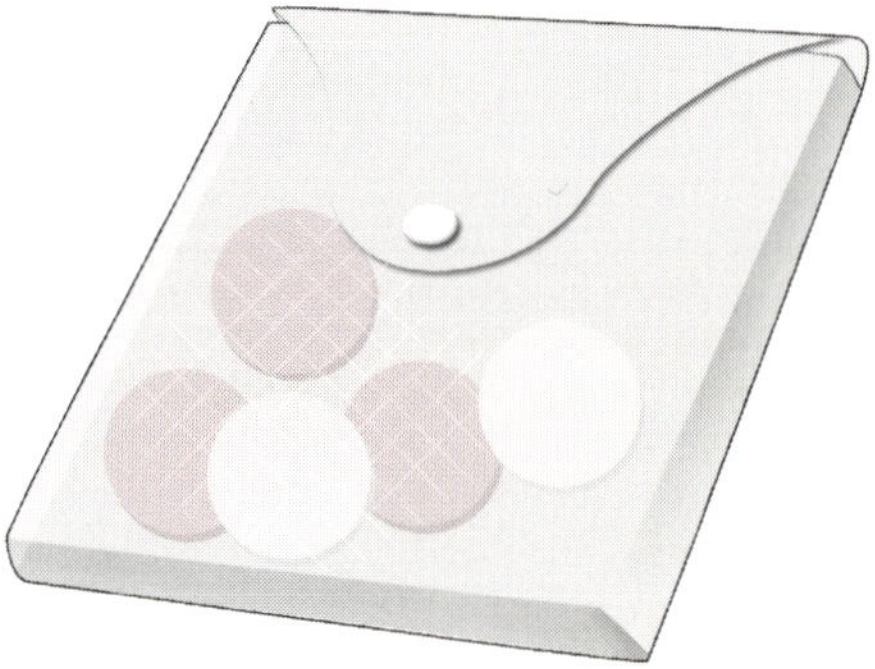

切符を買うためのお金を、1回分ごとにパックに入れる。使い方がわかりやすく、混乱防止になる

ねらい　余暇のすごし方を知る

決められた作業時間と違って、自由時間はやることがはっきりせず、子どもにとってはストレスのもとになりがちです。漫然と自由時間があるのは逆効果。積極的に余暇の活動も教えましょう。

- 無用なストレスを防げる
- 学習の場がひとつ増える
- 趣味ができて生活が充実する

最初は拒否反応を示す場合が多い

療育は大事なことですが、練習ばかりをしていては、親子ともども疲れてしまいます。余暇をじょうずにすごすことも、生活していくうえで欠かせません。

スポーツクラブや陶芸教室などに通って習い事をすると、新しい出会いや作業から刺激を受け、子どもの成長がうながされる場合があります。新しい環境をきらって拒否反応を示すことが多いので、どこに行ってなにをするのか、事前に絵で教えます。慣れれば社会経験のよい機会になります。

慣れると本人にとっても楽しみになる

スポーツをして体を動かすことや、仲間といっしょに作業をすること、習い事をするために電車やバスに乗ることは、本人にとっても楽しいできごとです。生活にはばが出ると、余暇が充実して、それだけ人生が豊かになります。

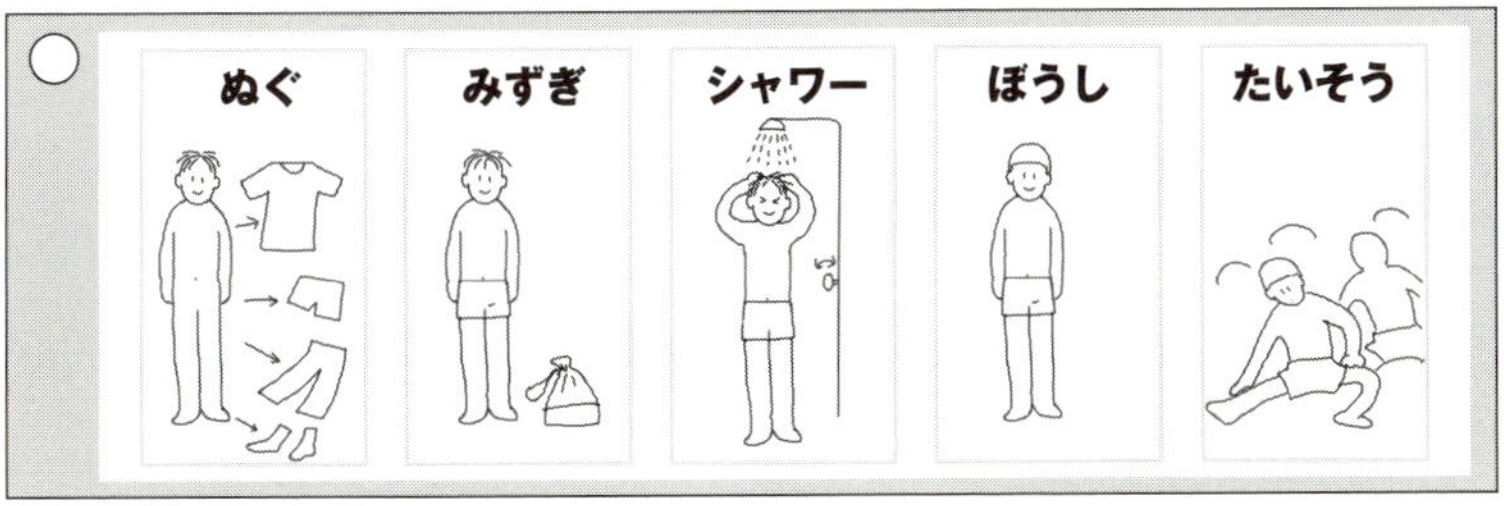

ぬぐ
みずぎ
シャワー
ぼうし
たいそう

スイミングスクールの場合は、水着に着替えて準備体操をすることを、イラストなどで説明する

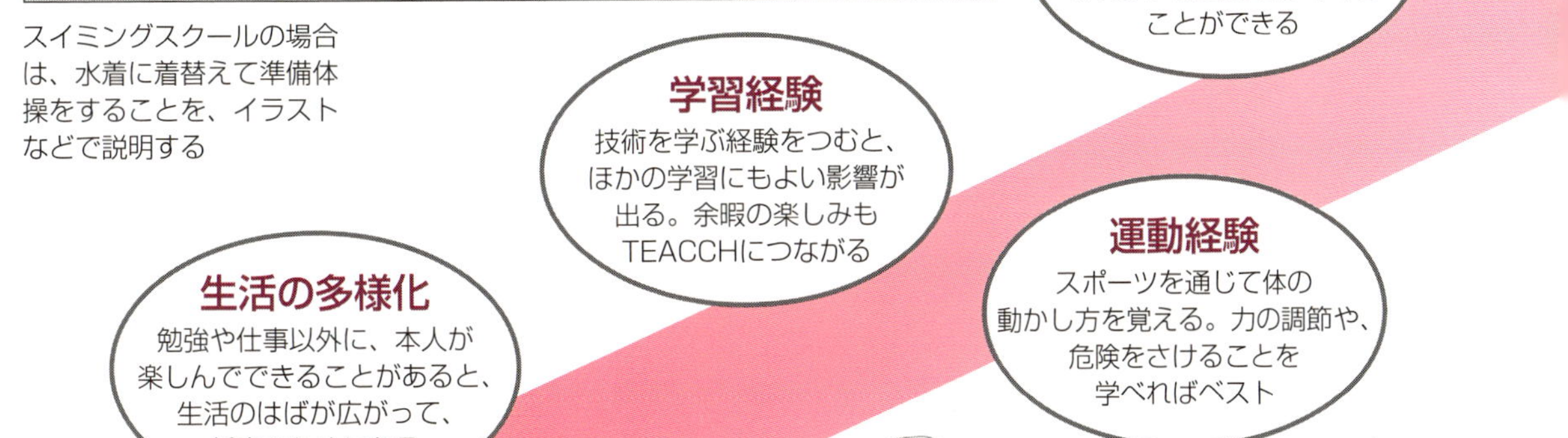

新しい出会い
教室で先生と出会い、同じ作業をする友達と仲良くなれば、社会性をはぐくむことができる
学習経験
技術を学ぶ経験をつむと、ほかの学習にもよい影響が出る。余暇の楽しみもTEACCHにつながる
運動経験
スポーツを通じて体の動かし方を覚える。力の調節や、危険をさけることを学べればベスト
生活の多様化
勉強や仕事以外に、本人が楽しんでできることがあると、生活のはばが広がって、将来のためになる

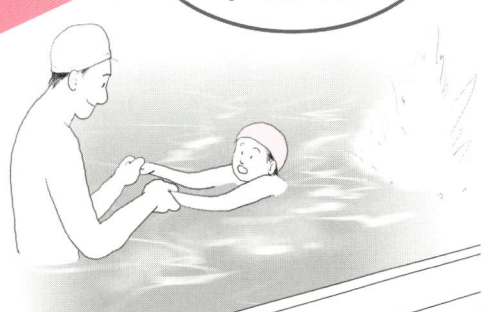

先生の補助を受けながら、できる範囲で学んでいく。体を動かすことや、水の中に入ることはよい体験になる

COLUMN

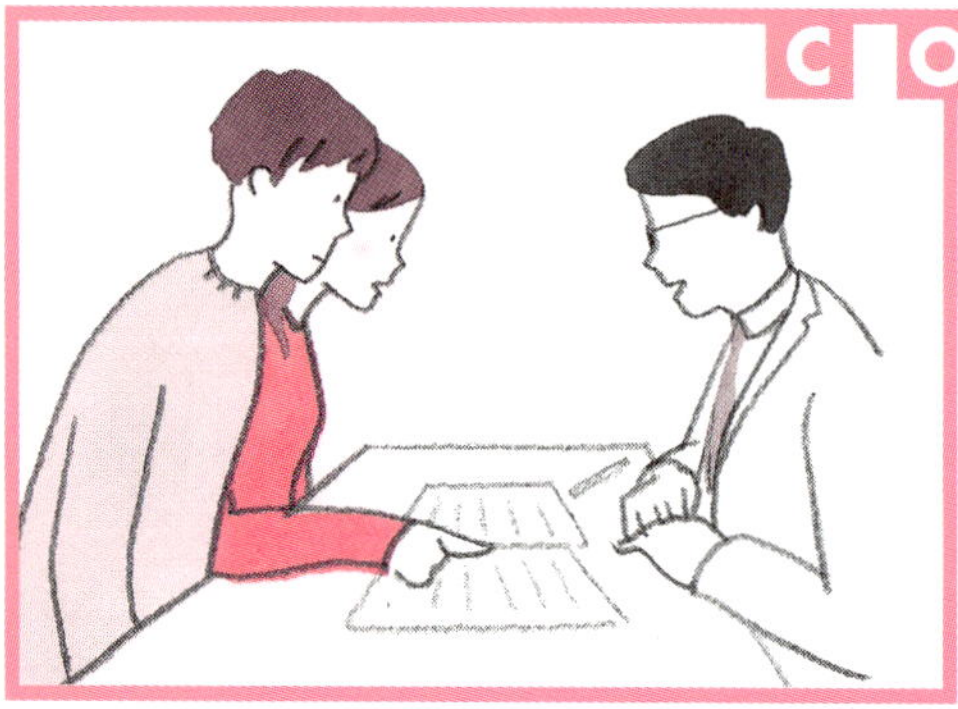

入院、施設入所を考えるのはどんなとき？

基本的には外来での対応になる

自閉症への対応は、自宅や保育園、町中での療育が中心です。目的が社会への適応であるため、できるだけ家族とともに、一般的な社会生活を送ることが望ましいとされています。

そのため、医療機関は外来で利用します。医師の指示を仰いだり、療育経過を確認するときに訪れます。毎日通ったり、入院をすることは原則としてありません。

危険な行動がめだつ場合は入院も考える

ただし、家庭で対処しきれない危険な行動や、命にかかわる行動特徴が現れているときは、一時的に入院を考える場合もあります。

感情のコントロールが身につかず、自分を傷つけたり、ほかの子に乱暴をしてしまう場合で、適切な対応ができないときには、入院して専門的な医療対応を受ける選択肢もあります。しかし、適切な精神科病院はめったにありません。むしろTEACCHモデルの実践にとりくんでいる福祉施設のほうに適切なものが多いのが実情です。

また、食事へのこだわりが強すぎて偏食したり、トイレや入浴を覚えられず生活が成り立たない場合にも、家族の努力が実を結ばないようであれば、それらの施設に入って生活習慣の習得をすることが選択肢のひとつになります。

入院は必要最低限の短期間にする

入院は、当面の危険を回避するためにおこなわれます。入院をきっかけとして、生活習慣を変え、危険な行動をなくすことが目的です。できるだけ早く退院します。

長期入院してしまうと、社会生活に戻ることが困難になります。退院後の生活を考慮して、入院はできるかぎり短期間にします。

5

社会生活に入っていくために

自閉症療育の究極の目標は、
本人が自立して、幸福な社会生活を送れるよう、
支援していくことです。
学校はどうするか、仕事はどうするか、
生涯をみすえて療育をすすめましょう。

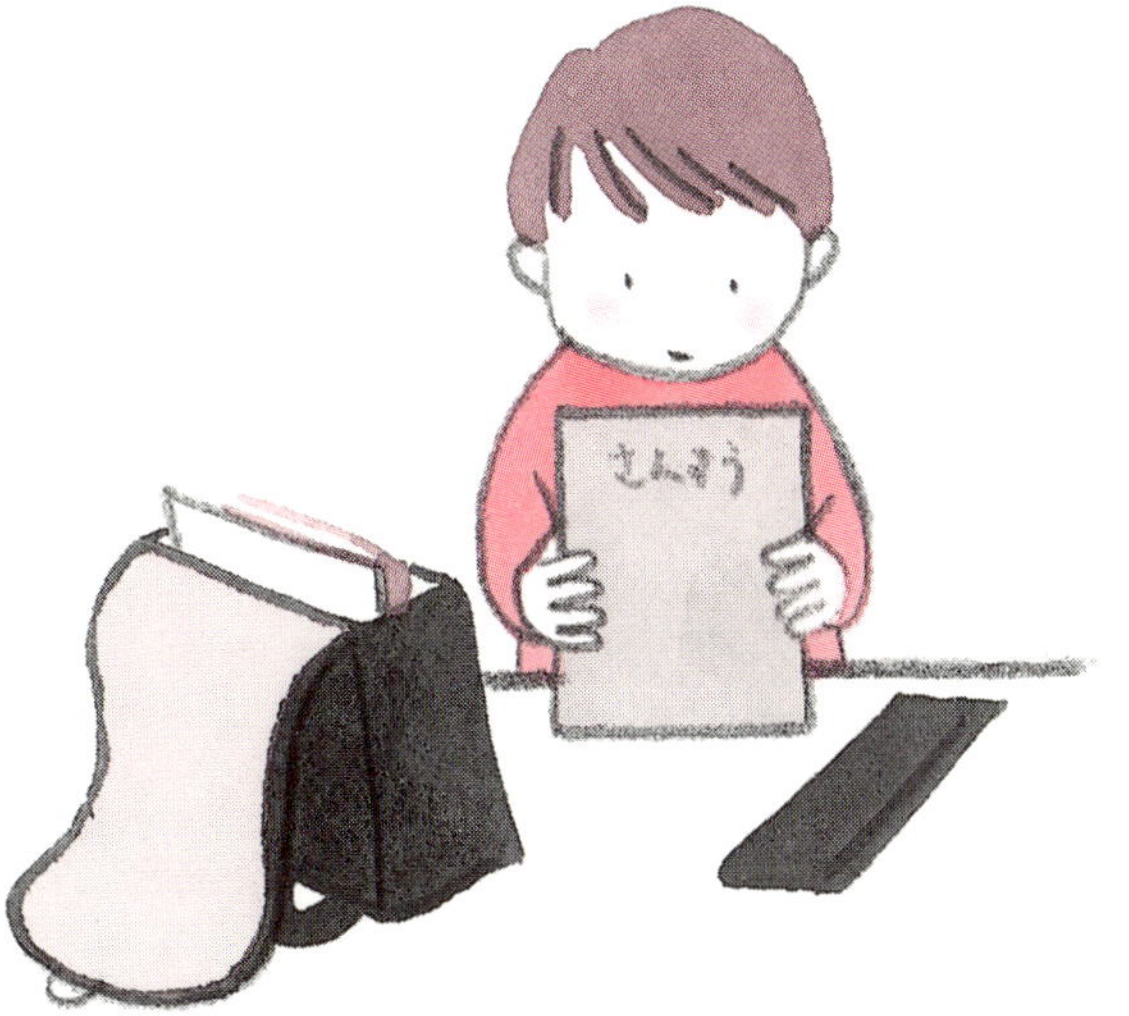

ストーリー

夢や目標をもってほしい

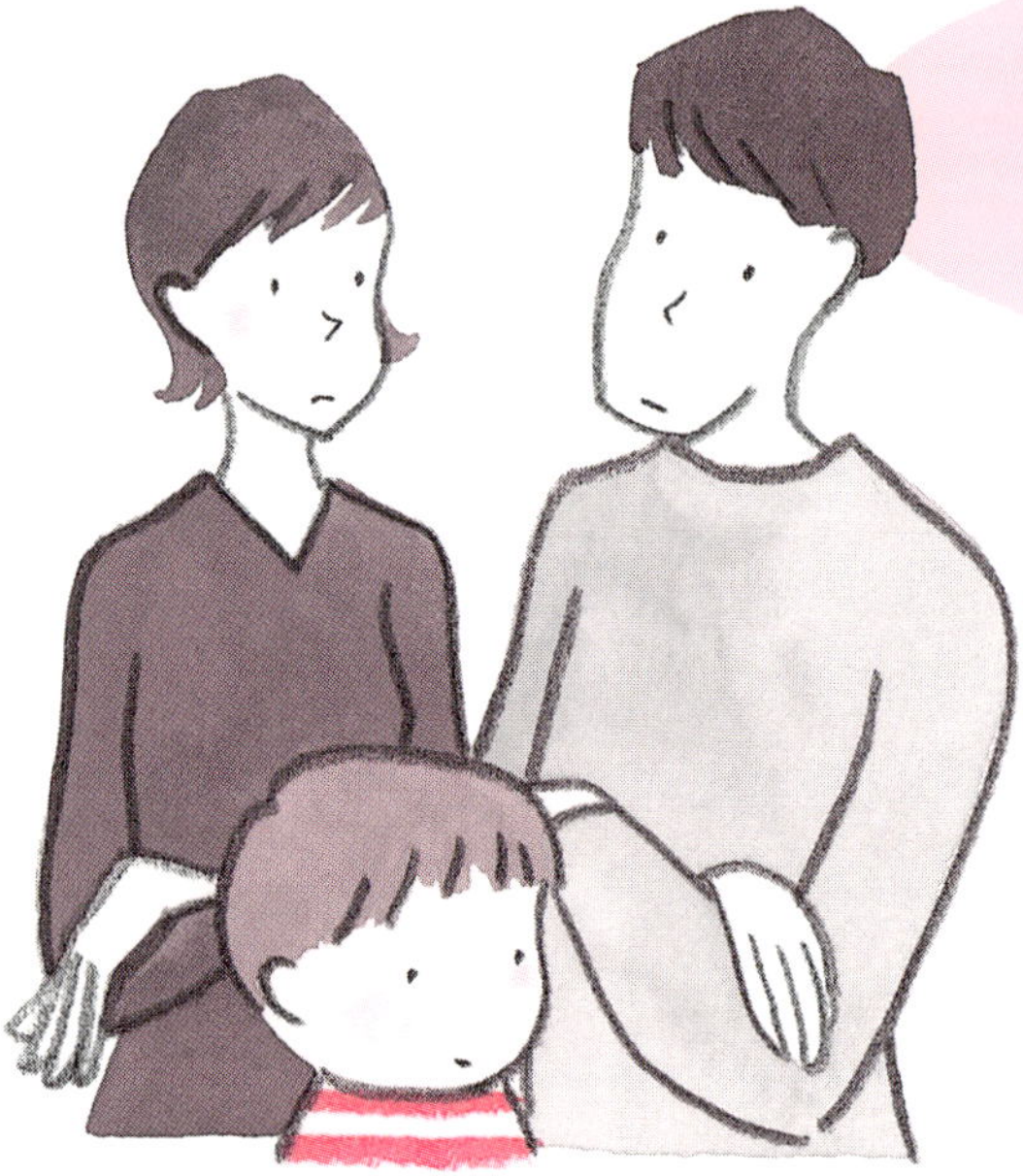

1 療育をつうじて、子どもは日々、進歩しています。いまが充実しているのは嬉しい。でも、ずっと先の将来を考えると、不安も感じます。

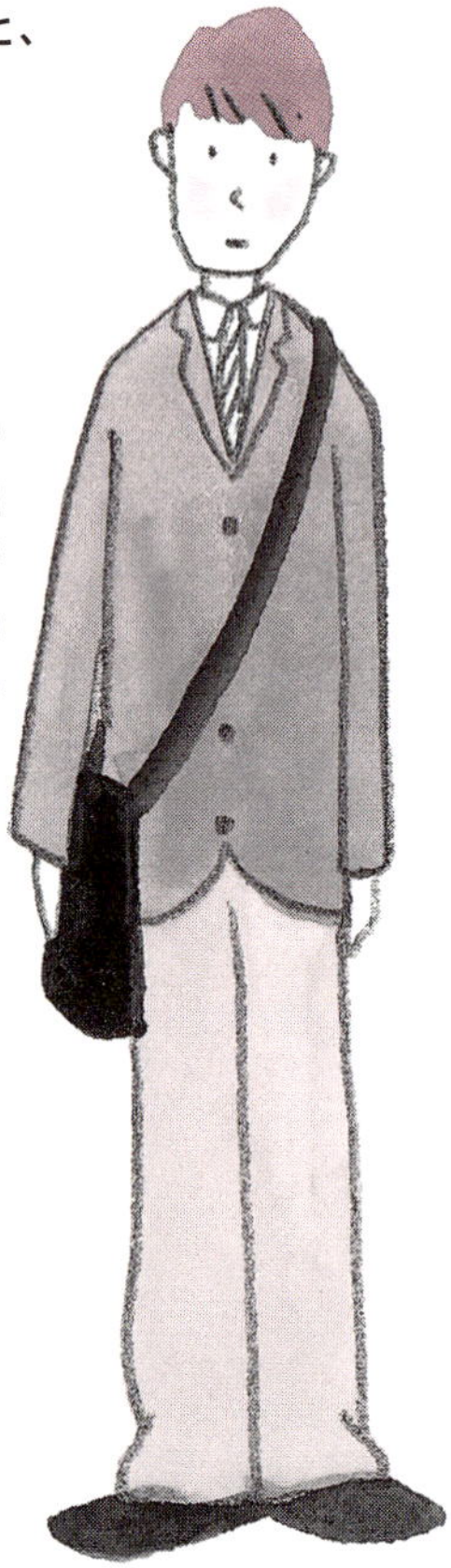

2 この子はいつか夢をもって、ひとりで生きていくことができるのでしょうか。療育を続けていれば、それだけでいいのかな。心配です。

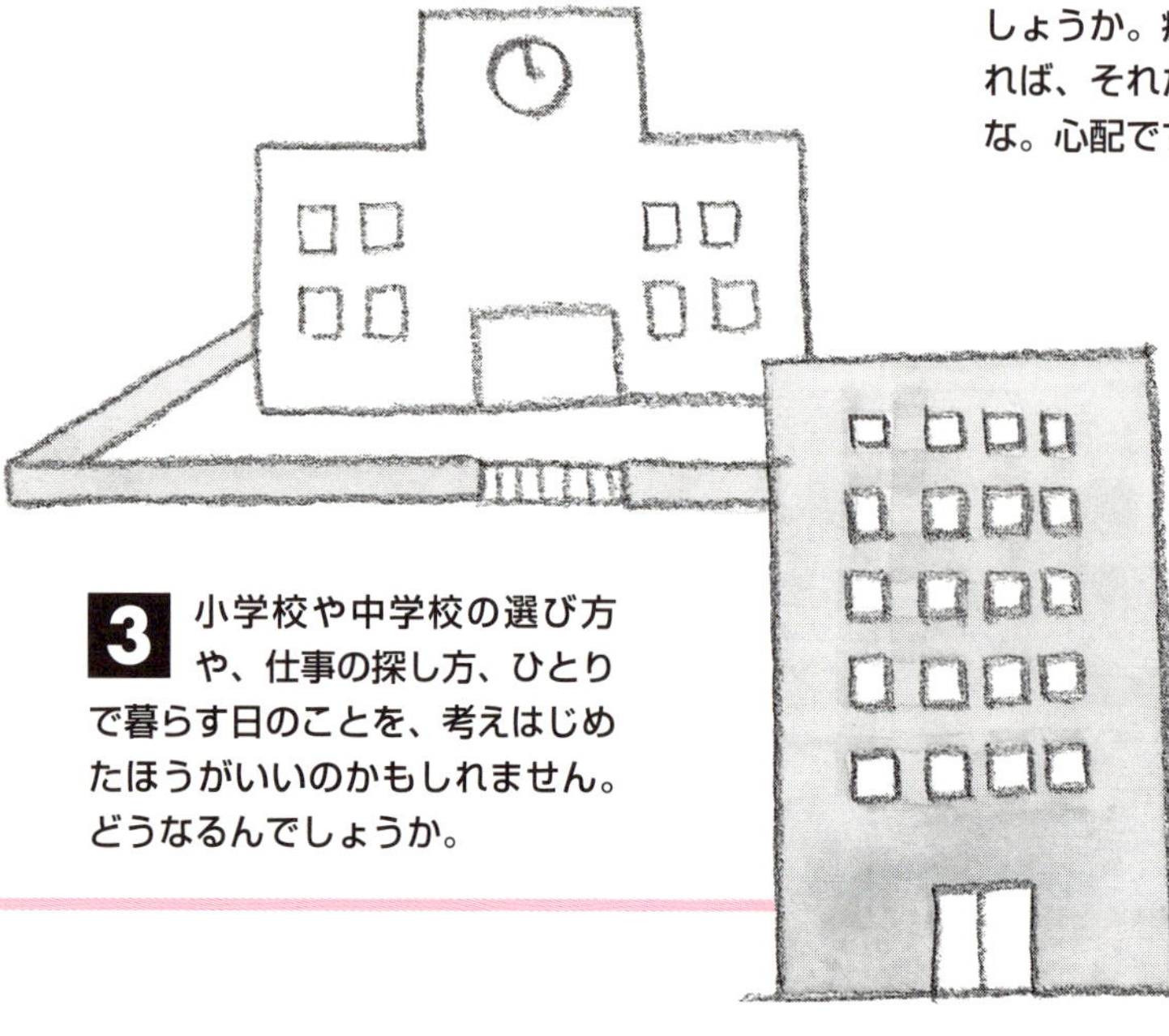

3 小学校や中学校の選び方や、仕事の探し方、ひとりで暮らす日のことを、考えはじめたほうがいいのかもしれません。どうなるんでしょうか。

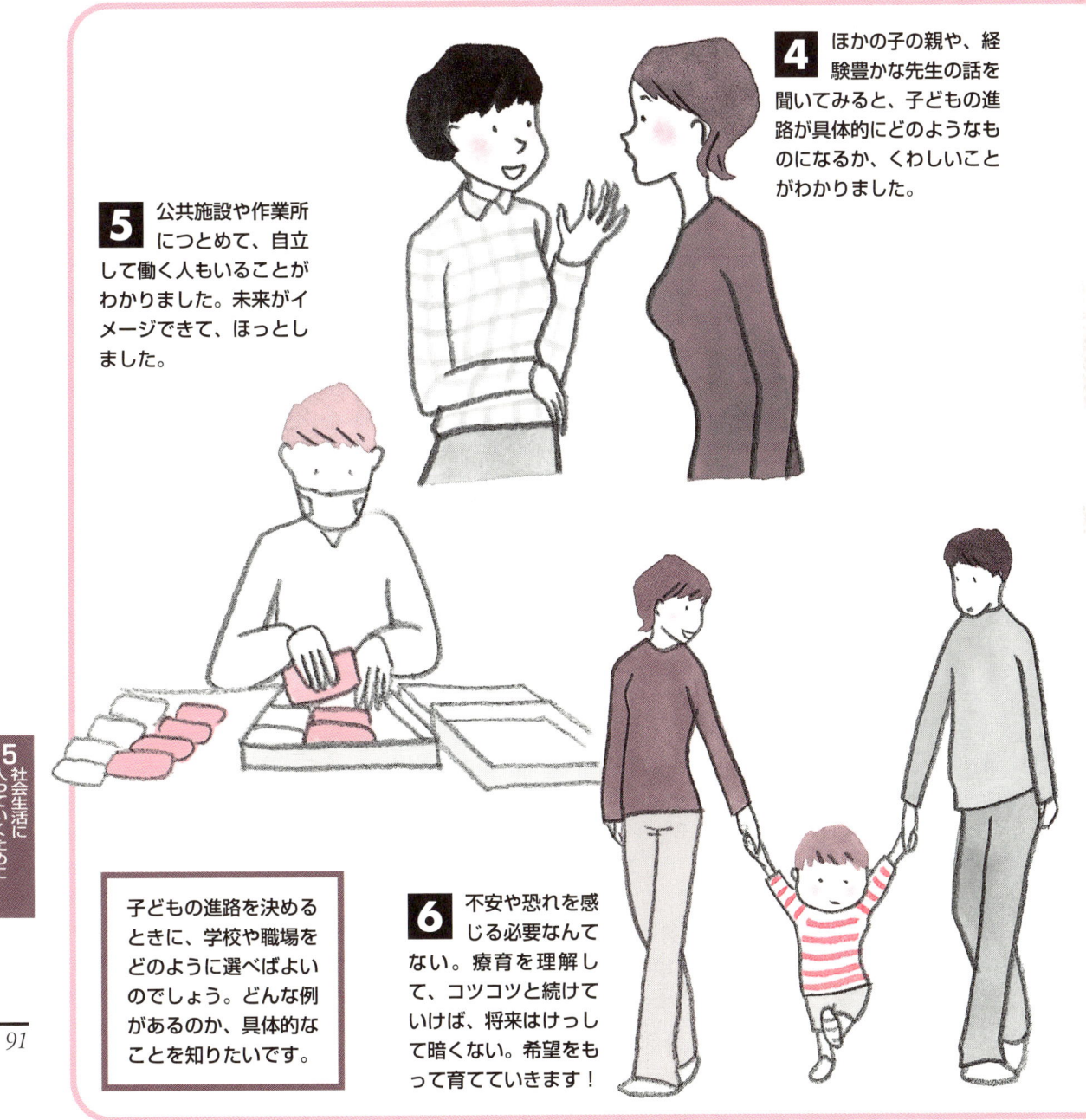

4 ほかの子の親や、経験豊かな先生の話を聞いてみると、子どもの進路が具体的にどのようなものになるか、くわしいことがわかりました。

5 公共施設や作業所につとめて、自立して働く人もいることがわかりました。未来がイメージできて、ほっとしました。

子どもの進路を決めるときに、学校や職場をどのように選べばよいのでしょう。どんな例があるのか、具体的なことを知りたいです。

6 不安や恐れを感じる必要なんてない。療育を理解して、コツコツと続けていけば、将来はけっして暗くない。希望をもって育てていきます！

経過

自主性を育てることをめざす

加齢によって、特性が悪化することはありませんが、周囲の対応次第で、自閉症の経過は幸福にも不幸にも変わってきます。

将来を考えすぎず、いま子どもにあわせて考える

障害があるから学校には行けない、仕事にはつけないなどと、将来を悲観することはやめましょう。それぞれに個別の可能性が開かれていきます。

自閉症の経過は、生まれもった障害の程度からも影響を受けますが、療育の影響も、同じように強く出ます。周囲の対応によって、子どもの将来が変わってきます。そのため、療育においては、まず両親の役割が重要です。

脳機能の障害については、年齢による変化はふつうありません。急激な変化を求めないで、長い歳月にゆっくりよりそう気持ちを大切にしてください。

経過は人によってさまざま

自閉症の経過は、療育の結果によって人それぞれ異なります。言語能力や認知能力などには個人差がありますが、周囲の対応次第で経過が変わってきます。できないと決めつけず、適切によりそい、教えることが大事です。

幼児期
障害の有無に気づく段階。もって生まれた個人差がある

学童期
もともとの特性に、療育の影響が出てくる。周囲の働きかけ次第で、発達する

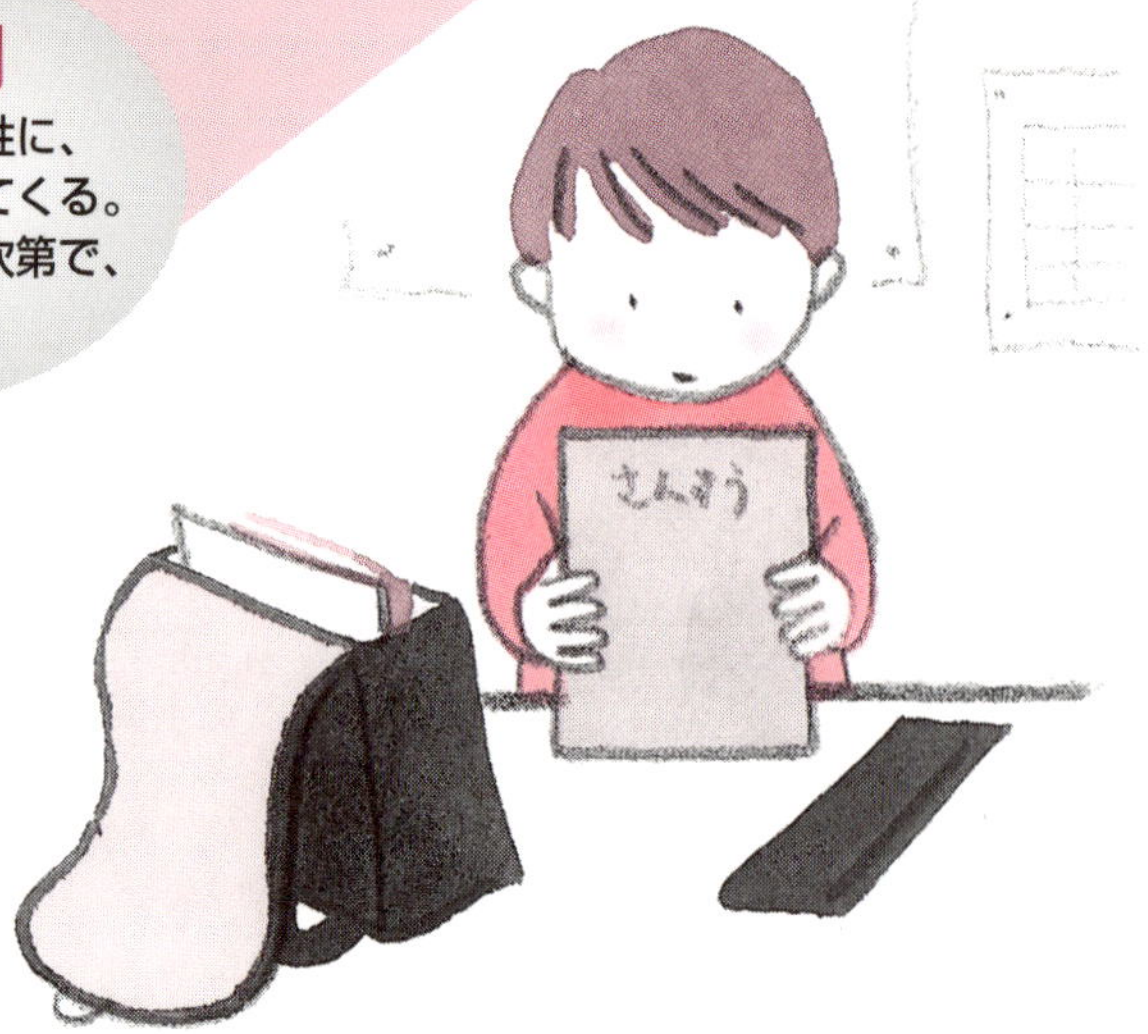

学校にもっていくものを確認。自分でできるように教える

経過は必ずしも知的水準と一致しない

通学先や就職先については、知的発達の程度によって違いが出ますが、必ずしもそれだけで決まるわけではありません。療育を受けることによって、複雑な作業を身につける子も、たくさんいます。本人や家族がどのような努力をしたかによって、進路が決まってくるといえるでしょう。

■家庭での役割

自閉症と診断された人のうち、中学生以上の144人にアンケートをとった調査によると、およそ8割の人が家庭でなんらかの役割をまかされていました。周囲の対応次第で、さまざまな作業を身につけることができるのです。

役割（複数回答）	(人)
炊事	76
洗濯	70
雨戸、カーテンの開閉	69
新聞、郵便物などを運ぶ	61
ふとんの上げ下ろし	57
風呂わかし、風呂掃除	54
掃除	43
ゴミを出す	42
おつかい	24
ペットの世話	10

『講座　自閉症療育ハンドブック』（学研）より

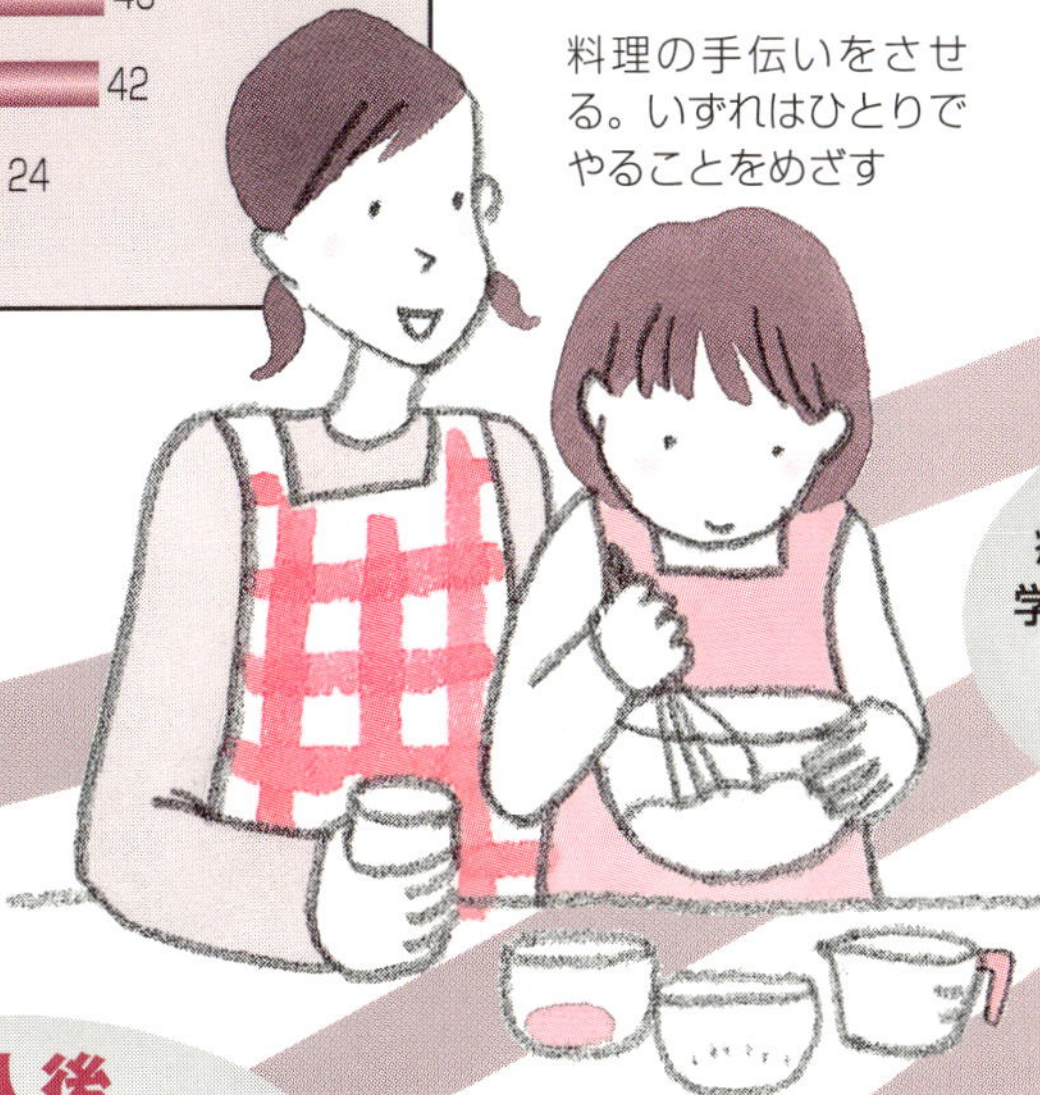

料理の手伝いをさせる。いずれはひとりでやることをめざす

思春期

療育のほかに、通学先や学習内容の違いが、生活に影響する。経過がさまざまにわかれはじめる

成人後

働きに出る人、手伝いをこなす人など、それぞれの進路につく。形式は違えど、多くの人が自分の役割をもつ

得意分野や症状の違いなどによって、進路はさまざまにわかれる

青年期以降の生活では、知的水準や言語発達にこだわらず、日常的な役割をもつことや、余暇をうまくすごす習慣を身につけることが大事です。

学校へ

通常学級に行くか、特別支援学校に行くか

学校を選ぶときには、言語能力の程度をみます。周囲との会話や読み書きに問題がなければ、通常学級を選ぶのがよいかもしれません。

協力者がいるところを選べれば安心

障害があっても子どもを通常学級に行かせたいと思うのは、親としてふつうの考え方なのかもしれません。学校には毎日不安や苦痛のないように、できるだけ楽しく通うことが、とくに大切です。

しかし、周囲とのコミュニケーションや学習に適応できない場合、通常学級に通うのは、混乱のもとになりがちです。そういった場にいると、子どもはより適応しづらく感じます。特別支援学校に通い、障害を理解した先生と接したほうが、情緒的に安定して、学べることが多くなります。無理に通常学級をめざさず、子どもの特性にあった通学先を選びましょう。

多くの子が養護学校で学んでいた

過去に自閉症のある中高生にアンケートをした結果、通学先としては養護学校や特殊学級がほとんどで、通常学級に通っている人はごく一部でした。専門教育の必要性が表れています。

■中高生の通学先

『講座　自閉症療育ハンドブック』（学研）より

中学生

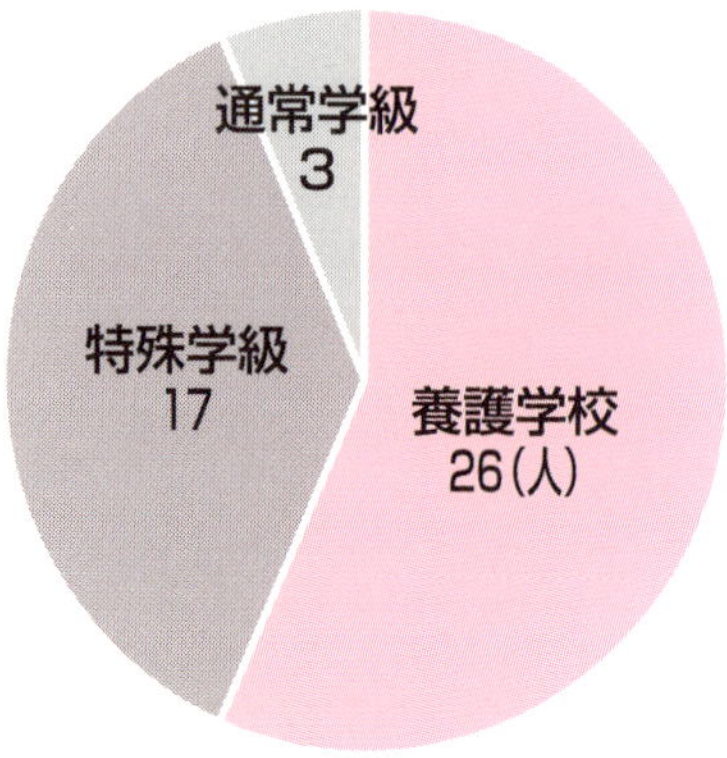

通常学級
3
特殊学級
17
養護学校
26（人）

養護学校と、通常学級に併設されている特殊学級に通う生徒が大半をしめていた

高校生

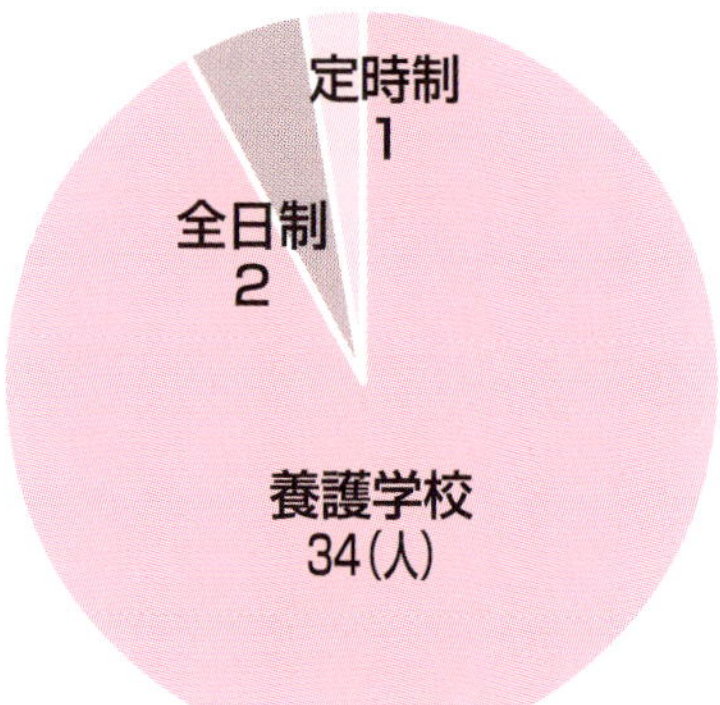

定時制
1
全日制
2
養護学校
34（人）

ほとんどの生徒が養護学校で勉強をしていた。このほかに、作業所などで仕事をはじめる人もいた

高機能自閉症の子どもをのぞけば、通常学級に通う子どもは一部です。特別支援教育の利用を考えることが一般的になっています。

専門教育のほうが力がのびる

TEACCHをおこなうには、関係者が統一見解をもたなければいけません。医師や両親だけでなく、教師にも障害を知ってもらいます。そのため、特別支援学校や特別支援学級で専門教育を受けることが大切な選択肢となります。

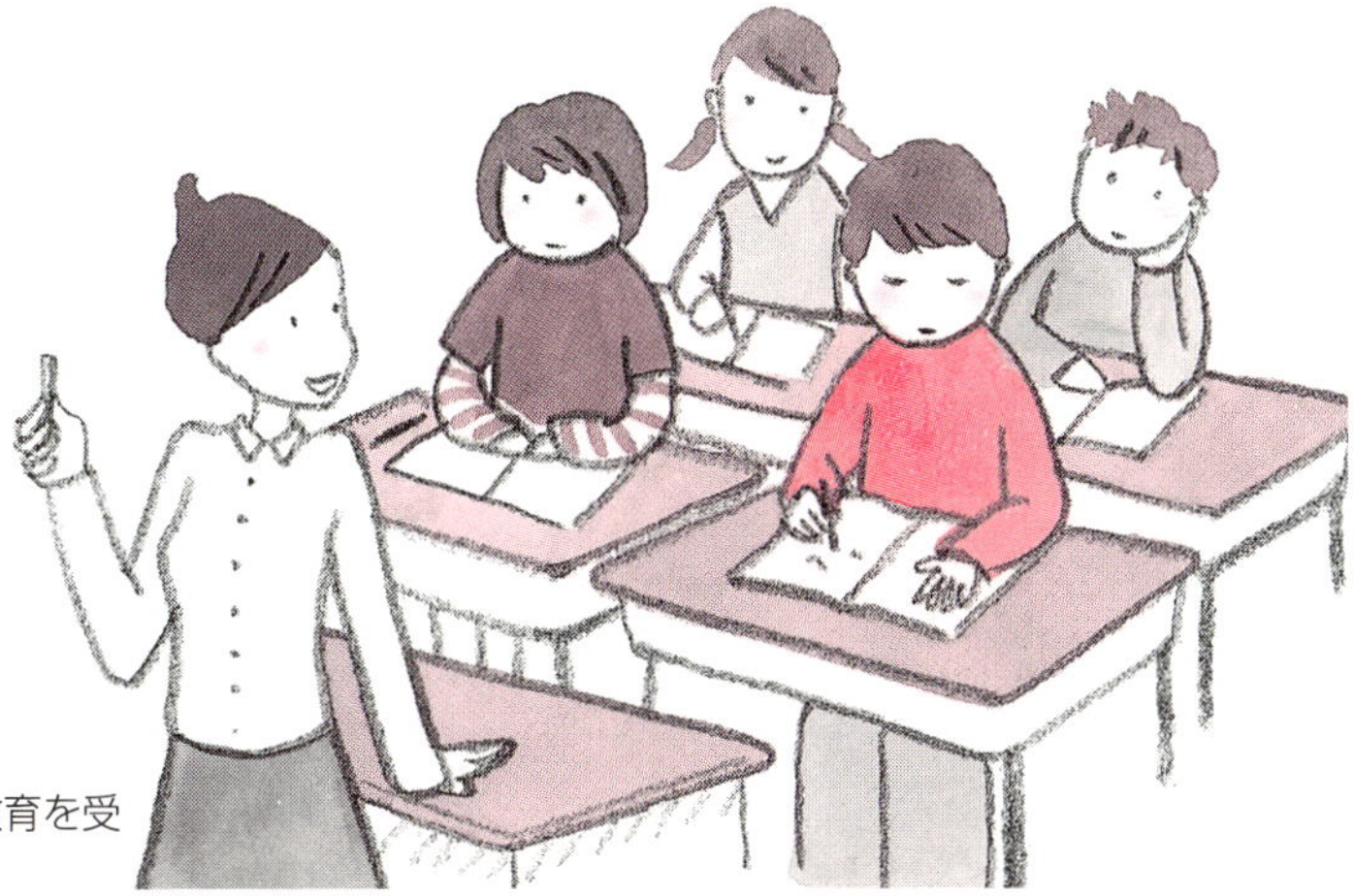

少人数で専門的な教育を受ける

通学先	システム	期待できること
通常学級（小中高）	健常児童・生徒と同じクラスで、原則として同じ内容の授業を受けることになる	学習面が充実している。障害がある場合の対応は、学校によってまちまち
特別支援学校（小中高）	特定の障害をもつ児童・生徒のための学校。障害に応じた授業を受けられる	専門的な教育、援助を受けることができる。医師との連携にも期待できる
特別支援学級（小中）	特定の障害をもつ児童・生徒のための少人数クラス。通常学級と並行して通える	援助を受けながら、通常学級も体験できる。平成19年度からはじまった制度
定時制学校（高）	授業が夜間におこなわれる学校。さまざまな年齢の人が通学している	落ち着いたペースでの学習ができる。障害への対応は学校次第

通常学級に通ってはいけないの？

通常学級に通うことには、専門教育を受けられないというデメリットがあります。

家庭で療育を続けながら、学校では一般的な教育を受けることになります。毎日不安や混乱なく学べなければ、教育成果はあがりません。

ただし、平成19年度からは通常学級に通いながら専門教育をうけられる「特別支援学級」が、さまざまな発達障害にも対応しはじめました。この制度が今後より充実すれば、通常学級に通うことも期待できるかもしれません。

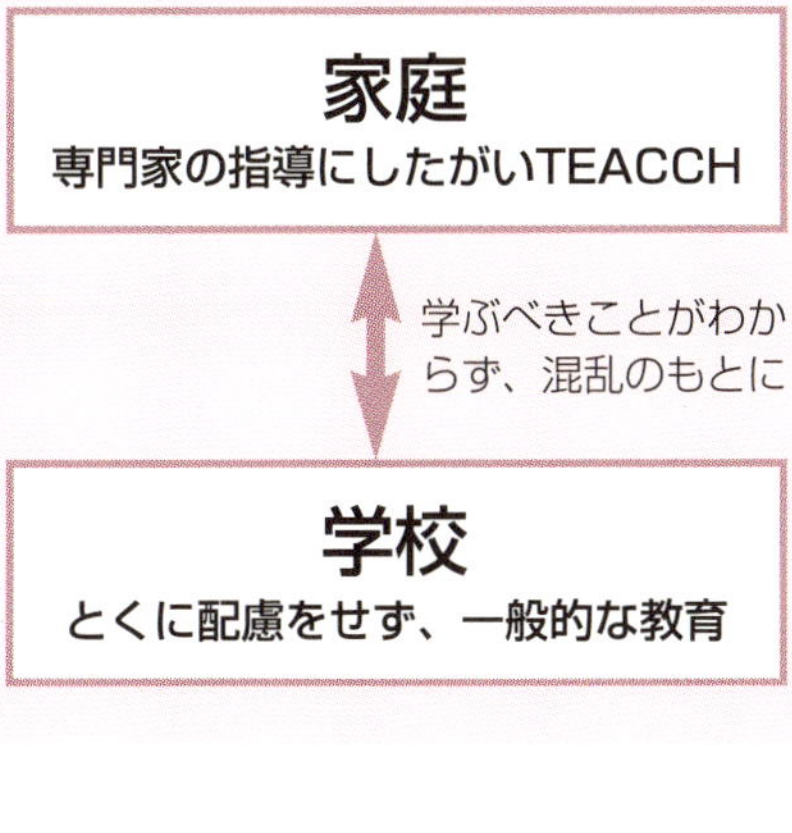

家庭
専門家の指導にしたがいTEACCH
学ぶべきことがわからず、混乱のもとに
学校
とくに配慮をせず、一般的な教育

職場へ

AAPEPで適職がわかってくる

自閉症がありながら、仕事をもって働いている人も大勢います。子どもの職業スキルを調べて、適職に導いていきましょう。

職業スキルを評価する「AAPEP」

行動から自閉症の特性をはかる検査に「PEP-R」がありますが、その青年・成人期版に「AAPEP」があります。子どもの発達ぶりを調べるPEP-Rと違い、技能の習熟度や、職業適性などをはかります。

行動をみる
まず、日ごろの行動をチェックして評価する

↓

判定をする
評価を点数にして、判定を下す

↓

経過をみる
判定にもとづいて指導をおこない、経過をチェック

↓

評価をする
経過をふまえて再度、判定をして、次の指導につなげる

AAPEPでわかること

1 職業スキル……ものの整理やくみたて、清掃など、仕事をするために必要な技能

2 自立機能……公的な場での行動、食事のマナー、時間の感覚など、生活に必要な能力

3 余暇活動のスキル……自由時間を問題なくすごせるか。人とグループを組んで遊べるか

4 職業行動……安全に効率よく作業することを考えているか。目上の人を敬い、決まりごとを守れるか

5 機能的コミュニケーション……周囲に意志を伝える、人の話を聞くなど、コミュニケーション能力

6 対人行動……親しい人とも見知らぬ人とも交流する、集団行動ができるなど、コミュニケーション能力

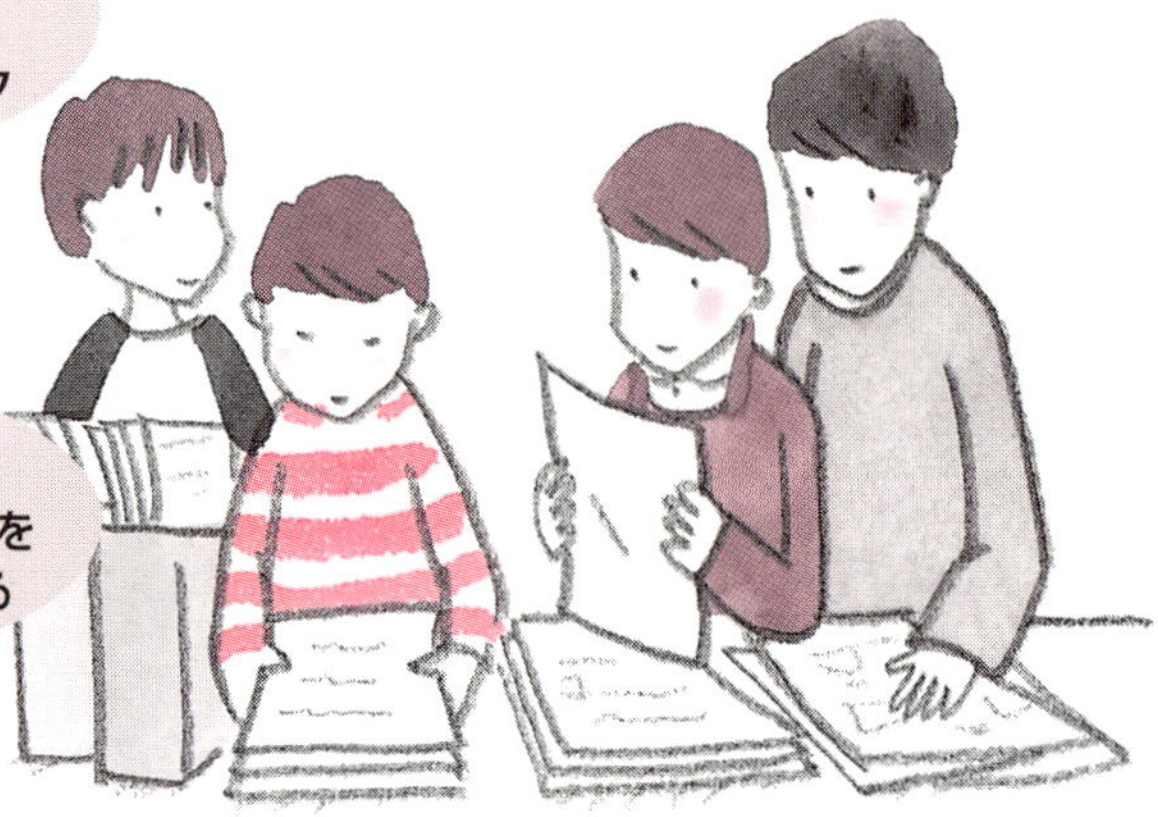

数人といっしょに共同作業ができるかどうか、チェックする

役割をもつと子どもの力がのびる

自閉症児は、視覚的なこと、手順や規則がはっきりしている作業は得意です。家事の手伝いなど習慣になりやすい作業はよくできます。そして、よい経験になります。

中学、高校くらいの年齢になったら、子どもに職業的な作業を教えることも考えましょう。書類の整理やお菓子の箱詰めなどをまかせると、子どもは集中してやりとげます。

仕事をこなすことも視野に入れる

それらの作業に習熟したら、その力をいかして、作業所などにつとめることもできます。ほかにも、掃除をしたり、図書館の資料を整理するなど、自閉症者に適した仕事がたくさんあります。学校や専門施設から紹介してもらえます。

行動評価で職業適性を調べながら、どのような仕事がよいか、考えていきましょう。

どんな仕事につける?

特性の経過が人によってさまざまなのと同じで、就職も人それぞれです。言葉の遅れがない人のなかには、一般企業で働く人もいます。いっぽう、コミュニケーションが苦手な人にも、得意の技能をいかして仕事につく人がいます。

一般企業

円滑なコミュニケーションができれば、就職は可能。ただし感情表現やこだわりの残る面に注意が必要

- ●システムエンジニア
- ●技術職　など

清掃業

主にひとりで作業をするため、コミュニケーション能力が発達していなくても、働くことができる

図書館、公共施設

書類の仕分けや整理を得意としている人は、図書館や公共施設でそれらの仕事を担当することができる

- ●図書館の整理担当
- ●公共施設の整理担当　など

施設手伝いなど

養護関連や医療関連の施設で、職員の手伝いをする人もいる。役割をもつことが成長につながる

作業所

養護学校や専門の施設で、特定の作業を学び、それをいかせる仕事につく。職場を紹介してもらえることも多い

- ●お菓子の梱包
- ●工業製品の組み立て　など

COLUMN

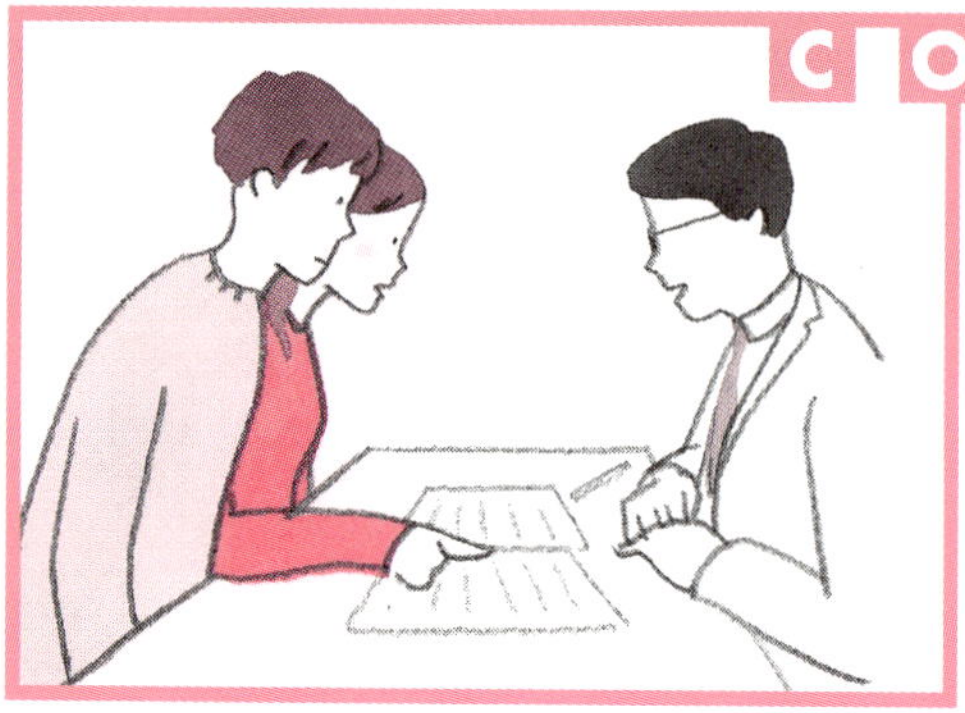

知的発達の遅れはどんな意味？

言葉や生活全般に遅れがある状態

自閉症というひとつの診断名のなかに、困難の少ない子どもから多い子どもまで、さまざまな表れ方があるのは、知的発達や言葉の発達などに個人差があるからです。

知的発達が遅れている子どもは、言葉の使い方や学習能力全般、コミュニケーション、身のまわりの雑事など、さまざまな知的活動を苦手としています。

医学的には精神遅滞と呼ばれる

知的発達の遅れは、医学的には精神遅滞と呼ばれています。

自閉症では、知的障害がない高機能自閉症から、重度の知的障害を併発している低機能自閉症まで、さまざまな状態にわかれます。ときには研究者などで、最高機能自閉症といわれる人もいます。知的障害の現れが、自閉症の特性にさまざまに関係しています。

軽度から最重度まであり、個人差が大きい

知的障害は、人によってそれぞれ特性が異なり、ＩＱ（知能指数）を基準として四段階に分類されています。

障害が軽度の場合はコミュニケーションをある程度とることができますが、重度の場合は言葉を覚えることが困難になります。

障害が起きる原因は、くわしくはわかっていません。知的発達水準と社会適応との間には、単純な相関はありません。あくまで療育や支援のあり方が大切です。高機能ないし最高機能といわれる人で、長い歳月ひきこもったままの人も少なくありませんし、ごく一部には、不幸な反社会的行動を起こしてしまう人もいます。

同様に、知的障害があっても、社会的に安定した活動をしている人も大勢います。

■監修者プロフィール

佐々木正美（ささき・まさみ）

1935年、群馬県生まれ。児童精神科医。新潟大学医学部を卒業後、東京大学、ブリティッシュ・コロンビア大学、小児療育相談センター、ノースカロライナ大学、川崎医療福祉大学などで子どもの精神医療に従事。

専門は児童青年精神医学、ライフサイクル精神保健、自閉症治療教育プログラム「TEACCH」研究。糸賀一雄記念賞、保健文化賞、朝日社会福祉賞などを受賞。

著書・監修書に『アスペルガー症候群・高機能自閉症のすべてがわかる本』（講談社）、『講座　自閉症療育ハンドブック』（学習研究社）など。

●編集協力
オフィス201
坂本弓美

●カバーデザイン
松本　桂

●カバーイラスト
長谷川貴子

●本文デザイン
勝木雄二

●本文イラスト
千田和幸
奈和浩子
丸山裕子

■参考文献

『講座　自閉症療育ハンドブック』
佐々木正美・著（学研）

『TEACCHビジュアル図鑑　自閉症児のための絵で見る構造化』
佐々木正美・監修・指導・文　宮原一郎・画（学研）

『子どもの心の病気がわかる本』
市川宏伸・監修（講談社）

『臨床家が知っておきたい「子どもの精神科」』
佐藤泰三／市川宏伸・編（医学書院）

『ＤＳＭ－Ⅳ　精神疾患の診断・統計マニュアル』
高橋三郎／大野裕／染矢俊幸・訳（医学書院）

健康ライブラリー　イラスト版

自閉症《じへいしょう》のすべてがわかる本《ほん》

2006年6月10日　第1刷発行
2023年6月26日　第22刷発行

監　修　佐々木正美（ささき・まさみ）
発行者　鈴木章一
発行所　株式会社講談社
東京都文京区音羽二丁目12-21
郵便番号　112-8001
電話番号　編集　03-5395-3560
販売　03-5395-4415
業務　03-5395-3615
印刷所　凸版印刷株式会社
製本所　株式会社若林製本工場

N.D.C 493　98p　21cm

ISBN4-06-259405-6

KODANSHA

講談社　健康ライブラリー　イラスト版

登校しぶり・不登校の子に親ができること

中学校教諭・特別支援教育士　上級教育カウンセラー
下島かほる　監修

「休みたい」が増え始めた。原因は？　いつまで続く？
不登校の始まりから再登校までの対応策を徹底解説！

ISBN978-4-06-517116-5

知的障害／発達障害のある子の育て方

徳田克己　水野智美　監修

障害のとらえ方から家庭でのかかわり方まで、
子どもの育ちを促すためのヒントが満載！

ISBN978-4-06-519309-9

自傷・自殺のことがわかる本
自分を傷つけない生き方のレッスン

国立精神・神経医療研究センター精神保健研究所
松本俊彦　監修

「死にたい…」「消えたい…」の本当の意味は？
回復への道につながるスキルと適切な支援法！

ISBN978-4-06-259821-7

トラウマのことがわかる本
生きづらさを軽くするためにできること

こころとからだ・光の花クリニック院長
白川美也子　監修

つらい体験でできた「心の傷」が生活を脅かす。
トラウマの正体から心と体の整え方まで徹底解説！

ISBN978-4-06-516189-0

支援・指導のむずかしい子を支える魔法の言葉

特別支援教育ネット代表
小栗正幸　監修

話が通じない、聞く耳をもたない子の心に響く対話術。
暴言・暴力、いじめ、不登校……困った場面も乗り切れる！

ISBN978-4-06-259819-4

起立性調節障害（OD）
朝起きられない子どもの病気がわかる本

昭和大学保健管理センター所長・教授　昭和大学病院小児科教授
田中大介　監修

やる気の問題？　学校に行きたくないから？
誤解されやすい症状の見極め方から対処法までを徹底解説。

ISBN978-4-06-526021-0

講談社　健康ライブラリー　スペシャル

発達障害がよくわかる本

信州大学医学部子どものこころの発達医学教室教授
本田秀夫　監修

発達障害の定義や理解・対応のポイント、相談の仕方、
家庭と学校でできることを、基礎から解説。

ISBN978-4-06-512941-8

自閉症スペクトラムの子のソーシャルスキルを育てる本　幼児・小学生編

本田秀夫、日戸由刈　監修

幼児や小学生の時期に必要な基本中の基本スキルを紹介。
子どもの特性に配慮し、生活のなかで無理なく身につけよう。

ISBN978-4-06-259853-8